高等职业教育教材

药膳与饮食营养

范文昌　王东营　荆志伟　主编

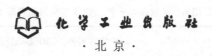
化学工业出版社
·北京·

内容简介

本书以国家最新版（2020年版）药食同源名单（按照传统既是食品又是中药材物质名单）为依据，从营养素和中医药两个维度对膳食中常用食物进行介绍。本书共分八章，主要介绍了营养基础知识、药膳基础知识、药膳食物原料及各类食物营养、药膳中的药食同源、中国居民膳食指导、不同年龄段人群药膳与饮食营养、慢性病患者及超重肥胖者药膳与饮食营养、美容营养膳食等内容。

本书适合药膳与食疗、中医养生保健、中药学、药学、食品、中医、医学美容、营养、烹饪等专业爱好者阅读；可作为高等职业院校营养学、营养与健康、药膳学、中医药膳食疗学、食辅药疗与保健用品等相关专业课程教材，及"公共营养师""汤养指导师""中医药膳制作""食疗调理师"等工种技能培训教材。

图书在版编目（CIP）数据

药膳与饮食营养 / 范文昌，王东营，荆志伟主编
. —北京：化学工业出版社，2022.1（2024.9重印）
ISBN 978-7-122-40291-2

Ⅰ．①药⋯ Ⅱ．①范⋯②王⋯③荆⋯ Ⅲ．①药膳 – 教材 Ⅳ．①R247.1

中国版本图书馆 CIP 数据核字（2021）第 233401 号

责任编辑：李 瑾 窦 臻
责任校对：宋 玮　　　　　　　　　　装帧设计：王晓宇

出版发行：化学工业出版社（北京市东城区青年湖南街 13 号　邮政编码 100011）
印　　装：北京天宇星印刷厂
787mm×1092mm　1/16　印张 13¾　字数 324 千字　2024 年 9 月北京第 1 版第 3 次印刷

购书咨询：010-64518888　　　　　　　售后服务：010-64518899
网　　址：http://www.cip.com.cn
凡购买本书，如有缺损质量问题，本社销售中心负责调换。

定　　价：49.00 元　　　　　　　　　　　　版权所有　违者必究

编写人员名单

顾 问

梅全喜　贾少谦　李小东

主 编

范文昌　王东营　荆志伟

副主编（按姓氏笔画排列）

王 萍　王国香　李辰慧　李家敬　张阳儿　随纪成　鲁 海

编委（按姓氏笔画排列）

王 萍　王 豪　王东营　王国香　卢国宇　李 想　李辰慧
李家敬　李诗敏　张阳儿　陈玉恒　范文字　范文昌　胡海燕
荆志伟　姚丽梅　郭博炫　随纪成　彭芷晴　鲁 海　戴 魁

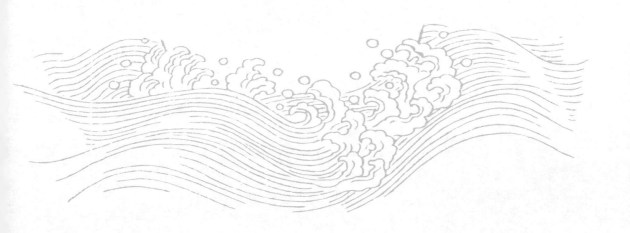

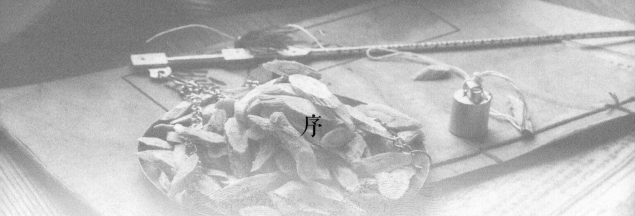

序

中医药膳历史悠久、源远流长，以其"药食同源、简便验廉，蕴医于食、寓养于膳"的特色优势，为中华民族的繁衍昌盛和历代民众的祛病养生做出了重要贡献。今天，面向"建成健康中国"的远景目标，大力发展和推广药膳可以"利国、利民、利企业"。随着社会的发展进步和人们对健康需求的不断增加，如何健康饮食、科学饮食越来越受到人们的关注，药膳正在成为人们日益关注的重要祛病、养生平台。

中国药膳研究会乘中医药传承、创新、发展的大好东风，不断创新药膳产品、着力打造药膳产业、加快培育药膳队伍、完善药膳标准化工作，努力宣传药膳文化、大力普及药膳知识，坚持中医药理论指导和"药食同源、简便验廉，蕴医于食、寓养于膳"的特色优势，全面推进药膳"研究、膳饮、产业、培训、赛展、标准、文化"的"七位一体"工作格局和"进餐厅、进医院、进企业、进社区、进家庭"的"五进工程"发展规划，做好药膳的传承、创新，加快药膳现代化、产业化步伐，推动药膳事业和产业高质量发展，努力增加药膳的社会有效供给，为助力建设建成健康中国、实现人民对健康美好生活的向往和实现中华民族伟大复兴的中国梦，做出药膳工作者应有的时代贡献。

根据《中华人民共和国食品安全法》的有关规定，中国药膳研究会在工作中分别对食疗药膳和食养药膳进行传承、创新和发展。食疗药膳必须在执业医师指导下，运用必要的中药材（含食药物质、新食品原料）对患者疾病进行辨证施膳；食养药膳则应当使用规定的食药物质和新食品原料等，按照食品管理向社会未病人群开展食养调理。药膳领域后起之秀中国药膳研究会副会长荆志伟主任医师和中国药膳研究会基础理论工作委员会秘书长、药膳专业带头人范文昌副教授等人牵头编写了这本《药膳与饮食营养》，全书力求将药膳学和营养学相结合，发挥中医药特色优势，立足传统食疗药膳和食养药膳指导，利用食药物质的功效，通过一定的烹饪方法和不同地区饮食特点的食养习惯，制成药膳食品，达到辅助治疗疾病、促进康复养生的目标。

该书系统介绍了食养药膳的理论与操作，供从事食养药膳、营养领域的从业者、爱好者使用，涉及非药食同源药物的食疗药膳则应在专业人士指导下辨证使用。食养药膳毕竟仍为食品范畴，不能代替药物，不宜以治疗为目的，生产和制作者在应用和宣传中不能扩大宣传，比如声称具有治疗某些疾病的功效，如果已罹患疾病，应当及时就医，以防延误病情。

中国药膳研究会会长　杨锐

2022年5月1日于北京

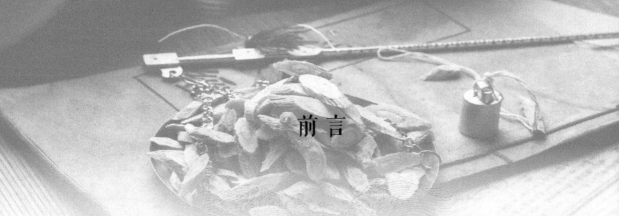

前 言

随着社会的发展和人民生活水平的提高，医疗模式以及人民健康观念的转变，养生意识的增强，健康饮食在养生保健及各种慢性病治疗过程中越来越受到人们的重视。药膳是膳食的一种特殊形式，以中医理论为应用基础，强调整体观念、辨证施膳，以烹调工艺为制作手段，达到可口的程度，服食方便。药膳既是中医中药不可分割的组成部分，又是中国烹饪文化的重要组成部分，历史悠久，源远流长。将营养和药膳相融合，加强传统食养指导，利用食物的特性、药食同源药物的疗效，发挥中医药特色优势，通过一定的烹饪方法，制定符合我国现状的居民食养指南，引导养成符合我国不同地区饮食特点的食养习惯，以达到保健康复、辅助治疗疾病、恢复人体健康的目的。

本书的内容特色主要体现在：（1）从营养素和中医药两个维度对膳食中常用食物进行介绍。（2）对国家最新版（2020年版）110种药食同源药物（包括党参、肉苁蓉、铁皮石斛、黄芪、西洋参、灵芝、山茱萸、天麻、杜仲叶等9种试点药食同源药物）及药膳应用进行详细介绍。（3）将药膳和营养相融合，从营养和药膳的角度对婴幼儿、学龄前儿童、学龄儿童、备孕妇女、孕期妇女、哺乳期妇女、老年人等不同年龄段人群进行健康饮食指导。（4）将药膳和营养相融合，从营养和药膳的角度对恶性肿瘤、高血压、糖尿病、高脂血症、高尿酸血症与痛风、脑卒中等慢性病及超重肥胖患者进行健康饮食指导。同时本书也是河南省中药材协会药膳食疗、营养学培训指定教材，广州五星级酒店总厨交流协会指定教材。

警示：药膳属于食品范畴，严格意义上来讲，不能说药膳具有治疗某种疾病的功效，同时疾病要辨证用膳，本书所罗列药膳只作为食品使用，如有疾病发生，建议求助相关医生进行诊治，以防延误病情，本书对此不负任何责任。

本书的撰写与出版得到了化学工业出版社有关编辑的大力支持与帮助，在此对他们表示最诚挚的谢意。

由于编者水平有限，书中疏漏之处在所难免，恳请专家学者批评指正。

范文昌

2021年12月

目录

第四章　药膳中的药食同源

第五章　中国居民膳食指导

第六章　不同年龄段人群药膳与饮食营养

第七章　慢性病患者及超重肥胖者药膳与饮食营养

第八章　美容营养膳食

附录 / 206

参考文献 / 207

第一章

营养基础知识

第一节 营养概述

营养（nutrition）是指人体从外界环境摄取食物，经过消化、吸收和代谢，利用其有益物质，供给能量，构成和更新身体组织，以及调节生理功能的全过程。

一、营养素

营养素（nutrient）是指食物中具有特定生理作用，能维持机体生长、发育、活动、生殖以及正常代谢所需的物质，包括蛋白质、脂类、碳水化合物、矿物质及维生素等。必需营养素（essential nutrient）是指人体必需，体内不能合成或合成不足，需要从食物中获得的营养素。宏量营养素（macronutrient）是指人体内含量及需要量相对较多的营养素，包括蛋白质、脂类、碳水化合物。微量营养素（micronutrient）是指人体内含量及需要量相对较少的营养素，主要指维生素和矿物质。

二、膳食营养素参考摄入量

膳食营养素参考摄入量（dietary reference intakes，DRI）是评价膳食营养素供给量能否满足人体需要、是否存在过量摄入风险以及有利于预防某些慢性非传染性疾病的一组参考值，包括：平均需要量、推荐摄入量、适宜摄入量、可耐受最高摄入量以及建议摄入量、宏量营养素可接受范围。DRI的营养素包括：能量、蛋白质、脂类（脂肪、饱和脂肪酸、n-6不饱和脂肪酸、n-3不饱和脂肪酸、胆固醇）、碳水化合物、维生素、矿物质，还有以植物化学物为主的其他膳食成分等。

1. 平均需要量（estimated average requirement，EAR）

定义：群体中各个体营养素需要量的平均值。该指标可以满足某一特定性别、年龄及生理状况的群体中50%个体需要量的摄入水平，但不能满足群体中另外50%个体对该营养素的需要。EAR是制定推荐摄入量（RNI）的基础。营养素的需要量是指机体为维持适宜的营养状况，在一定时期内平均每天必需获得的该营养素的最低量。适宜的营养状况是指机体处于良好的健康状态并且能够维持这种状态。

2. 推荐摄入量（recommended nutrient intake，RNI）

定义：可以满足某一特定性别、年龄及生理状况群体中绝大多数（97%～98%）个体需要的营养素摄入水平。长期摄入RNI水平，可以满足身体对某种营养素的需要，保持健康和保持组织中有适当的储备，但个体摄入量低于RNI时，并不一定表明该个体未达到适宜营养状态。推荐摄入量主要用途是作为个体每日摄入该营养素的目标值，对于个别身高、体重超过正常范围的，可能需要按每千克体重的需要量调整其RNI。

3. 适宜摄入量（adequate intake，AI）

定义：营养素的一个安全摄入水平。是通过观察或实验获得的健康人群某种营养素的摄入量。当某种营养素的个体需要量研究资料不足不能求得RNI时，可设定适宜摄入量来代替RNI。AI是通过观察或实验获得的健康人群某种营养素的摄入量。AI的准确性远远不如RNI，有时可能明显高于RNI。当健康个体摄入量达到AI时，出现营养缺乏的危险性很小；如长期摄入超过AI，则有可能产生毒副作用。

4. 可耐受最高摄入量（tolerable upper intake level，UL）

定义：平均每日可以摄入营养素的最高量。此量对一般人群中的几乎所有个体都不至于造成损害。UL并不是一个建议的摄入水平，在制定膳食时，应使每种营养素摄入量低于UL。该量对一般人群中几乎所有个体都不至于损害健康，但也并不表示对健康是有益的。当摄入量超过UL后进一步增加时，损害健康的危险性随之增大。许多营养素没有足够资料来制定UL，故没有UL的营养素并不意味着过多摄入这些营养素没有潜在的危险。

5. 建议摄入量（proposed intakes for preventing non–communicable chronic diseases，PI–NCD）

定义：为预防非传染性慢性病而建议的必需营养素的每日摄入量。

6. 宏量营养素可接受范围（acceptable macronutrient distribution range，AMDR）

定义：为预防产能营养素缺乏，同时又降低慢性病风险而提出的每日摄入量的下限和上限。

7. 特定建议量（specific proposed levels，SPL）

定义：为维持人体健康而对必需营养素以外的食物成分建议的每日摄入量。

三、宏量营养素参考摄入量的相关要求

（1）成年人膳食中各产能营养素供能百分比分别为：碳水化合物50%～65%，脂肪20%～30%，蛋白质10%～15%。年龄越小，脂肪供能占总能量的比重应适当增加。

（2）成人膳食纤维适宜摄入量为25～30g/天。

（3）个体对能量参考摄入量的应用：能量参考摄入量是各个人群根据参考体重和身体活动水平制定的，在计算个体的能量需要时要考虑体重及相关身体活动水平值。

第二节 能量

膳食能量（dietary energy）是指膳食中的蛋白质、脂肪和碳水化合物等营养素在人体代谢中产生的能量，单位以千焦耳（kJ）或焦耳（J）表示。产能营养素（energy source nutrient）指在体内代谢过程中能够产生能量的营养素，包括碳水化合物、脂肪和蛋白质。能量代谢（energy metabolism）指的是机体物质代谢过程中能量的释放、转移、利用及消耗过程。能量不是营养素，但一切生物都需要能量来维持生命活动。

一、人体需要的能量

能量需要量（energy requirement），又称估计能量需要量（estimated energy requirement, EER），指满足机体总能量消耗所需的能量。即满足基础代谢、身体活动、食物热效应等所消耗的能量，以及儿童期的生长发育、妊娠期的营养储备、哺乳期泌乳等所需要的能量。

总能量消耗（total energy expenditure, TEE）指的是24h消耗的总能量，包括基础代谢、身体活动、食物热效应、生长发育、妊娠营养储备、孕妇泌乳等所消耗的能量。

1. 基础能量消耗（basal energy expenditure, BEE）

基础代谢消耗的能量指的是24h基础代谢消耗的能量，以kJ（kcal）/天表示。即无任何身体活动和紧张的思维活动，全身肌肉放松时所需的能量消耗。此时能量消耗仅用于维持体温、心跳、呼吸、各器官组织和细胞功能等最基本的生命活动状态。基础能量消耗占能量消耗的60%~70%。

基础代谢定义为经过10~12h空腹和良好的睡眠，清醒仰卧，恒温条件下（一般为22~26℃），无任何身体活动和紧张的思维活动，全身肌肉放松时所需的能量消耗，此时机体处于维持最基本的生命活动状态，能量消耗仅用于维持体温、心跳、呼吸、各器官组织和细胞功能等最基本的生命活动。基础代谢的能量消耗取决于体型、年龄、性别、季节、劳动强度、激素等因素。与体表面积成正比，同体重者，瘦高者>矮胖者。年龄：随年龄增长而降低。性别：男大于女5%~10%，孕妇基础代谢的能量消耗增加。激素：如甲状腺素、肾上腺素对基础代谢的能量消耗有增强作用。

2. 身体活动水平（physical activity level, PAL）

总能量消耗（TEE）与基础能量消耗（BEE）的比值，用以表示身体活动强度（各人群身体活动水平分级表见表1-1）。计算式为：

$$身体活动水平（PAL）= \frac{总能量消耗（TEE）}{基础能量消耗（BEE）}$$

表1-1 各人群身体活动水平分级表

年龄/岁	身体活动水平		
	轻（Ⅰ）	中（Ⅱ）	重（Ⅲ）
6~7	1.35	1.55	1.75
8~9	1.40	1.60	1.8
10~14	1.45	1.65	1.85
15~17	1.55	1.75	1.95
18~79	1.50	1.75	2.00
80~	1.45	1.70	—

注：1. 0~6岁儿童体力活动不分级。

2. 6~17岁为儿童青少年；18岁~为成人。

世界卫生组织将职业劳动强度分为3个等级，用来估计不同等级劳动强度的综合能量指数。

根据职业工作时间分配和工作内容划分为轻体力、中体力、重体力活动水平三个等级（见表1-2）。身体活动能量消耗占能量消耗的15%~30%。

表1-2 建议中国成人体力活动水平分级

分类	身体活动水平		
	轻	中	重
职业工作时间分配	75%的时间坐或站立；25%的时间站着活动	25%的时间站着活动；75%的时间特殊职业活动	40%的时间坐或站立；60%的时间特殊职业活动
工作内容举例	办公室工作，组装或者修理收音机、钟表，店员售货，化学实验操作，讲课等	学生的日常活动、机动车驾驶、电工安装、金工切削等	非机械化的农业劳动、炼钢、舞蹈、体育运动、装卸、伐木、采矿、砸石等

身体活动能量消耗影响因素：肌肉越发达者，活动能量消耗越多；体重越重者，能量消耗越多；劳动强度越大、持续时间越长，能量消耗越多（最主要因素）；工作熟练程度越高单位时间能量消耗越少；劳动时间、机体状况等其他因素。

3．食物热效应（thermic effect of food，TEF）

又称食物特殊动力作用（specific dynamic action，SDA），指人在摄食后，对营养素进行消化、吸收、代谢过程中所引起的能量额外消耗现象。碳水化合物、脂肪、蛋白质的食物热效应分别为其产能量的5%~10%、0%~5%、20%~30%。一般成人摄入混合膳食食物热效应的能量消耗，相当于基础代谢的10%。食物热效应还与进食的多少、快慢有关。

4. 生长发育、妊娠营养储备、孕妇泌乳需要的能量

婴幼儿、儿童和青少年的生长发育需要能量；怀孕期间，胎儿、胎盘的增长和母体组织的增加需要额外的能量；哺乳期的泌乳亦需能量，其由乳汁中含有的能量和产生乳汁所需的能量两部分组成。

二、膳食能量的来源

谷类、薯类是我国膳食能量的主要来源。常见食物的能量含量以油脂类为最高。人类主要通过从动物性或植物性食物中摄取的可食碳水化合物（谷类、薯类等）、脂肪（油料、动物性食物、豆类、坚果等）和蛋白质（动物性食物、大豆类等）在分解代谢过程中获取能量，此外膳食纤维、乙醇、有机酸、糖醇类也能为机体提供一定的能量。

1. 能量的计算

膳食能量＝各产能营养素量×相应的能量折算系数

能量折算系数（energy coefficient）指每克产能营养素在体内氧化时所产生的能量（食品中产能营养素的能量折算系数见表1-3）。碳水化合物、脂肪、蛋白质的能量折算系数分别为17kJ/g（4kcal/g）、37kJ/g（9kcal/g）和17kJ/g（4kcal/g）。

表1-3　食品中产能营养素的能量折算系数

成分	折算系数/（kJ/g）	成分	折算系数/（kJ/g）
蛋白质	17（4）	乙醇（酒精）	29（7）
脂肪	37（9）	有机酸	13（3）
碳水化合物	17（4）	糖醇	10（2）赤藓糖醇0
膳食纤维	8（2）		

注：括号中数据单位为kcal/g，1cal=4.18J。

食品能量（kcal/g）＝蛋白质×4＋脂肪×9＋碳水化合物×4

2. 能量单位换算

国际上通用的能量单位是焦耳（Joule，J）、千焦耳（kilo Joule，kJ）和兆焦耳（mega Joule，MJ）。营养学习惯使用的能量单位是卡（calorie，cal）和千卡（kilocalorie，kcal）。单位换算关系如下：

$$1J=0.239cal$$
$$1kJ=1000J=0.239kcal$$
$$1MJ=1000kJ=239kcal$$

3. 能量需要量

成年人膳食中各产能营养素供能百分比分别为：碳水化合物50%～65%，脂肪20%～30%，蛋白质10%～15%。年龄越小，脂肪供能占总能量的比重应适当增加。

我国居民成人（18～49岁）膳食EER值（kcal/天）为：轻体力活动水平男2250、女1800，中体力活动水平男2600、女2100，重体力活动水平男3000、女2400。

中国居民不同性别、年龄、生理状况及身体活动水平人群的膳食能量需要量见表1-4。

表1-4　中国居民膳食能量需要量（EER）

年龄/岁	男性						女性					
	轻（Ⅰ）		中（Ⅱ）		重（Ⅲ）		轻（Ⅰ）		中（Ⅱ）		重（Ⅲ）	
	MJ/天	kcal/天	MJ/天	kcal/天	MJ/天	kcal/天	MJ/天	kcal/天	MJ/天	kcal/天	MJ/d	kcal/天
0～	—	—	0.38①	90②	—	—	—	—	0.38①	90②	—	—
0.5～	—	—	0.33①	80②	—	—	—	—	0.33①	80②	—	—
1～	—	—	3.77	900	—	—	—	—	3.35	800	—	—
2～	—	—	4.60	1100	—	—	—	—	4.18	1000	—	—
3～	—	—	5.23	1250	—	—	—	—	5.02	1200	—	—
4～	—	—	5.44	1300	—	—	—	—	5.23	1250	—	—
5～	—	—	5.86	1400	—	—	—	—	5.44	1300	—	—
6～	5.86	1400	6.69	1600	7.53	1800	5.23	1250	6.07	1450	6.90	1650
7～	6.28	1500	7.11	1700	7.95	1900	5.65	1350	6.49	1550	7.32	1750
8～	6.90	1650	7.74	1850	8.79	2100	6.07	1450	7.11	1700	7.95	1900
9～	7.32	1750	8.37	2000	9.41	2250	6.49	1550	7.53	1800	8.37	2000
10～	7.53	1800	8.58	2050	9.62	2300	6.90	1650	7.95	1900	9.00	2150
11～	8.58	2050	9.83	2350	10.8	2600	7.53	1800	8.58	2050	9.6	2300
14～	10.46	2500	11.92	2850	13.39	3200	8.37	2000	9.62	2300	10.67	2550
18～	9.41	2250	10.88	2600	12.55	3000	7.53	1800	8.79	2100	10.04	2400
50～	8.79	2100	10.25	2450	11.72	2800	7.32	1750	8.58	2050	9.83	2350
65～	8.58	2050	9.83	2350	—	—	7.11	1700	8.16	1950	—	—
80～	7.95	1900	9.20	2200	—	—	6.28	1500	7.32	1750	—	—
孕妇1	—	—	—	—	—	—	7.53	1800	8.79	2100	10.04	2400
孕妇2	—	—	—	—	—	—	8.79	2100	10.04	2400	11.29	2700
孕妇3	—	—	—	—	—	—	9.41	2250	10.67	2550	11.92	2850
乳母	—	—	—	—	—	—	9.62	2300	10.88	2600	12.13	2900

①单位为：兆焦每天每千克体重［MJ/（kg·天）］。

②单位为：千卡每天每千克体重［kcal/（kg·天）］。

注：1. "—"表示未制定。

　　2. 孕妇1：1～12周；孕妇2：13～27周；孕妇3：≥28周。

4. 能量平衡

能量平衡（energy balance）指能量摄入与能量消耗之间的动态平衡。能量摄入与能量消耗基本相等（不超过±5%）为平衡；能量摄入大于消耗为正平衡；能量摄入小于消耗则为负平衡。长期摄入过多能量，将导致超重、肥胖及相关的慢性病如糖尿病、血脂异常、心脑血管病、某些退行性疾病等。长期的能量摄入不足则导致生长发育迟缓、消瘦、活力消失，甚至死亡。

第三节 蛋白质

蛋白质（protein）是以氨基酸为基本单位，通过肽键连接起来的一类含氮大分子有机化合物。蛋白质是一切生命的物质基础。

根据蛋白质的营养特点，可分为完全蛋白、半完全蛋白和不完全蛋白。

完全蛋白（complete protein）是所含必需氨基酸种类齐全、比例适当，不仅能维持人体健康，并能促进生长发育的食物蛋白质。如乳类中的酪蛋白、乳清蛋白；蛋类中的卵清蛋白等。

半完全蛋白（partially complete protein）是所含必需氨基酸种类齐全、比例不适当，可以维持生命，但不能促进生长发育的蛋白质。如小麦中的麦胶蛋白。

不完全蛋白（incomplete protein）是所含必需氨基酸种类不全，不能促进生长发育也不能维持生命的蛋白质。如胶原蛋白、玉米胶蛋白、豆球蛋白等。

一、蛋白质的生理功能

1. 人体重要的组成成分，促进机体生长或修复、更新人体组织

蛋白质是构成人体细胞和组织不可缺少的物质，是人体中氮的唯一来源，在正常成人体内蛋白质占体重的16%～19%，其含量仅次于水，在所有的细胞组织中均含有蛋白质，如心、肝、肾、肌肉等器官中含有大量蛋白质，骨骼和牙齿中含大量的胶原蛋白，指（趾）甲中含有角蛋白。蛋白质在人体中的含量相对稳定，每天约3%的蛋白质被更新。

2. 构成体内重要生命活性物质

作为酶或激素参与机体代谢或整体功能活动的调节；作为载体参与体内物质的运输；作为抗体或者细胞因子参与免疫的调节。此外，电解质平衡的调节、酸碱平衡的维持、遗传信息的传递等重要生理功能都与蛋白质密切相关。

3. 提供能量

蛋白质作为产能营养素，参与机体的能量代谢，每克蛋白质提供17kJ（4kcal）热能。

二、蛋白质的基本单位氨基酸

氨基酸（amino acid）是组成蛋白质的基本单位，是分子中同时具有氨基和羧基的一类化合物。

必需氨基酸（essential amino acid）指人体必需，体内不能合成或合成量不能满足需要，需要从食物中获得的氨基酸。包括异亮氨酸、亮氨酸、赖氨酸、甲硫氨酸、苯丙氨酸、苏氨酸、色氨酸、缬氨酸和组氨酸9种。

条件必需氨基酸（conditionally essential amino acid）包括两种：一是在创伤、感染、剧烈运动及高分解代谢等特殊条件下，成为必需的氨基酸。如精氨酸和谷氨酰胺。二是能减少必需氨基酸需求的氨基酸。如酪氨酸和半胱氨酸。半胱氨酸和酪氨酸在体内分别由蛋氨酸和苯丙氨酸转变而成，如果膳食中能够直接提供两种氨基酸，则人体对蛋氨酸和苯丙氨酸的需要分别减少30%和50%。

非必需氨基酸（nonessential amino acid）指人体需要，但能在体内合成，非必需从食物中获得的氨基酸。如天冬氨酸、谷氨酸、甘氨酸、丝氨酸、丙氨酸、脯氨酸等。

氨基酸模式（amino acid pattern，氨基酸相对比值）指以蛋白质中含量最少的色氨酸为1，计算出其他必需氨基酸和它的比值。

氨基酸模式与人体蛋白质中的氨基酸模式越接近，这种食物提供的必需氨基酸利用价值就越高，其蛋白质的营养价值也越高。

限制性氨基酸（limiting amino acid）指食物蛋白质中一种或几种含量相对较低，影响蛋白质利用率的必需氨基酸。根据缺乏程度，可称为第一、第二、第三限制性氨基酸，其中含量最低的称为第一限制性氨基酸。一般赖氨酸为谷类蛋白质的第一限制性氨基酸，蛋氨酸是大豆、花生、牛奶和肉类蛋白质的第一限制性氨基酸。小麦、大麦、燕麦、大米还缺乏苏氨酸，玉米缺乏色氨酸，分别属于它们的第二限制性氨基酸。

三、蛋白质的摄入量及食物来源

1. 蛋白质的推荐摄入量

推荐我国居民膳食蛋白质的RNI值（g/天）为：成人男性65、女性55。

中国居民不同性别、年龄及生理状况人群的膳食蛋白质参考摄入量见表1-5。

表1-5 中国居民膳食蛋白质参考摄入量

年龄/岁	男性		女性	
	EAR	RNI	EAR	RNI
0~	—	9①	—	9①
0.5~	15	20	15	20
1~	20	25	20	25
2~	20	25	20	25
3~	25	30	25	30
4~	25	30	25	30
5~	25	30	25	30
6~	25	35	25	35
7~	30	40	30	40
8~	30	40	30	40

年龄/岁	男性		女性	
	EAR	RNI	EAR	RNI
9~	40	45	40	45
10~	40	50	40	50
11~	50	60	45	55
14~	60	75	50	60
18~	60	65	50	55
孕妇1	—	—	50	55
孕妇2	—	—	60	70
孕妇3	—	—	75	85
乳母	—	—	70	80

①AI值。

注：1. "—"表示未制定。

　　2. 孕妇1：1~12周；孕妇2：13~27周；孕妇3：≥28周。

2. 常见食物蛋白质含量及优质蛋白质的食物来源

蛋白质的食物来源可分为植物性和动物性两大类。谷类是人们的主食，是膳食蛋白质的主要来源；豆类含丰富的蛋白质，在体内利用率较高，是植物蛋白质中非常好的蛋白质来源；蛋类含蛋白质11%~14%，是优质蛋白质的重要来源；奶类（牛奶）一般含蛋白质3.0%~3.5%，是婴幼儿蛋白质的最佳来源。新鲜鸡肉含蛋白质15%~22%，肌肉蛋白质的营养价值优于植物蛋白质，是人体蛋白质的重要来源。常见食物蛋白质含量见表1-6。

表1-6　常见食物蛋白质含量表　　　　　　　　　　单位：g/100g

食物	蛋白质	食物	蛋白质
燕麦	15.6	莲子	16.6
黄豆	36.3	蚕豆	28.2
猪肉（瘦）	16.7	猪心	19.1
猪肝	21.3	豆腐皮	50.5
猪肾	15.5	猪皮	26.4
花生	26.2	猪血	18.9
核桃	15.4	牛肉（瘦）	20.3
羊肉（瘦）	17.3	鲢鱼	17.0
兔肉	21.2	鸡肉	21.5
鸡肝	18.2	鸭肉	16.5
海参（干）	76.5	鸡蛋	14.7

优质蛋白质主要来自动物性食物如牛奶、蛋类和各种肉类（包括禽、畜和鱼的肌肉），植物性食物如大豆等。一般要求动物蛋白质和大豆蛋白质应占膳食蛋白质总量的30% ~ 50%。

3. 食物蛋白质的互补作用

蛋白质互补作用指两种或两种以上食物蛋白质混合食用，其所含必需氨基酸种类和数量之间相互补充，提高食物蛋白质营养价值的作用。

发挥蛋白质互补作用应遵循的原则：食物的生物学种属愈远愈好，搭配的种类愈多愈好，食用时间愈近愈好，荤素搭配、粗细搭配、粮菜兼食、粮豆混合。

4. 蛋白质与人体健康

人体若长时间处于不恰当的正氮平衡和负氮平衡，都有可能对机体造成损害。

蛋白质缺乏的临床表现为疲倦、体重减轻、贫血、免疫和应激能力下降、血浆蛋白质含量下降，尤其是白蛋白降低，并出现营养性水肿。

因贫穷和饥饿等引起的食物蛋白质供应不足，会造成儿童的生长发育障碍，据估计目前世界上有百万计的儿童患有蛋白质-能量营养不良症（PEM）。

蛋白质-能量营养不良症（PEM）是由于长期缺乏能量和（或）蛋白质所致的一种营养缺乏症，主要见于3岁以下婴幼儿。临床特征为体重下降、皮下脂肪减少和皮下水肿，伴有各器官不同程度功能紊乱和性格、行为、心理等改变。临床上常见三种类型：

（1）水肿型　营养不足（多为蛋白质缺乏）所引起的一种全身性水肿。分原发和继发两类。原发者见于食物的长期缺乏，继发者见于因病导致营养素摄入不足、消化吸收障碍以及排泄或丢失过多等。

（2）消瘦型　以能量不足为主，表现为皮下脂肪和骨骼肌显著消耗和内脏器官萎缩。

（3）混合型　蛋白质和能量均有不同程度的缺乏，常同时伴有维生素和其他营养素的缺乏。

四、蛋白质的营养价值评定

食物蛋白质营养价值主要从以下三个方面评价。

1. 蛋白质含量

$$蛋白质含量（g/100g）=总氮量（g/100g）×蛋白质折算系数$$

蛋白质折算系数（又称蛋白质系数）指食物中的总氮量折算成蛋白质量的系数。一般为6.25。

2. 蛋白质的消化率

蛋白质的消化率指一种食物蛋白质可被消化酶分解、吸收的程度，通常以蛋白质中被消化吸收的氮量与摄入总氮量的比值来表示。如果不计粪代谢氮，测得的消化率称为表观消化率，否则为真消化率。影响消化率的因素：蛋白质性质、膳食纤维、加工方法、烹调方法等。如大豆整粒消化率仅为60%，豆浆、豆腐消化率为90%，可通过加工、烹调等方法提高消化率。消化率越高，被人体吸收利用的可能性越大，其营养价值也就越高。

3. 食物蛋白质的利用率

通常用生物价（BV）、蛋白质功效比值（PER）、氨基酸评分（AAS）、蛋白质消化率校正的氨基酸评分（PDCAAS）等几项指标来反映蛋白质被人体消化吸收后在体内的利用情况。生物价越高说明蛋白质被机体利用率越高，即蛋白质营养价值越高。

第四节　脂类

脂类（lipids）是人体必需的一类营养素，是脂肪和类似脂肪物质的统称。包括三酰甘油、磷脂和固醇类。

一、脂肪与脂肪酸

（一）脂肪

脂肪（fat）是由1分子甘油和1~3分子脂肪酸所形成的酯。包括一酰甘油、二酰甘油、三酰甘油，食物中脂类95%是三酰甘油，5%是其他脂类。三酰甘油（triacylglycerol）又称甘油三酯、中性脂肪，是由甘油的3个羟基与3个脂肪酸分子酯化生成的甘油酯。

粗脂肪（crude fat）是食物中一大类不溶于水而溶于有机溶剂（乙醚或石油醚）的化合物总称。除三酰甘油外，还包括磷脂、固醇、色素等。可通过索氏提取法或罗高方法等测定。

总脂肪（total fat）是通过测定食品中单个脂肪酸含量并折算脂肪酸甘油三酯总和获得的脂肪含量。

（二）脂肪酸

脂肪分解后生成的脂肪酸（fatty acid）具有很强的生物活性，是脂肪发挥各种生理功能的重要成分。脂肪酸是一类羧酸，其结构通式为$CH_3(CH_2)_nCOOH$。按碳原子数分为短链（2C~4C）、中链（6C~12C）、长链（14C~24C）脂肪酸；按其碳链上是否存在双键分为饱和脂肪酸和不饱和脂肪酸，不饱和脂肪酸按含双键数目分为单不饱和脂肪酸和多不饱和脂肪酸；按羧酸不饱和双键出现的位置分为ω-3、ω-6、ω-7和ω-9系或n-3、n-6、n-7和n-9系脂肪酸；按羧酸的空间结构又分为顺式和反式脂肪酸。

短链脂肪酸（short chain fatty acid，SCFA）指碳原子数为2~4的脂肪酸，如常见的丁酸（C4：0）。中链脂肪酸（medium chain fatty acid，MCFA）指碳原子数为6~12的脂肪酸，如常见的辛酸（C8：0）、癸酸（C10：0）。长链脂肪酸（long chain fatty acid，LCFA）指碳原子数为14~24的脂肪酸，如棕榈酸（C16：0）、硬脂酸（C18：0）、油酸（C18：1）、亚油酸（C18：2）、α-亚麻酸（C18：3）、花生四烯酸（C20：4，ARA）、二十碳五烯酸（C20：5，EPA）、二十二碳六烯酸（C22：6，DHA）。

饱和脂肪酸（saturated fatty acid，SFA）指碳链上不含双键的脂肪酸。如软脂酸（C16：0）、硬脂酸（C18：0）。饱和脂肪酸有升低密度脂蛋白（LDL）的作用，非所有SFA都有升LDL作用，12C（月桂酸）、14C（肉豆蔻酸）、16C（棕榈酸）饱和脂肪酸有较强的升LDL的作用，而18C的这一作用较弱，人体不应该完全排除SFA的摄入。主要存在于动物脂肪、棕榈油中。

单不饱和脂肪酸（monounsaturated fatty acid，MUFA）指碳链上含有一个双键的脂肪酸。如油酸（C18∶1）、棕榈油酸（C16∶1）。食用油中所含单不饱和脂肪酸主要为油酸（C18∶1）。主要存在于橄榄油、茶油、花生油中。

多不饱和脂肪酸（polyunsaturated fatty acid，PUFA）指碳链上含有两个或两个以上双键的脂肪酸。如亚油酸（C18∶2）、亚麻酸（C18∶3）、花生四烯酸（C20∶4）。主要存在于植物油、鱼、坚果中。

反式脂肪酸（trans fatty acid，TFA）指含有一个或一个以上非共轭反式双键的不饱和脂肪酸。食物中的反式脂肪酸多数是由植物油氢化制成的，少量存在于反刍动物的脂肪中。食品中TFA的主要来源是氢化植物油、油脂的高温重复煎炸。反式脂肪酸可升高低密度脂蛋白、降低高密度脂蛋白，增加动脉粥样硬化和冠心病的危险性。建议我国2岁以上儿童及成人膳食中源于食品加工产生的反式脂肪酸摄入量每天不应超过2.2g，过多摄入有害健康。

二、类脂

类脂（lipoid）是指类似脂肪或油的有机化合物的总称，包括磷脂（phosphatide）和固醇类（sterol）等物质。

（1）磷脂（phospholipid）　指含有磷酸基团的类脂。包括甘油磷脂和鞘磷脂两类。

（2）胆固醇（cholesterol，Ch）　是机体内主要的固醇物质，既是细胞膜的重要组分，又是类固醇激素、维生素D及胆汁酸的前体。血浆中胆固醇水平过高，可引起动脉粥样硬化。

三、脂类的生理功能

1. 脂肪构成身体组织，为机体提供和储存能量

脂肪是人体的重要组成成分，占正常体重的14%～19%，肥胖者可超过30%，多堆积在皮下组织及腹部，脂肪是食物中能量密度最高的营养素，合理膳食能量中的20%～30%由脂肪供给。脂肪是体内的一种能量储备形式和主要功能物质，机体摄入过多的能量时，多余部分将以脂肪的形式储存在体内；当机体能量消耗大于摄入量时，储存的脂肪即可随时补充机体所需能量。这类脂肪因受营养状况和机体活动量的影响而变化较大，故称为动脂。每克脂肪在体内氧化分解后可以产生37.67kJ（9kcal）的热量。

2. 参与构成一些重要的生命物质

磷脂是脑和神经组织的结构脂，约占脑组织干重的25%，是构成细胞膜、内质网膜、线粒体膜、核膜、神经髓鞘膜等生物膜的基本骨架。磷脂与蛋白质结合形成的脂蛋白，通过血液运输脂类至身体各组织器官利用。胆固醇还是合成类固醇激素、维生素D和胆汁酸的重要原料。

3. 脂溶性维生素的天然载体

维生素A、维生素D、维生素E、维生素K等脂溶性维生素均溶解在脂肪中，因此膳食脂肪是脂溶性维生素的重要来源。另外，脂肪还能促进脂溶性维生素的吸收。如鱼肝油和奶油富含维生素A、维生素D，麦胚油富含维生素E。

4. 提供必需脂肪酸

必需脂肪酸是人体必需，自身不能合成，需要从食物中获得的脂肪酸，包括亚油酸（C18 : 2）和 α-亚麻酸（C18 : 3）。

另外，脂肪还可以维持体温、保护脏器，增加食物风味和饱腹感。

四、脂肪与人体健康

1. 膳食脂肪及脂肪酸与心血管疾病

脂肪摄入量过高尤其饱和脂肪酸摄入量高，是导致血胆固醇、甘油三酯和低密度脂蛋白胆固醇（LDL-C）升高的主要原因。动脉粥样硬化的形成，主要是由于血浆中胆固醇过多，沉积在大、中动脉内膜上所致。如同时伴有动脉壁损伤或者胆固醇运转障碍，则易在动脉内膜生成脂斑层，继续发展即可使动脉管腔狭窄，形成动脉粥样硬化，增加患冠心病的危险性。

2. 膳食脂肪及脂肪酸与2型糖尿病

研究显示，饱和脂肪酸摄入量与胰岛素抵抗之间呈正相关，用多不饱和脂肪酸替代饱和脂肪酸可以增加胰岛素敏感性，有助于降低2型糖尿病发生风险。高饱和脂肪酸和低亚油酸摄入的膳食模式会增加患2型糖尿病的风险。

3. 脂肪肥胖

引起肥胖的原因很多，最根本的原因是摄入能量超过了消耗所需的能量，多余的能量即转化为脂肪储存于体内。

五、脂肪的摄入量及食物来源

1. 膳食脂肪、脂肪酸的摄入量

推荐我国居民膳食脂肪的 AMDR 值 [%（能量百分比）] 为：4岁以上所有人群20 ~ 30。饱和脂肪酸（SFA）的 U-AMDR（宏量营养素可耐受最高摄入量）值 [%（能量百分比）] 为：4 ~ 17岁<8，成人<10。

中国居民不同年龄及生理状况人群的膳食脂肪、脂肪酸参考摄入量和可接受范围见表1-7。

表1-7　中国居民膳食脂肪、脂肪酸参考摄入量和可接受范围　　　　单位：%（能量百分比）

年龄/岁	脂肪	饱和脂肪酸	n-6多不饱和脂肪酸[1]		n-3多不饱和脂肪酸	
	AMDR	U-AMDR	AI	AMDR	AI[2]	AMDR
0 ~	48[3]	—	7.3	—	0.87	—
0.5 ~	40[3]	—	6.0	—	0.66	—
1 ~	35[3]	—	4.0	—	0.60	—
4 ~	20 ~ 30	<8	4.0	—	0.60	—
7 ~	20 ~ 30	<8	4.0	—	0.60	—

续表

年龄/岁	脂肪	饱和脂肪酸	n-6多不饱和脂肪酸[1]		n-3多不饱和脂肪酸	
	AMDR	U-AMDR	AI	AMDR	AI[2]	AMDR
18～	20～30	<10	4.0	2.5～9.0	0.60	0.5～2.0
60～	20～30	<10	4.0	2.5～9.0	0.60	0.5～2.0
孕妇和乳母	20～30	<10	4.0	2.5～9.0	0.60	0.5～2.0

[1] 亚油酸的数值。

[2] α-亚麻酸的数值。

[3] AI值。

2. 食物来源

脂肪主要来源于动物性脂肪和植物油类。其营养价值主要依据消化率、必需脂肪酸及脂溶性维生素的含量来评价。消化率高、必需脂肪酸含量多及脂溶性维生素含量丰富，营养价值就高。

植物油类：植物油含10%～20% SFA，80%～90%UFA，是人体必需脂肪酸的良好来源，营养价值较高。除椰子油外，多数植物油中含有较高的PUFA，如葵花籽油、豆油、玉米油中亚油酸含量在50%以上，葵花籽油、豆油、玉米油中还含有丰富的维生素E。一般植物油中 n-3 PUFA（α-亚麻酸）含量较低，只有少数植物油中含量较高，如亚麻籽油中约含50%、胡麻油含35.9%、核桃油含12%。

动物脂肪：大多数动物脂肪含40%～60% SFA、30%～50% MUFA及少量PUFA。肥肉、猪油、牛油、羊油等，含饱和脂肪酸较多，消化率低，必需脂肪酸含量较少，几乎不含维生素，故营养价值较低；动物性食物以肉类含脂肪较高，禽类次之，鱼类较少。肉类中猪肉和羊肉脂肪含量较多，牛肉次之。鱼贝类含EPA和DHA较多，鱼油和鱼肝油中富含维生素A、维生素D，营养价值较高；奶类脂肪颗粒小，易于消化，并含有丰富的必需脂肪酸和B族维生素，尤其是维生素B_2，故营养价值高。

脂肪的营养价值与脂肪酸的种类、含量和相互比例有关。植物油富含必需脂肪酸，不含胆固醇，而动物油中必需脂肪酸含量少，饱和脂肪酸和胆固醇含量高。所以从预防动脉粥样硬化和心血管疾病角度来说，植物油一般要比动物脂肪好。

食用油应选择品质好的植物油，并要尽量避免高温油炸。经氢化处理的植物油，及含饱和脂肪酸的椰子油、棕榈油等，若过量摄取亦对人体健康有害。

蘑菇、蛋黄、核桃、大豆及动物的脑、心、肝、肾等内脏都富含磷脂；胆固醇只存在于动物性食物中，如脑、肝、肾等内脏及蛋黄中含量较丰富。

第五节　碳水化合物

碳水化合物（carbohydrate，又称为糖类）是糖、寡糖、多糖的总称，是提供能量的重要营养素。低分子量的碳水化合物（所有的单糖和双糖）有甜味，所以碳水化合物又称为糖（sugar），如葡萄糖、蔗糖等。

一、碳水化合物的分类与组成

碳水化合物按其分子结构可分为单糖、双糖、寡糖和多糖。糖类在体内以单糖的形式被吸收，其中吸收速度最快的是半乳糖和葡萄糖。

1. 单糖（monosaccharide）

指含有 3 ~ 6 个碳原子的多羟基醛或多羟基酮，一般条件下不能再直接水解为更小分子的碳水化合物。包括葡萄糖、果糖、核糖和脱氧核糖等。糖醇（alditol）是单糖的衍生物，常见有山梨醇、甘露醇、木糖醇、麦芽糖醇等。木糖醇（xylitol）是一种戊五醇或五碳醇，是具有 5 个碳原子和 5 个羟基的直链多元醇。

（1）葡萄糖（glucose/dextrose）　是一种己醛糖，是自然界广泛存在的一种单糖。葡萄糖是构成各种糖类的基本单位，也是人体血液中主要的糖类。

（2）果糖（fructose/fruitsugar，又称为左旋糖）　是一种己酮糖。通常与蔗糖共存于水果及蜂蜜中，是天然糖类中甜度最高的糖。果糖被吸收后，一部分经肝脏转变成葡萄糖被人体利用，一部分转变为糖原、乳糖和脂肪。果糖的吸收比葡萄糖慢，但利用比葡萄糖快，对血糖影响小，相对不易引起血糖升高。

（3）半乳糖（galactose）　是一种由六个碳和一个醛组成的己醛糖，为乳糖和棉籽糖等的组分。半乳糖在人体内先转变为葡萄糖再被利用。

2. 二糖（disaccharide，又称为双糖）

是由两个相同或不相同的单糖分子上的羟基缩合脱水生成的糖苷。自然界最常见的二糖是蔗糖及乳糖。此外还有麦芽糖、海藻糖、异麦芽糖、纤维二糖、壳二糖等。

（1）麦芽糖（maltose）　是两个葡萄糖分子以 α-1，4-糖苷键连接构成的二糖。是淀粉和糖原的结构成分，是淀粉的水解产物，俗称饴糖，在麦芽中含量较多。

（2）蔗糖（sucrose，又称为白糖、砂糖、红糖）　是由一分子葡萄糖的半缩醛羟基与一分子果糖的半缩醛羟基彼此缩合脱水而成的二糖。蔗糖在甘蔗和甜菜中含量最为丰富，日常食用的白砂糖就是从甘蔗、甜菜中提取的。

（3）乳糖（lactose）　是由半乳糖通过 α-1，4-糖苷键连接葡萄糖而形成的二糖。是哺乳动物乳汁中主要的二糖。只存在于人和哺乳动物的乳汁中，是乳类食品中的主要糖类。乳糖是婴儿主要食用的碳水化合物，乳糖难溶于水，在消化道中吸收较慢，有利于保持肠道中合适的肠菌丛数，并能促进钙的吸收，故对婴儿有重要的营养意义。成人的小肠液中若缺乏乳糖酶或因年龄增加而致乳糖酶的活性下降，会出现乳糖不耐受症，造成腹泻、腹痛、腹胀等不适症状。

3. 寡糖（oligosaccharide，又称为低聚糖）

指聚合度（DP）为3～9的碳水化合物。主要有棉籽糖、水苏糖，这两种糖广泛存在于植物食品中，特别是在豆类食物中含量最多。

4. 多糖（polysaccharide）

指聚合度（DP）≥10的碳水化合物。包括淀粉和非淀粉多糖。

（1）淀粉（starch） 是由许多葡萄糖分子通过α-1，4-糖苷键连接而成的一类多糖。在粮谷类、薯类和豆类中含量最为丰富，是人类糖类的主要食物来源。

可溶性淀粉（solublestarch）是不溶于冷水，可在热水中溶解成透明溶液的白色或淡黄色淀粉粉末。与碘呈深蓝色反应。

糊精（dextrin）是淀粉在酸或α-淀粉酶作用下加热不完全水解的产物。

（2）糖原（glycogen） 广泛分布于哺乳类及其他动物肝、肌肉等组织的、多分散性的高度分支的葡聚糖，用于贮藏能量，又称为动物淀粉。糖原能溶于水，在相应酶的作用下可迅速被分解成葡萄糖，快速提供能量。糖原在贝类软体动物中含量高，其他食物中含量很少。

（3）膳食纤维（dietary fiber） 是植物性食物中含有的，不能被人体小肠消化吸收的，对人体有健康意义的碳水化合物。

二、碳水化合物的生理功能

1. 储存和提供能量

碳水化合物在体内氧化速度快而彻底，是人类获取能量最主要的、最经济的来源。维持人体所需要的能量中，55%～65%由碳水化合物提供。肌肉和肝脏中碳水化合物的储存形式是糖原，一旦机体需要，糖原可迅速分解为葡萄糖以提供能量，脑组织、骨骼肌和心肌活动都只能靠碳水化合物供给能量。对胎儿和婴儿来说，缺乏碳水化合物摄入不仅会影响脑细胞的代谢，甚至能导致脑细胞的发育障碍。

2. 构成机体的重要物质

碳水化合物是构成机体的重要物质，并参与细胞的多种活动，每个细胞都有碳水化合物，其含量约为2%～10%，主要以糖脂、糖蛋白和蛋白多糖的形式存在。结缔组织中的黏蛋白、细胞膜上的糖蛋白、神经组织中的糖脂、遗传物质核糖核酸等生命物质的构成都有糖类的参与。

3. 节约蛋白质作用

碳水化合物有利于机体的氮储留，充足的碳水化合物摄入，可以节省体内蛋白质或者其他代谢物的消耗，使氮在体内的储留增加，这种作用称为碳水化合物对蛋白质的节约作用。当碳水化合物摄入不足时，膳食中的蛋白质有一部分将会被用作分解功能，而不能发挥其更重要的生理功能，造成蛋白质浪费。

4. 抗生酮作用

脂肪在体内代谢需要糖类的协同作用，脂肪代谢过程中，如果碳水化合物供应不足，脂肪氧化便会不完全而产生过量酮体（如丙酮、乙酰乙酸等），过多的酮体会引起酮血症，对人体尤其是对大脑有害。如果摄入足够的碳水化合物就可预防体内酮体生成过多，即起到抗生酮作用。

5. 解毒作用

碳水化合物经代谢生成的葡萄糖醛酸是体内一种重要的结合解毒剂，在肝脏中能与许多有毒有害物质如乙醇、细菌毒素、砷等结合，消除或者减轻这些物质的毒性或者生物活性，从而起到解毒的作用。

6. 调节血糖作用

被机体吸收的单糖有的直接被组织利用，有的则以糖原的形式储存在肝脏和肌肉中。当血糖降低时，糖原被分解为葡萄糖，将血糖调节在正常范围。

7. 增强肠道功能

非淀粉多糖类如纤维素和果胶、抗性淀粉、功能性低聚糖等尽管不能被人体所吸收，但能刺激肠道蠕动，保持水分，增加结肠发酵和粪便容积，促进短链脂肪酸生成和肠道菌群如乳酸杆菌和双歧杆菌等有益菌群的增殖。

三、碳水化合物的摄入量及食物来源

1. 膳食碳水化合物的摄入量

推荐我国居民碳水化合物1岁以上人群的AMDR值 [%（能量百分比），下同] 为50 ~ 65。

中国居民不同年龄及生理状况人群的膳食碳水化合物参考摄入量和可接受范围见表1-8。

表1-8 中国居民膳食碳水化合物参考摄入量和可接受范围

年龄/岁	碳水化合物		添加糖
	EAR/（g/天）	AMDR/%	AMDR/%
0 ~	—	60①	—
0.5 ~	—	85①	—
1 ~	120	50 ~ 65	—
4 ~	120	50 ~ 65	< 10
7 ~	120	50 ~ 65	< 10
11 ~	150	50 ~ 65	< 10
14 ~	150	50 ~ 65	< 10
18 ~ 65	120	50 ~ 65	< 10
孕妇	130	50 ~ 65	< 10
乳母	160	50 ~ 65	< 10

①AI值，单位为克（g）。

世界卫生组织（WHO）建议，成年人和儿童应将其每天的游离糖摄入量降至其总能量摄入的10%以下。进一步降低到5%以下或者每天大约25g（6茶匙）会有更多健康益处。

2. 血糖生成指数（glycemicIndex，GI）和血糖负荷（glycemicload，GL）

血液中的葡萄糖又称为血糖，是糖在体内的转运形式。碳水化合物是血糖生成的主要来源。被机体吸收的单糖进入血液，血糖升高，经组织利用或以糖原形式储存于肝脏及肌肉组织，可恢复到正常水平；当饥饿时血糖降低，糖原分解为葡萄糖，调节血糖使之稳定在正常范围。高血糖和低血糖则属于糖代谢异常现象。

血糖生成指数指进食含50g碳水化合物的食物后，2 ~ 3h内的血糖曲线下面积相比空腹时的增幅除以进食50g葡萄糖后的相应增幅。

通常定义GI<55%为低GI食物，如豆类、奶类、蔬菜等；GI为55% ~ 70%为中GI食物，如土豆、玉米粉等；GI>70%为高GI食物，如馒头、米饭等。谷薯类、水果常因品种和加工方式不同，特别是其中膳食纤维的含量变化，而引起GI的变化，去膳食纤维会升高GI。食物GI是碳水化合物升高血糖能力的指标，不同类型的碳水化合物吸收率不同，引起的餐后血糖水平也不同。高GI的碳水化合物食物使血液中的葡萄糖和胰岛素波动大。常见食物GI见表1-9。

血糖负荷（GL）指100g质量的食物中可利用碳水化合物（g）与GI的乘积，GL=GI×碳水化合物含量（g）。当GL大于或等于20时为高GL，提示食用的相应重量的食物对血糖的影响明显。当GL在10 ~ 20之间时为中GL，提示食用的相应重量的食物对血糖的影响一般。当GL小于或等于10时为低GL，提示食用的相应重量的食物对血糖的影响不大。

表1-9　常见食物GI

食物名称		GI	食物名称		GI	食物名称		GI
谷薯类	馒头	88	谷薯类	爆玉米花	55	豆类等食品	绿豆	27
	白面包	88		荞麦	54		四季豆	27
	糙米	87		甘薯	54		豆腐干	24
	糯米饭	87		玉米面粥	52		黄豆	18
	大米饭	83		山药	51		蚕豆	17
	烙饼	80		面包	50		花生	14
	油条	75		芋头	48	奶制品	冰激凌	61
	马铃薯泥	73		通心粉	45		酸奶	48
	苏打饼干	72		黑米粥	42		酸乳酪	33
	大米粥	69		小麦	41		脱脂牛奶	32
	玉米面	68		面条	37		牛奶	28
	马铃薯	62		藕粉	33		全脂牛奶	27
	小米粥	62		大麦	25	水果类	西瓜	72
	汉堡包	61		稻麸	19		菠萝	66
	荞麦面条	59		雪魔芋	17		葡萄干	64
	玉米	55	豆类等食品	扁豆	38		芒果	55
	燕麦麸	55		豆腐	32		芭蕉	53

续表

食物名称		GI	食物名称		GI	食物名称		GI
	猕猴桃	52		桃	28		绵白糖	84
	香蕉	52	水果类	柚	25		蜂蜜	73
水果类	葡萄	43		李子	24	糖类	蔗糖	65
	柑	43		樱桃	22		巧克力	49
	苹果	36	糖类	麦芽糖	105		果糖	23
	梨	36		葡萄糖	100			

3. 食物来源

碳水化合物主要来源于植物性食物如谷类、薯类和根茎类食物中,以及谷类制品如面包、饼干、糕点等。还有各种食糖,如蔗糖、乳糖、果糖等,但各种食糖除供能外,几乎不含其他营养素,营养价值远不如粮谷类和薯类。

第六节 维生素

维生素与蛋白质、脂肪、碳水化合物、矿物质和水一样是维持人体正常生理功能不可缺少的营养素,但又异于其他营养素。维生素是一类与机体代谢有密切关系的低分子有机化合物,也是物质代谢中起重要作用的许多酶的组成成分,是维持机体生命过程所必需的。维生素既不构成机体组织,也不供给能量。

维生素种类较多,按其溶解性质分为脂溶性维生素和水溶性维生素两大类。

一、水溶性维生素

是能在水中溶解的一类维生素,包括B族维生素(维生素B_1、维生素B_2、维生素B_6、维生素B_{12}、泛酸、叶酸、烟酸、胆碱、生物素)和维生素C。水溶性维生素在体内仅有少量储存,较易从尿中排出,绝大多数以辅酶或者辅基的形式参与各种酶系统,在代谢的很多环节发挥重要作用。其缺乏症出现较快,毒性很小。中国居民膳食水溶性维生素参考摄入量见表1-10。

1. 维生素B_1(又称硫胺素、抗神经炎素)

B族维生素之一。在体内以焦磷酸硫胺素的形式构成丙酮酸脱氢酶、转酮醇酶、α-酮戊二酸脱氢酶等的辅酶参与能量代谢。对维持神经、肌肉特别是心肌的正常功能,以及维持正常食欲、胃肠蠕动和消化分泌方面也有重要作用。

维生素B_1摄入不足时,轻者表现为肌肉乏力、精神淡漠或食欲减退,重者可引起脚气病，主要表现为神经-血管系统损伤，一般可分为干性、湿性、混合型和婴儿脚气四类。干性脚气病：食欲不振、烦躁、全身无力、下肢沉重、四肢末端感觉麻木。肌肉酸痛，有压痛，以小腿肚的腓肠肌最明显，上、下肢肌无力，出现手、足下垂，严重者出现肌肉萎缩、麻木，膝反射降低或消失，常表现为对称性。婴幼儿还可引起声音嘶哑和失声。湿性脚气病：表现为浮肿，多见于足踝，严重者整个下肢水肿。同时出现活动后心悸、气短，并有右心室扩大，常可导致心力衰竭。混合型脚气病既有神经炎又有心力衰竭和水肿症状。婴儿型脚气病（脑型）：食欲不佳、呕吐、呼吸急促、面色苍白、心率快甚至突然死亡。长期口服硫胺素，未见任何毒副作用。

维生素B_1多存在于种子外皮及胚芽中，其含量丰富的食物有谷类、豆类、瘦肉、干果类，动物内脏（心、肝、肾）、禽蛋中含量也较高。

谷类食物随加工精细程度的提高，维生素B_1含量逐渐减少。加工及烹调可造成食物中维生素B_1的损失，其损失率为30% ~ 40%。

中国居民膳食维生素B_1的RNI(mg/天)为：1 ~ 10岁儿童0.6 ~ 1.0，青少年男1.3 ~ 1.6、女1.1 ~ 1.3，成人男1.4、女1.3，孕妇（中）1.4、孕妇（晚）及乳母1.5。

2. 维生素B_2（又称核黄素）

B族维生素之一。在体内以黄素腺嘌呤二核苷酸、黄素单核苷酸作为辅基与特定蛋白质结合，形成黄素蛋白，参与氧化还原反应和能量代谢。有助于维持皮肤和黏膜健康，改善抗氧化防御系统功能。参与烟酸、维生素B_6、同型半胱氨酸和一些药物代谢，影响铁的吸收和转运过程。

维生素B_2缺乏，可导致物质代谢紊乱，可引起口腔、皮肤和阴囊等部位的炎症。口角炎：口角湿白、口角裂开、出血、糜烂、结痂。舌炎：舌肿胀、裂纹、疼痛、萎缩、舌苔厚、部分脱落形成地图状。唇炎：嘴唇发干、裂、肿胀、出血、溃疡。眼炎：视力模糊、怕光、流泪、视力减退、眼易疲劳、角膜充血。皮肤症状：引起脂溢性皮炎，多发生在鼻翼两侧、脸颊、前额及两眉之间。男性阴囊发痒、红肿、脱屑、渗出、结痂并伴有疼痛感。女性阴部瘙痒、发炎、白带增多。由于维生素B_2影响铁的吸收，易出现继发性缺铁性贫血。一般来说，维生素B_2不会引起过量中毒。

维生素B_2广泛存在于动物与植物性食物中，特别是内脏、奶类和蛋类含量较多，植物性食物中以豆类和绿叶蔬菜含量较多，谷类和一般蔬菜含量较少。

中国居民膳食维生素B_2的RNI(mg/天)为：1 ~ 10岁儿童0.6 ~ 1.0，青少年男1.3 ~ 1.5、女1.1 ~ 1.2，成人男1.4、女1.3，孕妇（中）1.4、孕妇（晚）及乳母1.5。

3. 维生素B_6

B族维生素之一，包括吡哆醇、吡哆醛及吡哆胺。其磷酸化形式是氨基酸代谢过程中转氨酶等的辅酶。维生素B_6参与氨基酸、糖原与脂肪酸的代谢，参与某些微量营养素的转化和吸收，参与一碳单位和烟酸的代谢，调节神经递质的合成和代谢，参与造血，促进体内抗体的合成。

维生素B_6可在人体肠道内少量合成，一般认为不易缺乏。维生素B_6缺乏可引起末梢神经炎、唇炎、舌炎、皮脂溢出和小细胞性贫血等。维生素B_6过量可引起感觉神经疾患和光敏感反应等。幼儿缺乏时的影响较成人大，幼儿维生素B_6缺乏症：发生烦躁、肌肉抽搐和惊厥；

呕吐、腹痛，以及体重下降等。婴儿长期维生素B_6缺乏，还会造成体重停止增长，低血色素性贫血。

维生素B_6的食物来源很广泛，动植物中均含有，但一般含量不高，含量较多的食物有蛋黄、肉、鱼、肝、肾、全谷、豆类。

中国居民膳食维生素B_6的RNI（mg/天）为：1～13岁0.6～1.3，14岁以上青少年和成人1.2，50岁后1.6，孕妇2.2、乳母1.9。成人UL（mg/天）为60。

4. 维生素B_{12}（又称钴胺素、氰钴胺素）

B族维生素之一。其辅酶形式是甲基钴胺素和腺苷钴胺素，参与核酸与红细胞生成，为造血过程所必需。

维生素B_{12}缺乏可引起巨幼红细胞贫血（恶性贫血）、神经系统损伤（出现精神抑郁、记忆力下降、四肢震颤等神经症状）、高同型半胱氨酸血症（增加心血管病的危险性，并可造成神经系统损害）等。素食者、母亲为素食者的婴幼儿和老年人是缺乏维生素B_{12}高危人群。

膳食中的维生素B_{12}来源于动物食品，主要食物来源为肉类、动物内脏、鱼、禽、贝壳类及蛋类，乳及乳制品中含有少量。植物性食品中基本不含维生素B_{12}。单一口服维生素B_{12}不能吸收，需要药物注射。

中国居民膳食维生素B_{12}的RNI（μg/天）为：14岁青少年、成人2.4，孕妇2.9、乳母3.2。

5. 叶酸

B族维生素之一。其辅酶形式是四氢叶酸的一些衍生物，在一碳单位代谢中发挥作用。叶酸有助于胎儿大脑和神经系统的正常发育，有助于红细胞形成。

叶酸缺乏可引起巨幼红细胞贫血，在妇女围孕期可导致胎儿神经管畸形、唇腭裂等出生缺陷，叶酸缺乏还使孕妇先兆子痫（妊娠高血压综合征与妊娠中毒症）、胎盘早剥的发生率增高。叶酸过量可掩盖维生素B_{12}缺乏的早期表现，干扰锌吸收和抗惊厥药物的作用等。

叶酸广泛存在于各种动植物食品中，富含叶酸的食物为动物肝脏、肾、鸡蛋、豆类、酵母、坚果类、深绿色叶类蔬菜及水果。孕妇可以食用叶酸强化食品或叶酸补充剂。

中国居民膳食叶酸的RNI（μgDFE/天，DFE为膳食叶酸当量）为：＞14岁青少年、成人400，孕妇600、乳母550。

6. 烟酸（又称尼克酸）

B族维生素之一。包括烟酸（nicotinic acid）、烟酰胺（nicotinamide）及其具有烟酸活性的衍生物。烟酸在体内构成烟酰胺腺嘌呤二核苷酸（辅酶Ⅰ）及烟酰胺腺嘌呤二核苷酸磷酸（辅酶Ⅱ），在生物氧化还原反应中作为辅酶起电子载体或递氢体作用。

烟酸缺乏可引起癞皮病（pellagra），又称为糙皮病（pellagra），是体内缺乏烟酸而引起的全身性疾病。典型症状为腹泻、皮炎和痴呆，又称为3D症状。烟酸缺乏常与维生素B_1、维生素B_2缺乏同时存在。酗酒会增加发生癞皮病的危险。

烟酸过量可引起血管舒张、胃肠道反应和肝毒性等。

烟酸广泛存在于动物性食物中。肝、肾、瘦畜肉、鱼以及坚果类食物富含烟酸和烟酰胺；乳、蛋中的含量虽然不高，但色氨酸较多，可转化为烟酸。

中国居民膳食烟酸的RNI（mgNE/天，NE为膳食烟酸当量）为：成年男性15，＞50岁14，＞80岁13；女性12，＞65岁11，＞80岁10，孕妇15。

7. 泛酸

B族维生素之一。辅酶A和酰基载体蛋白的组成部分。辅酶A参与糖、脂肪和蛋白质的代谢；酰基载体蛋白在脂肪酸合成时发挥作用。

8. 胆碱

B族维生素之一。是一种有机碱，为磷脂酰胆碱和神经鞘磷脂的组成成分，参与甲基供体的合成与代谢，是神经递质乙酰胆碱的前体。胆碱缺乏可引起肝脏脂肪变性。胆碱过量可引起呕吐、流涎、出汗、鱼腥体臭以及胃肠道不适等。

9. 生物素

B族维生素之一。在脂肪和糖代谢中以辅酶形式参与体内羧基转运过程。膳食缺乏比较少见。

10. 维生素C（又称抗坏血酸）

维生素C在体内参与氧化还原反应和羟化反应，是人体内重要的水溶性抗氧化营养素之一。

维生素C缺乏可引起坏血病，主要表现为毛细血管脆性增加而导致皮下组织、关节腔等处出血，牙龈炎、骨骼病变与骨质疏松。患者若不及时治疗，可危及生命。

维生素C过量可引起尿草酸盐排泄量增加，增加泌尿系结石形成的危险。

维生素C的主要来源是新鲜蔬菜与水果，如绿色和红或黄色的辣椒、菠菜、韭菜、番茄、山楂、猕猴桃、鲜枣、柚子、草莓和橘、橙等。野生蔬菜和水果，如苜蓿、苋菜、刺梨、沙棘、酸枣等维生素C含量尤其丰富。如能经常摄入丰富的新鲜蔬菜和水果，并合理烹调，一般能满足身体需要。

中国居民膳食维生素C的RNI（mg/天）为：儿童、少年40～90，14岁以上青少年和成人100，孕妇（中、晚）115，乳母150。

表1-10　中国居民膳食水溶性维生素参考摄入量（1）

年龄/岁	维生素B$_1$						维生素B$_2$						维生素B$_6$			
	EAR/（mg/天）		AI/（mg/天）	RNI/（mg/天）		EAR/（mg/天）		AI/（mg/天）	RNI/（mg/天）		EAR/（mg/天）		AI/（mg/天）	RNI/（mg/天）	UL/（mg/天）
	男	女		男	女	男	女		男	女						
0～	—	—	0.1	—	—	—	—	0.4	—	—	—	—	0.2	—	—	—
0.5～	—	—	0.3	—	—	—	—	0.5	—	—	—	—	0.4	—	—	—
1～	0.5	0.5	—	0.6	0.6	0.5	0.5	—	0.6	0.6	0.5	—	—	0.6	20	
4～	0.6	0.6	—	0.8	0.8	0.6	0.6	—	0.7	0.7	0.6	—	—	0.7	25	
7～	0.8	0.8	—	1.0	1.0	0.8	0.8	—	1.0	1.0	0.8	—	—	1.0	35	
11～	1.1	1.0	—	1.3	1.1	1.1	0.9	—	1.3	1.1	1.1	—	—	1.3	45	
14～	1.3	1.1	—	1.6	1.3	1.3	1.0	—	1.5	1.2	1.2	—	—	1.4	55	
18～	1.2	1.0	—	1.4	1.2	1.2	1.0	—	1.4	1.2	1.2	—	—	1.4	60	
50～	1.2	1.0	—	1.4	1.2	1.2	1.0	—	1.4	1.2	1.3	—	—	1.6	60	

年龄/岁	维生素B₁ EAR/(mg/天) 男	女	AI/(mg/天)	RNI/(mg/天) 男	女	维生素B₂ EAR/(mg/天) 男	女	AI/(mg/天)	RNI/(mg/天) 男	女	维生素B₆ EAR/(mg/天)	AI/(mg/天)	RNI/(mg/天)	UL/(mg/天)
65~	1.2	1.0	—	1.4	1.2	1.2	1.0	—	1.4	1.2	1.3	—	1.6	60
80~	1.2	1.0	—	1.4	1.2	1.2	1.0	—	1.4	1.2	1.3	—	1.6	60
孕妇1		1.0	—		1.2		1.0			1.2		1.9	2.2	60
孕妇2		1.1	—		1.4		1.1			1.4		1.9	2.2	60
孕妇3		1.2	—		1.5		1.2			1.5		1.9	2.2	60
乳母		1.2	—		1.5		1.2			1.5		1.4	1.7	60

注：1. "—"表示未制定。

2. 有些维生素未制定UL，主要原因是研究资料不充分，并不表示过量摄入没有健康风险。

3. 孕妇1：1~12周；孕妇2：13~27周；孕妇3：≥28周。

表1-10　中国居民膳食水溶性维生素参考摄入量（2）

年龄/岁	维生素B₁₂ EAR/(μg/天)	AI/(μg/天)	RNI/(μg/天)	泛酸 AI/(mg/天)	叶酸 EAR/(μgDFE/天)	AI/(μgDFE/天)	RNI/(μgDFE/天)	UL/(μg/天)	烟酸 EAR/(mg/天) 男	女	AI/(mg/天)	RNI/(mg/天) 男	女	UL/(mgNE/天)	烟酰胺 UL/(mg/天)
0~	—	0.3	—	1.7	—	65	—	—	—	—	2	—	—	—	—
0.5~	—	0.6	—	1.9	—	100	—	—	—	—	3	—	—	—	—
1~	0.8	—	1.0	2.1	130	—	160	300	5	5	—	6	6	10	100
4~	1.0	—	1.2	2.5	150	—	190	400	7	6	—	8	8	15	130
7~	1.3	—	1.6	3.5	210	—	250	600	9	8	—	11	10	20	180
11~	1.8	—	2.1	4.5	290	—	350	800	11	11	—	14	12	25	240
14~	2.0	—	2.4	5.0	320	—	400	900	14	11	—	16	13	30	280
18~	2.0	—	2.4	5.0	320	—	400	1000	12	10	—	15	12	35	310
50~	2.0	—	2.4	5.0	320	—	400	1000	12	10	—	14	12	35	310
65~	2.0	—	2.4	5.0	320	—	400	1000	11	9	—	14	11	35	300
80~	2.0	—	2.4	5.0	320	—	400	1000	11	8	—	13		35	280
孕妇1	2.4	—	2.9	6.0	520	—	600	1000		10	—		12	35	310
孕妇2	2.4	—	2.9	6.0	520	—	600	1000		10	—		12	35	310
孕妇3	2.4	—	2.9	6.0	520	—	600	1000		10	—		12	35	310
乳母	2.6	—	3.2	7.0	450	—	550	1000		12	—		15	35	310

注：1. "—"表示未制定。

2. 有些维生素未制定UL，主要原因是研究资料不充分，并不表示过量摄入没有健康风险。

3. 孕妇1：1~12周；孕妇2：13~27周；孕妇3：≥28周。

表1-10　中国居民膳食水溶性维生素参考摄入量（3）

年龄/岁	胆碱			生物素		维生素C		
	AI/（mg/天）		UL/（mg/天）	AI/（mg/天）	EAR/（mg/天）	AI/（mg/天）	RNI/（mg/天）	UL/（mg/天）
	男	女						
0～	120	120	—	5	—	40	—	—
0.5～	150	150	—	9	—	40	—	—
1～	200	200	1000	17	35	—	40	400
4～	250	250	1000	20	40	—	50	600
7～	300	300	1500	25	55	—	65	1000
11～	400	400	2000	35	75	—	90	1400
14～	500	400	2500	40	85	—	100	1800
18～	500	400	3000	40	85	—	100	2000
50～	500	400	3000	40	85	—	100	2000
65～	500	400	3000	40	85	—	100	2000
80～	500	400	3000	40	85	—	100	2000
孕妇1		420	3000	40	85	—	100	2000
孕妇2		420	3000	40	95	—	115	2000
孕妇3		420	3000	40	95	—	115	2000
乳母		520	3000	50	125	—	150	2000

注：1.　"—"表示未制定。

2.　有些维生素未制定UL，主要原因是研究资料不充分，并不表示过量摄入没有健康风险。

3.　孕妇1：1～12周；孕妇2：13～27周；孕妇3：≥28周。

二、脂溶性维生素

溶于有机溶剂而不溶于水的一类维生素，包括维生素A、维生素D、维生素E及维生素K。吸收后与脂蛋白或某些特殊蛋白质结合而运输。可在体内储存，排泄缓慢，如果摄入过多，可引起蓄积性中毒。脂溶性维生素膳食来源一般为油脂和脂类丰富的食物，主要储存于肝脏。长期摄取过少，会出现缺乏症。中国居民膳食脂溶性维生素参考摄入量见表1-11。

1.　维生素A（又称为视黄醇）

维生素A是具有视黄醇生物活性的化合物，包括维生素A₁及维生素A₂两种。其参与视觉功能、生殖系统、机体免疫和代谢、骨骼发育、胚胎器官建成等多种生理过程，有助于维持暗视力，维持皮肤和黏膜健康，维持和促进免疫功能，促进生长发育和维护生殖功能。维生素A与骨质代谢关系密切，具有纠正多种病理状态的调节作用。维生素A和类胡萝卜素还具有防癌抗癌作用。

可提供视黄醇生物活性的物质有两类：只存在于动物性食品中的维生素A，和来自于植物性食物的维生素A原类胡萝卜素。类胡萝卜素主要包括β-胡萝卜素、α-胡萝卜素和β-隐黄质，这些类胡萝卜素是膳食视黄醇的前体物质。维生素A和类胡萝卜素对热、酸和碱稳定，一般烹调和罐头加工不易破坏。维生素A易被氧化破坏，长时间的高温，特别是在有氧和紫外线照射的条件下损失明显，脂肪酸败可使其严重破坏。

维生素A缺乏指人体内维生素A水平不足以维持正常生理功能，血清（血浆）中视黄醇水平儿童（6岁及以下）低于0.35μmol/L，6岁以上儿童及成人低于0.70μmol/L。缺乏可致视觉功能损伤，严重者可导致夜盲症，以及生殖发育异常、皮肤干燥、毛囊角化、毛囊丘疹与毛发脱落等的病理改变，特别是儿童容易发生呼吸道感染和腹泻，使儿童生长发育迟缓。眼干燥症（又称为干眼症）是缺乏维生素A引起的一种眼部疾病，病人感眼部不适，发干，有烧灼感，睑裂部球结膜处可见比托斑（Bitot's spot）。眼睛角膜外侧与眼球平行线上形成一个底边向内的三角形或圆形、椭圆形的斑点，颜色呈灰白色或银白色，状如细小的肥皂泡，擦不去，称为"比托斑"。

过量摄入动物源性的维生素A会产生明显毒性反应，如食欲减退、烦躁或嗜睡、呕吐；孕妇和婴幼儿对维生素A过量较为敏感，可导致流产或发育异常。

维生素A的膳食来源包括各种动物性食物中预先形成的维生素A，各种红、黄、绿色蔬菜、水果中含有的维生素A原类胡萝卜素。人体内不能合成维生素A，需要通过膳食摄入来满足机体的维生素A需要。维生素A在动物肝脏、奶油和蛋黄中含量较多。富含维生素A原类胡萝卜素最突出的食物有胡萝卜、红心甜薯、菠菜、水芹、羽衣甘蓝、绿芥菜、南瓜、莴苣叶、莴苣、西兰花等。近年来，膳食补充剂中的视黄醇也是重要的维生素A来源之一。建议膳食维生素A至少1/3应由动物性食物提供的视黄醇来满足。

中国居民膳食维生素A的RNI值（μg RAE /天）为：1～10岁儿童310～500，少年11～13岁男670、女630，14～17岁男820、女620，成年男800、女700，孕妇（中、晚）770，乳母1300。婴儿的AI（μg RAE/天）为300～350。婴儿的UL（μg RAE/天）为600。

2. 维生素D（又称阳光维生素）

是一组脂溶性维生素。最具生物活性的形式为胆钙化醇（维生素D_3）和麦角骨化醇（维生素D_2）。具有维持钙磷代谢平衡的功能，能促进钙、磷的吸收和利用。植物中的麦角固醇在日光或紫外线照射后可以转变成D_2，人体皮下的7-脱氢胆固醇在日光或紫外线照射后可以转变成维生素D_3。维生素D很稳定，耐高温，不易氧化，但对光敏感，脂肪酸败可使其破坏。通常的储藏、加工不会引起维生素D的损失。

日光照射不足或膳食中缺乏维生素D可致佝偻病、骨质软化症和骨质疏松症。过量会致高钙血症和高钙尿症。一般植物性食物中维生素D含量较低，维生素D可通过皮肤暴露于阳光或紫外线在体内合成。骨软化症（osteomalacia；halosteresis）是成人缺乏维生素D或钙，导致钙吸收不良和骨骼脱钙而发生的骨病，腰背部和腿部不定位时好时坏的疼痛，通常活动时加剧；四肢抽筋，骨质疏松、变形，易发生骨折。佝偻病（rickets）是小儿缺乏维生素D和（或）钙，导致钙、磷代谢障碍引起的以骨钙沉积不良为特征的全身性骨病，患儿常有多汗、易惊、囟门大、出牙迟及枕秃等症状。患儿患病3个月以上，出现乒乓头，即两侧后枕部下按有乒乓球感；前胸部两侧肋骨与软骨交界处外凸成"肋骨串珠"；肋下缘外翻；胸部前凸成"鸡胸"；脊柱后凸成驼背；两下肢膝部外弯成"O"形腿或内弯成"X"形腿；腕、踝部圆凸成"手镯"或"脚镯"等；腹肌软弱无力，腹胀。患儿生长发育缓慢，免疫力低，易患肺炎、腹泻等病，病死率较高，容易骨折。许多国家或地区为预防佝偻病，在鲜奶和婴儿配方食品中强化了维生素D。长期摄入过量维生素D可能会产生副作用甚至中毒，如高钙血症、高钙尿症。

一般植物性食物中维生素D含量较低，但含脂肪高的海鱼、动物肝脏、蛋黄和奶油中相对较多，瘦肉和奶中含量较少。维生素D可通过皮肤暴露于阳光或紫外线在体内合成。

中国居民膳食维生素D的RNI值（μg/天）为：儿童、青少年、成人均为10，＞65岁老年人15。0～12月龄婴儿的AI（μg/天）为10。

3. 维生素E（又称生育酚）

是一组脂溶性维生素，包括 α-、β-、γ-、δ-生育酚和 α-、β-、γ-、δ-三烯生育酚，均具有抗氧化活性，其中 α-生育酚活性最强。维生素E有抗氧化作用，是非酶抗氧化系统中重要的抗氧化剂，可预防溶血，维持正常免疫功能，是哺乳动物维持生育必不可少的营养物质。维生素E还具有抗动脉粥样硬化与抗癌作用。

维生素E缺乏在人类较为少见。维生素E过量可能的副作用是凝血机制损害，导致某些个体出现出血倾向。

植物油为膳食维生素E的主要来源，坚果中维生素E含量也较多，蛋类、鸡（鸭）胗、绿叶蔬菜中含有一定量维生素E。维生素E常用作食品加工的抗氧化剂。

中国居民膳食维生素E的AI（mg α-TE/天）为成人14；UL（mg α-TE/天）为成人700。

4. 维生素K

维生素K是显示抗出血活性的一组化合物，是2-甲基-1，4-萘醌及其衍生物的总称。包括维生素 K_1、维生素 K_2 和维生素 K_3，为形成活性凝血因子 II、凝血因子 VII、凝血因子 XI 和凝血因子 X 所必需。缺乏维生素K时会使凝血时间延长和引起出血病症。维生素K广泛存在于绿叶蔬菜中，肠道细菌亦能合成。膳食中一般不会缺乏，但维生素K不能通过胎盘，新生儿又无肠道细菌，有可能出现缺乏。

表1-11 中国居民膳食脂溶性维生素参考摄入量

年龄/岁	维生素A/（μg RAE/天）					维生素D/（μg/天）			维生素E/（mg α-TE/天）		维生素K/（μg/天）
	EAR		RNI		UL	EAR	RNI	UL	AI	UL	AI
	男	女	男	女							
0～	—		300①		600	—	10①	20	3	—	2
0.5～	—		350①		600	—	10①	20	4	—	10
1～	220		310		700	8	10	20	6	150	30
4～	260		360		900	8	10	30	7	200	40
7～	360		500		1500	8	10	45	9	350	50
11～	480	450	670	630	2100	8	10	50	13	500	70
14～	590	450	820	630	2700	8	10	50	14	600	75
18～	560	480	800	700	3000	8	10	50	14	700	80

续表

年龄/岁	维生素A/（μg RAE/天）					维生素D/（μg/天）			维生素E/（mg α-TE/天）		维生素K/（μg/天）
	EAR		RNI		UL	EAR	RNI	UL	AI	UL	AI
	男	女	男	女							
50~	560	480	800	700	3000	8	10	50	14	700	80
65~	560	480	800	700	3000	8	15	50	14	700	80
80~	560	480	800	700	3000	8	15	50	14	700	80
孕妇1		480		700	3000	8	10	50	14	700	80
孕妇2		530		770			10	50	14	700	80
孕妇3		530		770	3000	8	10	50	14	700	80
乳母		880		1300	3000	8	10	50	17	700	85

①AI值。

注：1. "—"表示未制定。

2. 孕妇1：1~12周；孕妇2：13~27周；孕妇3：≥28周。

第七节 常量元素和微量元素

人体中含有各种元素，除了碳、氢、氧、氮构成的蛋白质、脂类、碳水化合物等有机物和水外，其余元素统称为矿物质，又称为无机盐。它们是维持人体正常生理功能所必需的无机化学元素，占人体体重的4%～5%。矿物质按在体内的含量不同，可分为常量元素和微量元素。矿物质在体内不能合成，必须从食物和饮水中摄取；矿物质在体内组织器官中的分布不均匀；矿物质元素相互之间存在协同或拮抗效应（铁、铬都依赖血红蛋白运输，所以相互有拮抗作用；硒与汞、镉、砷、铅有拮抗作用）；部分矿物质元素需要量很少，生理需要量与中毒剂量的范围较窄，过量摄入易引发中毒。

一、常量元素

人体内含量大于0.01%体重的矿物质称为常量元素（macroelement），又称为宏量元素。包括钾、钠、钙、镁、硫、磷、氯等，都是人体必需的微量营养素。中国居民膳食常量元素参考摄入量见表1-12。

1. 钙（calcium）

人体必需常量元素之一，是构成人体的重要组分，占体重1.5%～2%，正常人体内含钙约1200g。钙是骨骼和牙齿的主要构成成分。钙能维持神经肌肉的正常兴奋性（钙有抑制神经组织和肌肉的应激性作用，血浆中Ca含量过低，人就会出现抽搐现象）；参与调节和维持细胞功能、体液酸碱平衡；参与血液凝固、激素分泌。长期缺钙可致儿童佝偻病，中老年人骨质软化症。长期摄入过量的钙可增加患肾结石的风险。

牛奶及奶制品含钙量丰富且吸收率高，是膳食钙的理想来源，鲜奶钙含量在1000 ~ 1200mg/L。大豆及其制品也是钙的很好的来源，豆腐钙含量为110 ~ 140mg/100g。虾皮、鱼、海带、硬果类、芝麻酱中含钙量也很高，尤其是虾皮含钙特别多，贝类含钙量多高于200mg/100g。深绿色叶菜和菜花也含较多钙，为50 ~ 130mg/100g，但苋菜、菠菜和空心菜因含有较多草酸，钙吸收率较低。口服补钙以早晨和临睡前服用为佳，因为人的血钙水平在后半夜及清晨最低，这样可使钙剂得到充分吸收和利用。

中国居民膳食中钙的RNI（mg/天）为：儿童1 ~ 3岁600、4 ~ 6岁800、7 ~ 10岁1000、11 ~ 13岁1200，14 ~ 17岁1000，18 ~ 49岁800，> 50岁1000，孕13周后、乳母1000。

2. 磷（phosphorus）

人体必需常量元素之一，成人体内含磷600 ~ 900g，约占体重1%。磷与钙结合构成骨骼和牙齿；构建细胞膜；参与物质代谢，维持机体的酸碱平衡。缺磷会影响钙的吸收而得软骨病，成人膳食中Ca：P以（1:1）~（1:2）为宜，否则钙、磷的吸收都太少。

正常饮食可获得足够的磷。磷在食物中分布很广，动物性食物都含有丰富的磷。瘦肉、蛋、奶、动物肝肾含磷都很高，海产品、花生、干豆类、坚果、粗粮含磷也较高。

中国居民膳食中磷的RNI（mg/天）为：14 ~ 17岁710，18 ~ 49岁720，65 ~ 79岁700。

3. 钾（potassium）

人体必需常量元素之一。70%的体钾储存在肌肉，10%在皮肤，其余在红细胞、脑髓和大型内脏中，骨骼中较少。钾参与糖、蛋白质的代谢，维持正常渗透压和酸碱平衡、神经肌肉的兴奋性等。研究证实，血压与膳食钾、尿钾、总体钾或血清钾呈负相关，钾对预防高血压等慢性病具有重要作用。钾缺乏可引起神经肌肉、心血管、中枢神经发生功能性或病理性改变，还可引起消化功能紊乱，出现口苦、食欲不振、恶心、呕吐、腹胀、肠麻痹等症状。

大部分食物都含有钾，但蔬菜和水果是钾最好的来源。每100g食物含钾量高于800mg以上的常见食物有黄豆、蚕豆、赤小豆、豌豆、冬菇、竹笋、紫菜等。

中国居民膳食中钾的AI值（mg/天）成年人为2000。推荐PI-NCD（mg/天）为：4 ~ 6岁2100，7 ~ 10岁2800，11 ~ 13岁3400，14 ~ 17岁3900，成人3600。

4. 钠（sodium）

人体必需常量元素之一。调节细胞外液的容量与渗透压，维持酸碱平衡及维持神经肌肉兴奋性。摄钠过多是高血压原因之一。膳食钠摄入量平均每天增加2g，则收缩压和舒张压分别升高2.0mmHg及1.2mmHg。钠摄入过多与心血管疾病、脑卒中有关，钠和腌制食品摄入过多与胃肠道肿瘤有关。

食品中钠指以各种形式存在钠的化合物之总和。可表达为钠含量（mg）和食盐当量（mg），换算关系为：食盐当量＝食品中钠含量×2.54。

天然食物中钠的含量不高，人体钠元素的主要来源为食盐、烟渍及腌制肉或烟熏肉、酱菜咸菜，含钠的调味品（如酱油、味精等），加工食品也含有一定的钠。

低钠膳食指全天摄入钠在500mg以内的膳食；无盐膳食指全天摄入钠在1000mg以下的膳食；低盐膳食指全天摄入钠在2000mg以内的膳食。

建议中国居民膳食钠的AI值（mg/天）为：4岁以上儿童青少年900～1600，成人1500，50岁以上1400～1300。

5. 镁（magnesium）

人体必需常量元素之一。是多种酶的激活剂，具有调节细胞钾、钠分布，维持骨骼生长和神经肌肉兴奋性等功能。

6. 氯（chlorine）

人体必需常量元素之一。调节细胞外液的容量与渗透压，维持酸碱平衡，参与血液CO_2运输等。

表1-12　中国居民膳食常量元素参考摄入量　　　　　　　　　　　　单位：mg/天

年龄/岁	钙			磷			镁		钾	钠	氯
	EAR	RNI	UL	EAR	RNI	UL	EAR	RNI	AI	AI	AI
0～	—	200①	1000	—	100①	—	—	20①	350	170	260
0.5～	—	250①	1500	—	180①	—	—	65①	550	350	550
1～	500	600	1500	250	300	—	110	140	900	700	1100
4～	650	800	2000	290	350	—	130	160	1200	900	1400
7～	800	1000	2000	400	470	—	180	220	1500	1200	1900
11～	1000	1200	2000	540	640	—	250	300	1900	1400	2200
14～	800	1000	2000	590	710	—	270	320	2200	1600	2500
18～	650	800	2000	600	720	3500	280	330	2000	1500	2300
50～	800	1000	2000	600	720	3500	280	330	2000	1400	2300
65～	800	1000	2000	590	700	3000	270	320	2000	1400	2200
80～	800	1000	2000	560	670	3000	260	310	2000	1300	2000
孕妇1	650	800	2000	600	720	3500	310	370	2000	1500	2300
孕妇2	810	1000	2000	600	720	3500	310	370	2000	1500	2300
孕妇3	810	1000	2000	600	720	3500	310	370	2000	1500	2300
乳母	810	1000	2000	600	720	3500	280	330	2400	1500	2300

①AI值。

注：1. "—"表示未制定。

　　2. 孕妇1：1～12周；孕妇2：13～27周；孕妇3：≥28周。

二、微量元素

人体内含量小于0.01%体重的矿物质称为微量元素（trace element），又称为痕量元素。分为三类：第一类为人体必需的微量元素，有铁、碘、锌、硒、铜、钼、铬、钴8种；第二类为人体可能必需的微量元素，有锰、硅、镍、硼、钒5种；第三类为具有潜在毒性，但在低剂量时，对人体可能是有益的微量元素，包括氟、铅、镉、汞、砷、铝、锂、锡8种。中国居民膳食微量元素参考摄入量见表1-13。

1. 铁（iron）

人体必需微量元素之一。是体内血红素和铁硫基团的成分与原料，参与体内氧的运送和组织呼吸过程，维持正常的造血功能。

缺乏时可影响血红蛋白的合成，发生缺铁性贫血。缺铁性贫血常可引起疲劳乏力、头晕、心悸、工作能力下降等。儿童青少年则多出现发育受阻，体力下降，注意力和记忆力调节过程障碍，学习能力降低，易患感染性疾病等。铁过量可导致腹泻等胃肠道不良反应。急性中毒表现为消化道出血。

铁广泛存在于各种动植物食物中，如动物血、猪肝、黑木耳、紫菜、芝麻酱、豆类均有丰富的铁，瘦肉、蛋黄、猪肾、干果也是铁的良好来源。

中国居民膳食中铁的RNI（mg/天）为：儿童10~13，少年男15~16，女18，成人男12、女20，>50岁12，孕妇、乳母24~39。UL（mg/天）青少年、成人为40。

2. 碘（iodine）

人体必需微量元素之一。是合成甲状腺激素的成分。正常成人体内含碘约20~50mg，其中70%~80%存在于甲状腺组织中，骨骼肌、肺、卵巢、肾、淋巴结、肝、睾丸和脑等组织中也有分布。碘在组织中主要以有机碘形式存在。

碘是甲状腺发挥正常功能的要素，其生理功能是通过甲状腺激素完成的，主要有：促进生长发育，促进蛋白质的合成和维生素的吸收利用，激活体内许多重要的酶。参与脑发育，调节新陈代谢，以及对其他器官系统功能的影响。

摄入不足可引起碘缺乏病，主要有地方性甲状腺肿及地方性克汀病。克汀病是碘缺乏造成的最严重疾病，是胎儿期碘缺乏导致的甲状腺功能不足引起的不可逆性神经损伤，表现为严重的智力障碍，听力、语言及运动障碍。长期过量摄入可导致高碘性甲状腺肿等危害。

含碘最高的食物为海产品，如海带、紫菜、鲜海鱼、干贝、淡菜、海蜇、海虾等，经常食用可预防甲状腺肿。豆腐干、肉类也含碘较高，谷类、蔬菜含碘少。

中国居民膳食中碘的RNI（μg/天）为：1~10岁90，11~13岁110，14岁以上及成人120，孕妇230，乳母240。成年人碘的UL（μg/天）为600。

3. 锌（zinc）

人体必需微量元素之一。成人体内含锌约2.0~2.5g，约60%存在于肌肉，30%存在于骨骼。锌参与体内多种酶的组成，具有催化、结构和调节功能。

锌缺乏可引起食欲不振或异食（吃土、石灰等）、味觉障碍、生长发育不良、性成熟延迟、皮肤损害和免疫功能损伤、胃肠道疾患（腹泻）等。

动物性来源的食物如生蚝、海蛎肉等贝壳类海产品，红色肉类、动物内脏类都是锌的极好来源；干酪、虾、燕麦、花生酱、花生等为良好来源。补骨脂、杜仲、何首乌、人参、五味子、山药等中药含锌较多。

中国居民膳食中锌的RNI（mg/天）为：儿童4.0~7.0，青少年男10~12、女9~8.5，成人男12.5、女7.5，孕妇9.5，乳母12。成年人锌的UL（mg/天）为40。

4. 硒（selenium）

人体必需微量元素之一。以含硒氨基酸掺入谷胱甘肽过氧化物酶（GPX）等蛋白肽链的一级结构，参与机体的抗氧化。

硒通过硒蛋白发挥抗氧化、提高免疫力、调节甲状腺激素等作用，又可通过其代谢产物起到抗癌、抑菌、拮抗重金属毒性等作用。

硒缺乏是克山病发病的重要危险因素。克山病是一种地方性心肌病（于1935年在我国黑龙江省克山县发现，因而命名为克山病），其症状有心脏扩大、心肌功能失常、心律失常等。大骨节病也是与缺硒有关的疾病，其主要病变是骨端软骨细胞变性坏死、肌肉萎缩、发育障碍。过量的硒可引起中毒，中毒症状为头发和指甲脱落，皮肤损伤及神经系统异常，如肢端麻木、抽搐等，严重者可致死。

海产品和动物内脏是硒的良好食物来源。

中国居民膳食中硒的RNI（μg/天）为：儿童25 ~ 55，青少年、成人为60，孕妇65，乳母78。成年人硒的UL（μg/天）为400。

5. 铜（copper）

人体必需微量元素之一。成人体内含量为50 ~ 120mg，在人体含量居第二。铜参与铜蛋白和多种酶的构成。缺乏时可发生小细胞低色素性贫血。

铜广泛存在于各种食物中，牡蛎、生蚝、动物肝、坚果类含铜丰富。在普通膳食中，天然食品如谷类、肉类和鱼类等可以提供50%的铜的摄入量。

中国青少年和成人膳食中铜的RNI（mg/天）为0.8。成年人铜的UL（mg/天）为8。

6. 钼（molybdenum）

人体必需微量元素之一。是黄嘌呤氧化酶/脱氢酶、醛氧化酶和亚硫酸盐氧化酶的组成成分。在正常膳食条件下人体不易发生钼缺乏。

7. 铬（chromium）

人体必需微量元素之一。天然食品和生物体中的铬主要为三价铬，是葡萄糖耐量因子的重要构成成分、某些酶的激活剂。铬摄入不足可引起糖、脂代谢紊乱等。

8. 钴（cobalt）

人体必需微量元素之一，是维生素B_{12}的主要成分，其功能主要是促进红细胞的成熟。

表1-13 中国居民膳食微量元素参考摄入量

年龄/岁	铁/(mg/天)			碘/(μg/天)			锌/(mg/天)			硒/(μg/天)			铜/(mg/天)			钼/(μg/天)			铬/(μg/天)
	EAR	RNI	UL	EAR	RNI	UL	EAR	RNI	UL	EAR	RNI	UL	EAR	RNI	UL	EAR	RNI	UL	AI
0~	—	0.3①	—	—	85①	—	—	2①	—	—	15①	55	—	0.3①	—	—	2①	—	0.2
0.5~	7	10	—	—	115①	—	2.8	3.5	—	—	20①	80	—	0.3①	—	—	15①	—	4.0
1~	6	9	25	65	90	—	3.2	4.0	8	20	25	100	0.25	0.3	2.0	35	40	200	15
4~	7	10	30	65	90	200	4.6	5.5	12	25	30	150	0.30	0.4	3.0	40	50	300	20
7~	10	13	35	65	90	300	5.9	7.0	19	35	40	200	0.40	0.5	4.0	55	65	450	25
11~（男）	11	15	40	75	110	400	8.2	10.0	28	45	55	300	0.55	0.7	6.0	75	90	650	30
11~（女）	14	18					7.6	9.0											35

续表

年龄/岁	铁/（mg/天)			碘/（μg/天)			锌/（mg/天)			硒/（μg/天)			铜/（mg/天)			钼/（μg/天)			铬/（μg/天)
	EAR	RNI	UL	EAR	RNI	UL	EAR	RNI	UL	EAR	RNI	UL	EAR	RNI	UL	EAR	RNI	UL	AI
14~（男)	12	16	40	85	120	500	9.7	12.0	35	50	60	350	0.60	0.8	7.0	85	100	800	30
14~（女)	14	18	40	85	120	500	6.9	8.5	35	50	60	350	0.60	0.8	7.0	85	100	800	30
18~（男)	9	12	42	85	120	600	10.4	12.5	40	50	60	400	0.60	0.8	8.0	85	100	900	30
18~（女)	15	20	42	85	120	600	6.1	7.5	40	50	60	400	0.60	0.8	8.0	85	100	900	30
50~（男)	9	12	42	85	120	600	10.4	12.5	40	50	60	400	0.60	0.8	8.0	85	100	900	30
50~（女)	9	12	42	85	120	600	6.1	7.5	40	50	60	400	0.60	0.8	8.0	85	100	900	30
孕妇1	15	20	42																31
孕妇2	19	24	42	160	230	600	7.8	9.5	40	54	65	400	0.7	0.9	8.0	92	110	900	34
孕妇3	22	29	42																36
乳母	18	24	42	170	240	600	9.9	12	40	65	78	400	1.1	1.4	8.0	88	103	900	37

①AI值。

注："—"表示未制定。

第八节　水和其他膳食成分

一、水

水是生命之源，是人体需要量最大、最重要的膳食成分。水是构成机体的主要成分之一，而且还具有调节人体生理功能的作用，是维持生命活动的重要物质基础。水占一个健康成年人体重的60%～70%。人体内水分的含量因年龄、性别和体型不同而有所差异。年龄越小，体内含水比率越高，0～6个月婴儿可达74%，3～12岁平均为60%，12岁以后体内含水逐渐减至成人水平。人体的所有组织都含有水，如血液的含水量为90%，肌肉的含水量为70%，坚硬的骨骼中也含有22%的水分。各组织器官的含水量相差很大。

1. 水的生理功能

水是人体组织的主要成分，是保持细胞形状及构成人体体液必需的物质，细胞内液含水量约为体内含水总量的2/3，细胞外液约为1/3，包括组织外液、血浆、淋巴液和脑脊液等，人体组织器官的含水量相差很大，血液中最多，达83%，而脂肪组织中较少，仅10%。水参与人体内新陈代谢，可使水溶性物质以溶解状态和电解质离子状态存在，维持体液正常渗透压及电解质平衡。水在消化、吸收、循环、排泄过程中，可协助营养物质的运转和物质的排泄。在体内直接参与氧化还原反应，使人体新陈代谢和生理化学反应得以顺利进行。水的比热大，能吸收代谢过程中产生的大量热能，体热可随水分经皮肤蒸发而散热，以维持人体体温的恒定，使体温不致升高，起到调节体温的作用。水在体内还有润滑作用，例如泪液、唾液、消化液、关节滑液、胸膜和腹膜的浆液、呼吸道和胃肠道的黏液等均有良好的润滑作用，对器官、关节、肌肉、组织能起到缓冲、润滑、保护的作用。

2. 水在体内的平衡

水平衡是指人体水分的摄入与排出之间的平衡关系。即从饮食摄取的和体内代谢产生的水，与从尿粪排出及呼吸和皮肤蒸发的水量相当；也指正常情况下，人体细胞和组织水分分布处于平衡状态。

体内水的来源包括饮水、食物中的水及内生水。在正常情况下，人体排出的水和摄入的水量每日维持在2500ml左右，处于一种动态平衡。水的排出量受气候、环境、空气温度和相对湿度的影响。水主要经肾脏排出，约占60%。其次是皮肤、肺和粪便，分别占20%、14%和6%。

水摄入不足或者丢失过多，均可引起体内失水。机体缺水对生命过程的危害程度，甚至超过其他任何一种营养素。当失水量达到体重2% ~ 4%时，为轻度脱水，表现为口渴、尿少、尿呈深黄色；失水量达体重4% ~ 8%时，为中度脱水，可见极度口渴、皮肤干燥、口舌干裂、声音嘶哑及全身软弱等现象；失水量超过体重8%，为重度脱水，可见皮肤黏膜干燥、高热、烦躁、精神恍惚、神志不清等；失水达到体重10%，会出现全身无力、体温升高、血压下降、皮肤失去弹性，甚至危及生命；当失水超过体重的20%时，会引起死亡。

水摄入量超过肾脏排出能力可引起急性水中毒，水中毒可导致低钠血症。这种情况多见于疾病状况，如肾脏病、肝病、充血性心力衰竭等。正常人极少见水中毒。

3. 水的适宜摄入量

中国居民的饮水适宜摄入量（L/天）为：儿童4 ~ 6岁0.8、7 ~ 10岁1.0，儿童少年11 ~ 13岁男1.3、女1.1，14 ~ 17岁男1.4 、女1.2，成人男1.7、女1.5，孕妇1.7，乳母2.1。

人体每天摄入的水来源于饮水及食物水，其中饮水为白水与饮料的饮用量之和。食物水来自于主食、菜、零食和汤，包括食物本身所含的水分和烹调过程中加入的水。

二、膳食纤维

膳食纤维是植物性食物中含有的，不能被人体小肠消化吸收的，对人体有健康意义的碳水化合物。包括纤维素、半纤维素、果胶、菊粉等，还包括木质素等其他一些成分。可溶性膳食纤维（soluble dietary fiber）指能溶解于水的膳食纤维部分；不可溶性膳食纤维（insoluble dietary fiber）指不溶解于水的膳食纤维部分，包括木质素和部分半纤维素等。纤维素（cellulose）是葡萄糖分子通过β-1，4-糖苷键连接而成的葡聚糖。属不可溶性膳食纤维。半纤维素（hemicelluloses；semicellulose）是植物细胞壁中与纤维素紧密结合的几种不同类型多糖混合物，包括木聚糖、木葡聚糖和半乳葡萄甘露聚糖等。木质素（lignin）是一种不可溶性膳食纤维，是广泛存在于植物体中的芳香性高聚物，不能被人体消化吸收。膳食纤维存在于果皮、蔬菜、谷类等植物中，是维持细胞壁和构造完整的基本成分。膳食纤维的营养标签可标识为"膳食纤维（或单体成分等）"。

1. 膳食纤维的主要特性

膳食纤维具有吸水作用，膳食纤维的化学结构中含有多种亲水基团，具有很强的吸水性，可使纤维的体积增大1.5 ~ 2.5倍；膳食纤维具有结合胆固醇和胆酸的作用；膳食纤维还有阳离子交换作用，细菌发酵作用。

2. 膳食纤维的生理功能

膳食纤维虽然不能被消化吸收，但在体内具有重要的生理作用，有助于维持正常的肠道功能，如缓解便秘、促进益生菌生长、肠道屏障功能和免疫性；对保障人体健康必不可少，如血糖调节和2型糖尿病预防作用，饱腹感和体重调节，预防脂代谢紊乱，预防某些癌症。膳食纤维还可以影响矿物质的吸收。

（1）降低胆固醇，预防冠心病　膳食纤维可结合胆酸，如果胶可与胆固醇结合，木质素可与胆酸结合，使其直接通过粪便排出。膳食纤维在肠道内吸收水分可对肠内容物起到稀释作用，降低胆汁和胆固醇的浓度，并有助于肠道内正常寄居细菌的生长繁殖。这些正常细菌在繁殖过程中也能使胆固醇转化并经粪便排出，从而降低血中胆固醇和胆酸的水平，起到防治冠心病的作用。此作用以可溶性纤维如果胶、树胶、豆胶的降脂作用较明显，而不溶性纤维无此作用。

（2）预防胆结石　膳食纤维可结合胆固醇，降低胆汁和胆固醇的浓度，因而可预防胆结石的形成。

（3）促进结肠功能，预防结肠癌　高纤维、低脂肪膳食可降低结肠癌发生率。

（4）促进减肥　膳食纤维密度小、体积大，具有很强的吸水或结合水的能力，可增加胃内容物容积，延长胃排空时间，使人容易产生饱腹感，从而减少摄入的食物和能量，有利于控制体重，预防肥胖。同时膳食纤维在肠内会吸引脂肪随之排出体外，有助于减少脂肪积聚，达到减肥的目的。

（5）维持血糖的正常平衡，预防糖尿病　膳食纤维可延长食物在肠内的停留时间，降低食物的消化吸收速度，使餐后血糖升高的幅度减小，降低血胰岛素水平。粗纤维和果胶对糖尿病均有一定的治疗作用。

（6）防治便秘　膳食纤维吸水性好、可促进肠道蠕动、加速粪便在肠道内的推进作用，还可使粪便体积膨胀，从而有通便的作用。

（7）吸收毒素　膳食纤维在胃肠道中遇水可形成致密的网络，吸附肠内容物中毒素，使肠黏膜与毒素的接触机会减少，毒素吸收入血的量亦减少，从而起到降低毒性的作用。膳食纤维还带有很多活性集团，可与重金属螯合使其排出体外，具有解毒作用。

3. 膳食纤维缺乏和过量的危害

膳食纤维摄入量过少，容易引起便秘和肠道功能紊乱。长期缺少蔬菜和全谷食物，摄入过多高蛋白、高脂肪食物，可能引起代谢紊乱，诱发多种慢性病。长期摄入膳食纤维过低，将增加心血管疾病、肠道疾病、2型糖尿病发生的风险。

膳食纤维摄入量过多容易产生胃肠充盈和不舒服感觉。长期摄入高膳食纤维的膳食，易把人体所必需的糖类、脂肪、铁、钙、镁、锌、叶酸等营养物质带出体外，造成营养不良。

4. 食物来源和适宜摄入量

膳食纤维主要来源于植物性食物，广泛存在于水果、蔬菜、谷类、薯类、豆类中，此外还有多种高膳食纤维功能性食品。粮谷类的麸皮和糠中含有大量纤维素、半纤维素和木质素；柑橘、苹果、香蕉、柠檬等水果，洋白菜、甜菜、苜蓿、豌豆、蚕豆等蔬菜和豆类中含有较多的果胶。全谷物中的纤维主要来源于谷物表皮，所以精加工谷类食品的膳食纤维含量降低。部分食物中膳食纤维的含量见表1-14。

建议我国成人（19 ～ 50岁）总膳食纤维的AI值为25 ～ 30g/天，并鼓励每日至少全天谷物的1/3为全谷物食物，以及保证平均每天摄入蔬菜、水果400 ～ 500g。

表1-14 部分食物中膳食纤维的含量　　　　　　　　　　　单位：g/100g可食部

食物	总膳食纤维	食物	总膳食纤维
海苔	46.4	馒头	4.4
山核桃（熟）	20.2	空心菜	4.0
玉米糁（黄）	14.4	甘蓝菜	3.9
燕麦片	13.2	冬枣	3.8
葵花籽（熟）	12.1	小麦面粉	3.7
杏仁（熟）	10.3	西兰花	3.7
雪菜	8.3	黄豆芽	3.6
豆腐干	6.8	蚕豆（煮）	3.6
黑贡枣	6.4	韭菜	3.3
籼米	5.9	茄子	3.0
荞麦面	5.5	芦笋（绿）	2.8
荔枝（干）	5.3	辣椒（青）	2.5
西芹	4.8	红薯	2.2
四季豆	4.7	香蕉	1.8
腐竹	4.6	山竹	1.5
小米（黄）	4.6	土豆	1.2

三、植物化学物质

植物化学物质是指一些天然存在的膳食成分，属于非传统营养素，具有确切的健康效应。

植物化学物质按结构可以分为酚类、萜类、含硫化合物、含氮化合物等，也可以按生物活性分为抗氧化物、植物雌激素、蛋白酶抑制剂等。植物化学物特定建议值（SPL）和可耐受最高摄入量（UL）见表1-15。

酚类：儿茶素，原花青素，槲皮素，花色苷，大豆异黄酮，姜黄素，绿原酸，白藜芦醇。

萜类：番茄红素，叶黄素，植物甾醇。

含硫化合物：α-异硫氰酸盐，硫辛酸，大蒜素。

含氮化合物：氨基葡萄糖，γ-氨基丁酸，L-肉碱。

表1-15　植物化学物特定建议值（SPL）和可耐受最高摄入量（UL）

其他膳食成分	SPL	UL
膳食纤维/（g/天）	25（AI）	—
植物甾醇/（g/天）	0.9	2.4
一植物甾醇酯/（g/天）	1.5	3.9
番茄红素/（g/天）	18	70
叶黄素/（mg/天）	10	40
原花青素/（mg/天）	200	800
大豆异黄酮[1]/（mg/天）	55	120
花色苷/（mg/天）	50	—
氨基葡萄糖/（mg/天）	1000	—
一硫酸或者盐酸氨基葡萄糖/（mg/天）	1500	—
L-肉碱/（mg/天）	—	2000
姜黄素/（mg/天）	—	720

①此处专指绝经后妇女。

第二章

药膳基础知识

药膳是在中医药理论指导下，利用食材本身或者在食材中加入特定的中药材，使之具有调整人体脏腑阴阳气血生理机能以及色、香、味、形特点，适用于特定人群的食品，包括菜肴、汤品、面食、米食、粥、茶、酒、饮品、果脯等。药膳是膳食的一种特殊形式，它既是中医中药不可分割的组成部分，又是中国烹饪文化的重要组成部分，历史悠久，源远流长。食疗，是利用食物的特性，通过一定的烹饪方法，达到保健康复、辅助治疗疾病、恢复人体健康的一种食疗方法。

药膳食疗用于：①扶正补虚，保健强身。按中医"虚则补之"的治疗原则，中医药膳食疗主张通过调整膳食进行滋补，如牛肉、茯苓、山药补益脾胃，枸杞子、覆盆子、桑葚、黑芝麻补益肝肾，当归生姜羊肉汤、十全大补汤温补气血，虫草炖老鸭滋补肝肾，乳鸽炖燕窝润肺养颜。②泻实祛邪。按中医"实者泻之"的治疗原则，中医药膳主张应用药食来泻实祛邪，辅助治疗疾病。如绿豆清热解暑；山楂、麦芽、莱菔子消食化积，绿豆薏米粥解暑利湿排毒。③调和脏腑。脏腑之间失去协调平衡的关系，就会导致疾病的发生。如阳虚体质，宜用羊肉、狗肉、干姜、肉桂、巴戟炖狗肉等温补阳气；阴虚体质，宜用甲鱼、银耳、甘蔗、梨、黄精、生熟地煲脊骨等滋补阴精；肝气犯胃引起的呕吐吞酸、嗳气频繁、胸胁满闷等症状，可以用陈皮、紫苏、茯苓等疏肝理气、降逆和胃。④顺时养生。如春季宜养肝健脾，夏季宜利湿消暑，秋季宜润肺养阴，冬季宜补肾益精。

第一节　中医药膳的特点及分类

一、中医药膳的特点

中医药膳食疗和中医其他临床学科一样，坚持以中医理论为应用基础，强调整体观念、辨证施膳，以烹调工艺为制作手段，达到可口、服食方便、滋补强身、促进健康的目的；重视药食同源药物和食物的使用，避免配伍禁忌及不良反应的发生。

1. 以中医理论为应用基础，辨证施膳

中医药膳食疗要以中医理论为指导思想，所以运用食疗药膳必须突出中医理论，中医讲究整体观念和辨证论治，中医食疗药膳的调配要遵循中药药性的归经理论、食物性味理论，注重五味与五脏关系，以脏补脏；提倡辨证用膳，因人、因时、因症施膳。

（1）同病异膳：同为感冒，风寒感冒，宜食辛温解表、宣肺散寒、清淡易消化药膳，如芫荽生姜汤、姜糖饮、生姜粥、防风粥、葱白粥等；风热感冒，宜食清热宣肺解表、清淡易消化药膳，如薄荷粥、银花饮、桑菊薄荷饮、芦根大米粥等；时疫感冒，宜食清热解毒解表药膳，如板蓝根绿茶、菊枯茶；体虚感冒，宜食益气解表药膳，人参薄荷饮、五果茶等；暑湿感冒，宜食清热解表、祛暑利湿药膳，如绿豆粥、扁豆花粥、苦瓜茶等。

（2）异病同膳：如气血虚弱引起的闭经、痛经、胎漏、胎动不安等疾病，均宜食用补气养血的膳食。

（3）五味与五脏相结合：酸味食物乌梅、枸杞子用于肝阴不足；苦味食物苦瓜、莲子芯、绿茶用于心火上炎、内热之证；甘味食物大枣、山药用于脾胃虚弱、营养不良；辛味食物葱、姜、芫荽用于表证、肺气不宣；咸味食物甲鱼、海马用于肾虚。

（4）药膳食疗组合与应用都必须以中医理论为基本原则，强调是中药、食物、调味品的合理组合，而不是随意的搭配。

2. 以烹调工艺为制作手段

中医药膳以传统的烹调工艺为主要制作手段，充分发挥食物和药物的有效作用，使药膳既有一般食物营养的基本功能及色、香、味、形特征，同时也拥有防治疾病、增进健康、改善体质的重要作用。药膳的烹制方法有：煲、炖、炒、焖、蒸、煮、卤、炸、烧、烤、冒、泡、拌、粥、糕、汤、酒、饮等，烹制强调中药、食物、调味品的合理组合，通过调配及精细的烹调，以及现代烹饪技术在口感、色泽方面的不断改进，达到可口、服食方便。

3. 以滋补强身、促进健康为主要目的

药膳与治病服药不同，它是在治疗疾病期间，通过对症选择性地进食，对疾病加以调养，改善风、寒、暑、湿、燥、火等因素对人体的影响，辅助药物发挥疗效。对于无病之人，用药膳调节机体阴阳、气血、津液，可起到防病强身、延年益寿之效。

4. 中医药膳食疗以预防为主

"治未病"是中医药膳食疗的重要思想，①培养正气，提高抗病能力。要求饮食有节，顾护脾胃，食用山药、茯苓、薏苡仁、扁豆、大枣、益脾饼、八宝饭等健脾益气膳食。②既病防变。早期诊治，如感冒以及外感病的初期，常用葱豉汤、香薷饮等药膳；控制疾病的转变，如脾湿痰浊型肥胖，常用荷叶减肥茶、荷叶粥等药膳。

二、中医药膳的分类

中医药膳种类繁多，一般按药膳品种、功效、治疗疾病的方法等进行分类。

1. 根据药膳的品种分类

分为汤、菜肴、粥、膏、茶、药酒、饭食、汁饮、糖果、羹、糕等。

（1）汤　当归生姜羊肉汤、十全大补汤、赤小豆鲤鱼汤等。

（2）菜肴　韭菜花炒虾仁、海带炖豆腐、丁香鸡等。

（3）粥　山药粥、山楂枸杞子粥、山药薏米芡实粥等。

（4）膏　龟苓膏、桂圆参蜜膏、五汁蜜膏等。

（5）茶　桑叶菊花茶、橘皮丁香茶、罗汉果茶等。

（6）药酒　乌梢蛇酒、鹿茸酒、桑葚枸杞酒等。

（7）饭食　山药茯苓包子、芡实饺子、马齿苋包子等。

（8）汁饮　山楂银菊饮、马齿苋藕汁、姜糖苏叶饮等。

（9）糖果　柿霜糖、姜汁糖等。

（10）羹　通乳羹、桂圆银耳大枣羹、杏仁荸荠藕粉羹等。

（11）糕　芡实八珍糕、开胃山楂糕、八仙糕等。

2. 根据药膳功效分类

（1）解表药膳　具有发散表邪、解除表证的作用，能使肌表之邪外散或从汗而解，适用于感冒以及外感病的初期。多选用辛味中药与食物、调味品组成药膳。如：姜糖饮、葱豉汤、芫荽生姜汤、荆芥姜糖茶、荆芥薄荷粥等。

（2）清热药膳　具有清热、泻火、凉血、解热毒、退虚热、燥湿等作用，适用于表邪已解、内无积滞的里热证。多选用寒凉的中药与食物、调味品组成药膳。如：清暑益气汤、鲜马齿苋粥、银花莲肉粥、鱼腥草炖猪排骨等。

（3）泻下药膳　具有滑润大肠、促进排便或引起腹泻等作用，适用于大便秘结、胃肠积滞、实热内结及水肿停饮等里实证。如：麻仁紫苏粥、麻仁当归猪蹄汤、郁李仁赤小豆粥、麻子仁粥等。

（4）祛风湿药膳　具有祛除风湿、解除痹痛等作用，适用于风湿痹痛、筋脉拘挛、麻木不仁、腰膝酸痛、下肢痿弱，或热痹关节红肿。多选用辛散苦燥的中药与食物、调味品组成药膳。如：乌梢蛇酒、薏米干姜粥、五加皮酒等。

（5）芳香化湿药膳　具有化湿运脾等作用，适用于脾因湿困、运化失职而致的脘腹痞满、呕吐泛酸、大便溏泻、食少倦怠、舌苔白腻，或湿热困脾之口甘多涎，以及湿温、暑湿、兼治阴寒闭暑等。多选用辛香温燥的中药与食物、调味品组成药膳。如：三鲜茶、薏米芦根荷叶粥、砂仁羊肉汤等。

（6）利水渗湿药膳　具有通利水道、渗湿利水等作用，适用于小便不利、水肿、淋浊、黄疸、水泻、带下、湿疮、痰饮等水湿内盛之病证。多选用甘淡或苦，多寒凉或平的中药与食物、调味品组成药膳。如：车前草薏米猪肚汤、五苓粥、薏苡仁粥等。

（7）温里散寒药膳　具有温里散寒、温经止痛、补火助阳或回阳救逆等作用，适用于里寒证，包括中焦寒证、心肾阳衰之亡阳证、肾阳虚证、寒滞肝脉之疝痛、风寒湿痹、经寒痛经等。多选用辛，或兼苦，或兼甘，性温热的中药与食物、调味品组成药膳。如：当归生姜羊肉汤、羊肉肉桂汤、花椒姜糖水、肉桂粥等。

（8）理气药膳　具有疏畅气机，以治疗气滞或气逆等作用，适用于脾胃气滞之脘腹胀痛、嗳气吞酸、恶心呕吐、腹泻或便秘，肝气郁滞之胁肋胀痛、抑郁不乐、疝气疼痛、乳房胀痛、月经不调，肺气壅滞之胸闷胸痛、咳嗽气喘等证。多选用辛、苦，气多芳香，性多偏温的中药与食物、调味品组成药膳。如：陈皮佛手粥、橘红茶、玫瑰花粥等。

（9）消食药膳　具有消食化积、增进食欲等作用，适用于食积不化所致的脘腹胀满、嗳腐吞酸、恶心呕吐、大便失常及脾胃虚弱、消化不良等证。多选用味甘、性平的中药与食物、调味品组成药膳。如：山楂糕、莱菔子粥、鸡内金粥等。

（10）驱虫药膳　具有驱除或杀灭肠道寄生虫等作用，适用于肠道寄生虫病，如蛔虫病、蛲虫病、钩虫病、绦虫病等。多选用苦，多入脾、胃或大肠经的中药与食物、调味品组成药膳。如：榧子粥、榧子天冬饮、椒醋汤等。

（11）止血药膳　具有制止机体内外出血等作用，适用于咯血、咳血、吐血、衄血、便血、尿血、崩漏、紫癜及创伤出血等，兼治血热、血瘀、疮肿及胃寒等证。如：槐花荆芥饮、小蓟齿苋粥、马齿苋槐花粥等。

（12）活血祛瘀药膳　具有通利血脉、促进血行、消散瘀血等作用，适用于血行不畅、瘀血阻滞所引起的多种疾病，如瘀血内阻之经闭、痛经、月经不调、产后瘀阻、症瘕、胸胁脘腹痛、跌打损伤、瘀血肿痛、关节痹痛、痈肿疮疡、瘀血阻滞经脉所致的出血等证。多选用辛苦，多归心、肝经而入血分的中药与食物、调味品组成药膳。如：三七当归鸡、三七炖田鸡、桃仁粥、益母草瘦肉汤等。

（13）化痰止咳平喘药膳　具有祛痰或消痰，能减轻或制止咳嗽和喘息等作用，适用于外感或内伤所致的咳嗽、气喘、痰多，或痰饮喘息，或因痰所致的瘰疬瘿瘤、阴疽流注、癫痫惊厥等。多选用辛或苦，多入肺经，辛开宣散、苦燥降泄、温化寒清的中药与食物、调味品组成药膳。如：罗汉果润肺汤、白芥子粥、白果炖雪梨、川贝蒸白梨、糖橘饼、瓜蒌饼等。

（14）安神药膳　具有安定神志等作用，适用于神志不安的病证，症见心悸、失眠、多梦、癫狂、惊痫等。多选用金石贝壳类，或为植物类，多入心、肝经的中药与食物、调味品组成药膳。如：龙眼酸枣饮、莲子人参汤、酸枣仁小米粥、柏子仁炖猪心等。

（15）平肝熄风药膳　具有平抑肝阳、熄风止痉等作用，适用于肝阳上亢之头晕目眩、肝风内动、癫痫抽搐、小儿惊风、破伤风等证。多选用入肝经，介类或虫类药的中药与食物、调味品组成药膳。如：天麻木耳汤、夏枯草煲猪肉、菊楂决明饮、天麻鱼头汤等。

（16）补气药膳　具有补气以增强脏腑功能活动等作用，适用于脾气虚之食少便溏、神疲乏力、脱肛，以及肺气虚之少言懒语、久咳虚喘、易出虚汗等气虚证。多选用甘温的中药与食物、调味品组成药膳。如：山药茯苓包子、人参莲肉汤、参枣米饭、十全大补汤、八珍糕、八宝鸡汤等。

（17）补血药膳　具有养血，兼能滋阴等作用，适用于血虚、阴血亏虚、女性月经量少、延期甚至闭经等证。多选用甘温或甘寒不一，能补充人体血之不足及体内被耗损的物质，改善和消除精血不足的证候的中药与食物、调味品组成药膳。如：归参炖母鸡、菠菜猪肝汤、归芪蒸鸡、十全大补汤、八珍糕、八宝鸡汤等。

（18）补阴药膳　具有滋阴补液，兼能润燥等作用，适用于心悸健忘、失眠多梦、干咳少痰、潮热盗汗、虚劳、遗精、女子月经量少诸证。多选用甘凉滋润的中药与食物、调味品组成药膳。如：百合粥、沙参麦冬瘦肉汤、洋参雪耳炖燕窝、生地麦冬饮等。

（19）补阳药膳　具有温脾养肾、助阳化湿等作用，适用于肾阳不足之畏寒肢冷、阳痿遗精、宫冷不孕、夜尿频多，以及脾肾阳虚之泄泻、肺肾两虚之喘嗽等阳虚证。多选用温热燥的中药与食物、调味品组成药膳。如：干姜粥、当归生姜羊肉汤、巴戟蒸狗肉、姜附炖狗肉等。

（20）收涩药膳　具有收敛固涩等作用，适用于久病体虚、正气不固所致的自汗、盗汗、久泻、久痢、遗精、滑精、遗尿、尿频、久咳、虚喘，以及崩漏、带下不止等滑脱不禁之证。多选用酸涩，主入肺、脾、肾、大肠经的中药与食物、调味品组成药膳。如：乌梅粥、肉豆蔻饼、莲子粥等。

（21）养生保健药膳　本类包含各种保健药膳，如益智药膳，有酸枣仁粥、柏子仁炖猪心等；明目药膳，有决明子鸡肝汤、菊花枸杞茶等；聪耳药膳，有磁石粥、枸杞甲鱼汤等；增白祛斑药膳，有白芷茯苓粥、珍珠拌平菇等；生发乌发药膳，有黑芝麻山药糕、乌发蜜膏等。

第二节　中医药膳的应用原则与配伍禁忌

一、中医药膳食疗的应用原则

1. 因证施膳

药膳食疗应遵循辩证食膳原则，以证为选择不同药膳的重要依据，即"因证施膳"。如同为虚劳，血虚者宜选用龙眼肉、阿胶、黑芝麻、当归及补血药膳等；阴虚者宜选用玉竹、百合、枸杞子、桑葚、黄精及补阴药膳等；气虚者宜选用黄芪、山药、人参及补气药膳等；阳虚者宜选用巴戟、鹿茸、菟丝子及补阳药膳等。

2. 因时施膳

根据不同季节气候特点，来考虑药膳食疗的原则，称为"因时施膳"。传统医学根据四季气候的变化提出"用热远热""用温远温""用凉远凉""用寒远寒"的饮食原则，即在气候寒冷的季节则避免食用寒凉的饮食，天热时则避免食用温热的饮食。四季养生有一定的季节特点，春季养肝护肝，夏季清心火祛湿，长夏健脾祛湿，秋季滋阴润燥、养阴润肺，冬季温肾助阳。春季常用的药膳食疗方有淮扁茯苓炖瘦肉、桑菊薄竹饮、山药甘蔗羹、芫荽豆腐鱼头汤、上汤枸杞叶、面蒸夏枯草等；夏季常用的药膳食疗方有车前草赤小豆煲猪肚、清补凉煲老鸭、苦瓜黄豆煲排骨、绿豆薏米粥、木棉花土茯苓煲猪腱、冬瓜莲蓬薏米煲猪肉、赤小豆薏苡仁粥、冬瓜粥等；秋季常用的药膳食疗方有沙参麦冬炖瘦肉、玉参焖鸡、川贝秋梨膏、百合玉竹鲜淮山炖甲鱼、银耳百合羹等；冬季常用的药膳食疗方有当归老姜羊肉汤、巴戟蒸狗肉、韭菜花炒虾仁、生熟地煲脊骨、归地焖羊肉等。

3. 因人施膳

药膳的应用根据不同性别、年龄和生理病理阶段而有所不同，即"因人施膳"。如老年人多补少泻，多温少寒，注重脾肾，五脏兼顾，益气养血，调补阴阳。小儿阳常有余，阴常不足，脏腑娇嫩，易于出现热症、阳症。因此，小儿药膳调补以清淡为主，温补之法尽量少用。经期女性以补血活血为主，药膳应用宜温不宜寒，禁用或慎用性质寒凉之物。孕期女性以养血安胎，补益心脾为主。女性产褥期和哺乳期以补益气血，通经下乳为主。《伤寒杂病论》中以"人"（如"肥人"）、"家"（如"疮家"）、"有"（如"病人有寒"）、"旧"（如"旧微溏"）等词，提示患者是何种素质，强调用法用量要因人而异。

4. 因质施膳

根据不同体质来考虑药膳食疗的原则，称为"因质施膳"。中医学将体质分为平和、气虚、阴虚、阳虚、血虚、痰湿、湿热、气郁、血瘀、特禀等不同类型的体质。由于体质的不同，人体对外环境的适应性，对疾病的易感性，对治疗的反应性以及临床症状和体征都存在一定差异，药膳食疗的应用也因而不同。

5. 因地施膳

根据不同区域的地理及环境特点，来考虑药膳食疗的原则，称为"因地施膳"。我国东西南北的饮食习惯差异很大，南方炎热、多雨潮湿，热能伤津，湿能伤脾，药膳食疗宜选用清热生津、健脾祛湿之品，如木棉花土茯苓煲猪腱、五指毛桃炖排骨、猪横脷鸡骨草汤、绿豆薏米粥等；北方气温寒冷、少雨、干燥，寒能伤人阳气，易使阳气不足，药膳食疗宜选用温补、滋润之品，如牛羊乳汁、当归老姜羊肉汤、巴戟蒸狗肉、甘草肉桂牛肉汤等。临证常见虽患病相同，因地理环境不同而用膳有别。如外感风寒证，北方严寒地区，用辛温解表药膳量大；南方温热地区，用辛温解表药膳量小。

二、中医药膳食疗的配伍禁忌

中医药膳食疗以滋补强身、促进健康为主要目的，药膳原料选择以平和、甘淡为主。中医药膳禁忌，包括：药膳食疗禁用中药；患病期间禁忌；药膳原料（食物与食物，食物与中药）配伍禁忌；因季节、体质与地域的不同在应用方面的禁忌；饮食调配制备方面的禁忌等。药膳原料的选择，除遵守以上配伍关系外，还应注意"顺其志，问所便，问其所欲五味"。即为了加强药膳实际效果，可参考食膳者的喜好，制作成不同类型、不同口味的药膳。

1. 药膳食疗禁用中药名单

八角莲、八里麻、千金子、土青木香、山莨菪、川乌、广防己、马桑叶、马钱子、六角莲、天仙子、巴豆、水银、长春花、甘遂、生天南星、生半夏、生白附子、生狼毒、白降丹、石蒜、关木通、夹竹桃、朱砂、米壳（罂粟壳）、红升丹、红豆杉、红茴香、红粉、羊角拗、羊踯躅、丽江山慈姑、京大戟、昆明山海棠、河豚、闹羊花、青娘虫、鱼藤、洋地黄、洋金花、牵牛子、砒石（白砒、红砒、砒霜）、草乌、香加皮（杠柳皮）、骆驼蓬、鬼臼、莽草、铁棒槌、铃兰、雪上一枝蒿、黄花夹竹桃、斑蝥、硫黄、雄黄、雷公藤、颠茄、藜芦、蟾酥。

2. 药膳食疗中的禁忌

《素问·五藏生成》云："多食咸，则脉凝泣而变色（伤心）；多食苦，则皮槁而毛拔（伤肺）；多食辛，则筋急而爪枯（伤肝）；多食酸，则肉胝而唇揭（伤脾）；多食甘，则骨痛而发落（伤肾），此五味之所伤也。故心欲苦，肺欲辛，肝欲酸，脾欲甘，肾欲咸，此五味之所合也。"相应性味的膳食与脏腑具有促进和维护作用。《素问·宣明五气》云："辛走气，气病无多食辛；咸走血，血病无多食咸；苦走骨，骨病无多食苦；甘走肉，肉病无多食甘；酸走筋，筋病无多食酸。是谓五禁，无令多食。"《素问·生气通天论》云："味过于酸，肝气以津，脾气乃绝；味过于咸，大骨气劳，短肌，心气抑；味过于甘，心气喘满，色黑，肾气不衡。味过于苦，脾气不濡，胃气乃厚。味过于辛，筋脉沮弛，精神乃央。"清代王士雄所撰的《随息居饮食谱》提出：凡症见阴虚内热、痰火内盛、津液耗伤的病人，忌食姜、椒、羊肉之温燥发热饮食；凡外感未除、喉疾、目疾、疮疡、痧痘之后，当忌食芥、蒜、蟹、鸡蛋等发风动气之品；凡属湿热内盛之人，当忌食饴糖、猪肉、酪酥、米酒等助湿生热之品；凡中寒脾虚、大病、产后之人，西瓜、李子、田螺、蟹、蚌等积冷损之饮食当忌之；凡各种失血、痔疮、孕妇等人忌食慈姑、胡椒等动血之饮食……这些理论对今天的药膳食疗有指导意义。

（1）患病期间的膳食禁忌 主要包括：哮喘、过敏性皮炎、肝炎、疥疮等病人，不宜食用鸡、羊、猪头肉、鱼、蟹、虾、韭菜、发菜等；脾胃虚寒、腹痛腹泻患者，忌食生冷之品；风热、痰热患者，忌食腥膻之品；内热和湿热患者，忌食辛辣之品；肝病不宜食用沙丁鱼、青花鱼、秋刀鱼、金枪鱼等鱼类，生姜及松花蛋等；肝病忌辛辣；心病忌咸；水肿忌盐；骨病忌酸甘；胆病忌油腻；寒病忌瓜果；疮疖忌鱼虾；肝阳、肝风、癫痫、过敏、抽风病忌发物；头晕、失眠忌胡椒、辣椒、茶；外感未除、目疾、疮疡者，忌芥、蒜、蟹、鸡蛋；湿热内盛者，忌饴糖、猪肉、米酒；各种失血、痔疮、孕妇，忌慈姑、胡椒。

（2）药膳食疗中的"十八反""十九畏"中药、食物、调味品相配合部分有产生毒性或不良反应。如药膳食疗中存在中药的"十八反""十九畏"，应禁用。

①"十八反" 本草明言十八反，半蒌贝蔹及攻乌，藻戟遂芫具战草，诸参辛芍叛藜芦。第一句：本草明确地指出了十八种药物的配伍禁忌；第二句：半（半夏）蒌（瓜蒌）贝（贝母）蔹（白蔹）及（白及）攻击或与乌（乌头）相对；第三句：藻（海藻）戟（大戟）遂（甘遂）芫（芫花）都与草（甘草）不和；第四句：诸参（人参、丹参、沙参、元参等所有的参）辛（细辛）芍（赤芍、白芍）与藜芦相背叛。

②"十九畏" 硫黄原是火中精，朴硝一见便相争。水银莫与砒霜见，狼毒最怕密陀僧。巴豆性烈最为上，偏与牵牛不顺情。丁香莫与郁金见，牙硝难合京三棱。川乌草乌不顺犀，人参最怕五灵脂。官桂善能调冷气，若逢石脂便相欺。大凡修合看顺逆，炮熁炙煿莫相依。即：硫黄畏朴硝，水银畏砒霜，狼毒畏密陀僧，巴豆畏牵牛，丁香畏郁金，牙硝畏三棱，川乌、草乌畏犀角，人参畏五灵脂，官桂畏赤石脂。

（3）药膳原料（食物与食物，食物与中药）配伍禁忌 常山不宜与葱同食；蜂蜜不宜与葱同食；地黄、首乌不宜与葱、蒜、白萝卜同食；羊肉不宜与荞麦面、西瓜、田螺、梅菜干、铜、丹砂、醋、半夏、菖蒲、栗子同食；狗肉不宜与大蒜、绿豆、姜、杏仁、泥鳅、黄鳝、菠菜同食；猪肉不宜与乌梅、桔梗、黄连、苍术、荞麦、鸽肉、鲫鱼、黄豆豉、豆类、羊肝、田螺、杏仁同食；猪血不宜与地黄、何首乌、黄豆、海带同食；猪心不宜与吴茱萸同食；猪肝不宜与荞麦、鱼肉、菜花、雀肉同食；红薯、白薯、山芋不宜与柿子、香蕉同食；韭菜不宜与菠菜、蜂蜜同食；山楂、石榴、木瓜、葡萄不宜与海鲜类、鱼类同食；芒果不宜与大蒜等辛辣物同食；牛肉不宜与栗子、韭菜、橄榄、蜜同食；鸡肉不宜与芥末、菊花、胡蒜、鲤鱼、狗肉、李子、虾同食；龟肉不宜与猪肉、苋菜同食；甲鱼不宜与桃子、苋菜、鸡蛋、猪肉、兔肉、薄荷、芹菜、鸭蛋、鸭肉、芥末、鸡肉、黄鳝、蟹同食；鲫鱼不宜与厚朴、麦冬、芥菜、猪肝同食；鲤鱼不宜与朱砂、狗肉、甘草、冬瓜同食；鳖肉不宜与猪肉、兔肉、鸭肉、苋菜、鸡蛋同食；蟹不宜与柿、梨、茄子、冰、柑橘、石榴、香瓜同食；山楂不宜与海味（包括鱼、虾、藻类）同食；苹果不宜与鹅肉、绿豆、白萝卜同食；白萝卜不宜与人参、木耳、橘子同食；胡萝卜不宜与白萝卜、酒、醋同食；鸡蛋不宜与柿子同食；白醋不宜与丹参、胡萝卜、茯苓同食；牛奶不宜与香蕉、韭菜、菠菜同食。

（4）药膳食疗中的其他禁忌　阳虚质不宜食用生冷寒凉之品，如西瓜、梨、藕、苦瓜；阴虚质不宜食用温热辛辣之品，如羊肉、狗肉、韭菜、辣椒、葱、蒜、葵花籽；痰湿体质不宜食用肥甘油腻、厚味滋补及酸涩之品，如乌梅、石榴等；湿热质不宜食用羊肉、狗肉、鳝鱼、韭菜、生姜、辣椒、酒、胡椒、花椒、蜂蜜及火锅、烧烤之品等。

春季少食寒凉之品；夏季少食辛辣温热之品；秋季慎食辛辣煎烤之物，以免生热伤阴；冬季少食寒凉及过于辛燥之物，以免伤阳或滋生内燥。

妊娠禁忌或慎用：剧毒、性能峻猛、活血祛瘀、破气行滞、攻下通便、辛热及滑利类的膳食。

第三节　药膳制作基本操作

一、药膳原料的准备

1. 中药的炮制

净选：清除杂质、分离和清除非药用部位以适应药膳的应用。

去根或茎：用茎部分的药物一般需除去主根、支根、须根等非药用部位，如石斛、芦根、藕节等。用根部的药物往往需除去残茎，如防风。

去皮壳：一些药物的表皮（栓皮）及果皮、种皮属非药用部位（如桃仁、苦杏仁去皮），或果皮与种子两者作用不同（如白扁豆去皮），故除去或分离，以达到洁净药物或分离不同药用部位的目的。另一些外皮有一定毒副作用也应除去。

去毛：有些药物表面或内部常着生许多绒毛，服后能刺激咽喉引起咳嗽或其他有害作用，故需除去，消除其副作用。药物不同，去毛方法也不相同，如鹿茸的茸毛先用刀器基本刮净，再置酒精灯上稍燎一下，用布擦净毛茸。

去心：去心作用包括除去非药用部位（牡丹皮、地骨皮、巴戟天、五加皮的木质心不入药用，在产地趁鲜将心除去）、分离药用部位（莲子的芯清心热，而莲子肉能补脾涩精，故需分别入药）。

去芦：芦又称芦头，一般指药物的根茎、叶茎等部位，习惯去芦的药物有人参、党参、桔梗、地榆、牛膝、续断等。

此外，还有去核、去瓤、去枝梗、去头尾足翅、去残肉等。

2. 食物的初步加工

食物的初步加工主要包括：禽类、畜类、水产品的加工，干货涨发，蔬果原料、调味品的准备等。

食物形状加工：煮制中，冬瓜、凉瓜、佛手瓜等常常带皮使用；青橄榄原粒使用；干菜宜剪成段，如菜干、剑花等；小的冬菇、猴头菇可原个使用，大的宜切成片。焖制中，冬瓜、萝卜等宜切成长方块或三角形。

3. 原料的初步熟处理

根据原料的特性和菜肴的需要，用水或油对原料采用焯、飞水、滚、煨、炸等方法进行初步熟处理。如干莲子、鲜菇用沸水焯；动物内脏、鲜鱿鱼、肉料进行飞水；牛腩、猪肺、原个猪肚冷水滚；腰果、花生进行油炸等。

药膳食疗方中的中药和食物不能采用同一种方法烹调，或者药膳食疗方中的中药种类太多，中药的主要有效成分不易溶出时，中药和食物需单独预制作，以备合烹。

二、药膳制作方法

药膳制作主要有炖、焖、蒸、煮、熬、炒、卤、炸、烧、煨、烤、冒、煲、泡、拌、粥、糕、糖、汤、酒、饮等方法。

1. 炖

炖是将中药与食物加清水，放入调味品，武火烧开，用小火或微火，煮至熟烂的烹调方法。要点为：腥膻味的原料入锅前，一定要在沸水锅内汆去血污或腥臊；药物一般用纱布包好，入锅前最好用清水浸泡几分钟；炖的时间一般掌握在2～3h左右；炖法适用于肌纤维粗韧的肉类和耐长时间加热的原料或药料。其特点是原汁原味、质地软烂，如十全大补汤、黄芪鹌鹑。

2. 焖

焖是先将药物和食物用油煸加工后，加入汤水和调味品，用文火焖至酥烂的烹制方法。要点为：先将原料切成小块；油煸之前，应先将锅中油炼至适当温度；油煸之后，再加入药物、调料、汤汁，切记盖紧锅盖；用文火焖熟。其特点是酥烂、汁浓、味厚，如枣杏焖鸡、参芪鸭条。

3. 蒸

蒸是利用水蒸气加热来烹制药膳的方法。将原料经炮制加工后放入耐高温容器内，加入调味品，加汤汁或清水（不加汤汁或清水者为旱蒸），待水沸武火时上笼蒸熟（笼内温度可高达120℃以上），火候视原料的性质而定。要点为：一般不易蒸熟烂的药膳可用武火，需保持形状和色泽美观的用中火慢蒸；有些药膳在蒸熟后还要进行第二次调味，如整条鱼、鸡等。

蒸法有：粉蒸，拌好药、食物后再包米粉上笼蒸，如荷叶粉蒸鸡等；包蒸，拌好药、食物后用菜叶或荷叶包严上笼蒸，如荷叶凤脯等；封蒸，拌好药、食物后置容器中加盖，湿绵纸封严上笼蒸，如虫草鸭子等；清蒸，即清炖，与隔水炖法相似，将药物和食物放在容器中，加调料、白汤或清水上笼蒸，如田七鸡等；扣蒸，拌好药、食物后排放在特定容器内上笼蒸（其法分明扣、暗扣，明扣为面形朝上排成，暗扣为面形朝下排成），蒸好后再翻扣在汤碗中，如参蒸鳝段、天麻鱼头等；气锅蒸，拌好药、食物后放在一种特制的土陶气锅内蒸制的方法，此种锅的底部中心有一气筒直通锅内，蒸汽由气筒冲入锅内的原料中，由于上面有盖，这样蒸汽一方面充当热量传递的媒介，另一方面蒸汽与原料结合后的生成物又随水汽凝沉于锅中。其特点是有利于保持原汁和药性，如虫草气锅鸡等。

4. 煮

煮是将中药和食物一起放入适量汤汁或清水中，并用武火烧沸，再用文火煮熟的烹调方法。要点为：煮的时间比炖的短，适用于体小、质软的材料。其特点是口味清鲜。

5. 熬

熬是将药物、食物经初加工炮制后，入锅加清水，用武火烧沸后加入调料，再改用文火熬至汁稠烂熟的烹制方法。要点为：将原料用水涨发，择去杂质，撕成小块；武火烧沸后撇净浮沫，再用文火；所需时间比炖更长，一般都在3h以上；多适用于烹制含胶质重的原料。其特点是汁稠味浓。

6. 炒

炒是先将油锅烧热后，倒入药膳原料，用武火快速翻炒至熟的一种烹调方法。要点为：使用中药汁液入药膳炒的，可先用药液调拌食物，或将药液直接加入锅内，或成膳后勾汁，炒时先烧热锅，用油滑锅后，再注入适量的油烧至适当温度，下入原料用手勺或铲翻炒，动作要迅速，炒熟或断生即成；直接可以食用的味美色鲜的药物也可以同食物一起炒成；芳香性的药物大多在临起锅时勾汁加入，以保持其气味芬芳。

炒法有：生炒，药食原料不上浆，先投入热油锅中炒至五六成熟，再放入配料一起炒至八成熟，加入调味品，迅速颠翻几下，断生即好，如生煸枸杞等。熟炒，食物加工成半熟或全熟后，切成片、块，放入热油锅煸炒，先后加入药物、辅料、调味品和汤汁，翻炒几下即成。本法所制药膳的特点是鲜香入味，如解暑酱包兔等。滑炒，将食物和药物加工成丝、丁、片、条，用食盐、淀粉、鸡蛋调匀上浆后，放入武火热油的锅里迅速滑散翻炒，对汁投料，急火速成，本法所制药膳的特点是滑嫩香鲜，如杜仲腰花等。干炒，将食物和药物经刀工切制后，再调味拌渍（不用上浆），放入八成热的油锅中翻炒，待水气炒干微黄时，加入调料同炒，汁尽起锅，其特点是干香脆嫩，如枸杞肉丝等。

7. 卤

卤是将经过初加工后的中药与食物，放入卤汁中，卤至熟透的烹调方法。要点为：卤汁的配制；卤汁每次使用过后，要注意保持清洁，避免腐败变质。其特点是味厚气香。

8. 炸

炸是将药膳原料加工调味后，挂糊或不挂糊，投入热油中，加热至熟或黄脆的方法。要点为：要求武火，油热，原料下锅时有爆炸声，掌握好火候，防止过热烧焦。

炸法有：清炸，将食物生料或半生熟料加酱油、绍酒、食盐、调料和药汁后，下油锅炸，一般清炸的原料都不挂糊。本法所制药膳外脆里嫩，如山楂肉干等。干炸，将药物和食物生料加调料拌渍后，经过药糊挂糊后再下入油锅中炸熟。本法所制药膳里外酥透，如解暑酱包兔等。软炸，将无骨食物切成形状较小的块、片、条，用调料、药粉调成浆挂糊后，下到五六成热的温油锅里炸制，本法讲究温度不宜过高或过低，以免发生烧焦或脱浆的现象。炸时避免粘连，炸到外表发硬（约七八成熟），然后用漏勺捞出，待油温升高后再炸一次。本法所制药膳的特点是略脆鲜嫩，如软炸淮山兔等。酥炸，将原料加工（煮、蒸熟烂）后，在外挂上蛋和药粉调糊，下油锅炸至深黄色发酥即可。本法所制药膳的特点是香酥肥嫩，如淮山肉麻丸等。炸法还有松炸、包炸等方法。

9. 烧

烧是先将药膳原料煸、炒或炸处理后，调味调色，再加入药物和汤或清水，武火烧开，文火焖透，烧至汤汁浓稠的方法。要点为：掌握好汤或清水的量，一次加足，避免烧干或汁多。其特点是汁稠味鲜。烧法有生烧、干烧等方法。

10. 煨

煨是用文火或余热将中药、食物进行较长时间烹制的方法。要点为：将药食炮制后置于容器中，加入调味品和适量水慢慢煨至软烂，特点是汤汁浓稠、口味肥厚；沿袭民间单方的烹制法，即烹制的药物和食物预先经过一定的方法处理，再用阔荷叶或湿草纸包裹好，埋入刚烧的草木灰中，利用草木灰余热将其煨熟。煨法时间较长，过程中要添几次热灰。

11. 制药膳粥

将中药与米谷共同煮熬而成。

要点：制药粥的方法主要分两种。一种是药、米同煮，适用于那些能够食用而且适宜和米谷同锅烹煮的中药。这类药粥不但效用显著，还能丰富药粥的滋味和形色，如莲实粥、苡仁红枣粥等。另一种是药、米分制，具体又分两种形式。

（1）提汁 即提取药物浓汁，再与米谷同煮粥。其法又分为"汁煮粥"和"粥掺汁"两种。"汁煮粥"，先将药物榨汁或提汁，再与米谷同煮，此法适用于不宜与米谷同煮的中药，如甘蔗粥、竹叶粥等；还适用于不能食用或者感官刺激太强的药物，如当归、川芎。"粥掺汁"，先将药物榨汁或提汁，待米谷煮熟成粥后，将药汁掺入粥内调匀，此法适用于鲜嫩汁多的中药，如生地黄粥等。

（2）打粉 将药物研末，待粥熟后，一边撒入药粉，一边搅匀，粥稠即可。主要适用于不宜久煮而又可以食用的中药，如荜茇粥等。

其特点：简易方便，吸收快捷，不伤脾胃，老少皆宜，可作病愈体虚者调养之用，有的还能治疗或辅助治疗某些疾病，长期服用可滋补强壮，抗衰延年。

12. 制药酒

指用白酒、黄酒浸泡中药而制成的澄清液体或中药等经过酿制而成的酒。

要点为：先将药物适当初加工（如洗净、粉碎或切段等），再加入白酒；可根据具体情况选用浸渍法、渗滤法或其他适宜方法制酒剂，目前药膳餐厅大都采用浸泡法，工业生产上一般采用渗滤法；浸泡后，须再经静置、澄清、过滤、分装。有的在澄清后加入冰糖或蜂糖调味。其特点：使药物之性借酒的力量遍布到身体的各部位，多用于治疗风湿痹痛以及气滞血瘀等证。

13. 其他制作方法

烤是将中药打粉和食物拌匀，加入调味品，用火烤制的烹调方法。拌是将食物和中药加入调料，拌匀的烹调方法。饭食类制作是以稻米、糯米、小麦面粉等为基本材料，加入具有补益且性味平和的药物制成的米饭和面食类食品。糖是将药物研粉，与白糖同放入锅内，加少量水，用中火熬成稠状液体，倒入容器内，凝固的烹调方法。糕是将药物和食物打粉，加入调料拌匀，经过烙、烤、蒸制而成的烹调方法。其他如熘、炝、腌、冻、烩、挂霜等烹调方法也是药膳常用的制作方法。

药膳制作过程中处理的方法还有煸炒（如菜软、辣椒、荷兰豆、芥蓝等）、干煸（如韭黄、银针等）、滚煨（笋料、鲜滚等）及泡油再煨（如西兰花等）等多种。

第三章

药膳食物原料及各类食物营养

第一节　谷薯类

谷类和薯类，包括米、面、杂粮、豆类、马铃薯、红薯、山药等，主要提供碳水化合物、蛋白质、膳食纤维及B族维生素。

谷类主要营养成分：淀粉含75%～80%，存在于胚乳中，是膳食能量的主要来源，米糠、麸皮中含膳食纤维；蛋白质含8%～16%，多数赖氨酸和苏氨酸含量较低，生物价受到限制，第一限制性氨基酸为赖氨酸；脂类含量低，多为不饱和脂肪酸；维生素最重要的是B族维生素，主要在糊粉层和谷胚中，烹调加工易损失；矿物质含量1.5%～5.5%，吸收利用欠佳。

马铃薯含蛋白质2%，淀粉10%～20%，含丰富维生素C，既可作主食，也可当蔬菜食用。红薯含碳水化合物含量高达25%，蛋白质含量一般为1.5%，胡萝卜素、维生素B_1、维生素B_2、烟酸、维生素C含量比谷类高。

豆类及其制品，包括大豆（黄豆）、蚕豆、芸豆、绿豆等，主要提供蛋白质、脂肪、膳食纤维、矿物质和B族维生素。豆类营养价值：蛋白质含量35%～40%，是植物性食物中蛋白质含量最多的食品，大豆蛋白是我国居民膳食中优质蛋白质的重要来源，蛋氨酸含量低。脂肪含量15%～20%，不饱和脂肪酸占85%，其中亚油酸最多（50%），磷脂较多。碳水化合物含量25%～30%，一半是膳食纤维，其中棉籽糖和水苏糖在肠道细菌作用下发酵产生气体，可引起腹胀。植物化学物质如大豆异黄酮、植物甾醇、大豆皂苷及大豆低聚糖等，具有某些特殊的生理功能。矿物质含量4.0%～4.5%，钙含量高，其他磷、铁、钾、镁等含量也较高，但是豆类同时含有植酸可影响矿物质的吸收。维生素，B族维生素含量较高。

黄豆

【来源】为豆科植物大豆的黄色种子。

【性味与归经】甘，平。归脾、胃、大肠经。

【功效与应用】宽中导滞，健脾利水，解毒消肿。用于食积泻痢，腹胀食呆，疮痈肿毒，脾虚水肿，外伤出血。现有用于单纯性消化不良，下乳汁，寻常疣。

【用法与用量】30～90g，可煮食、炒食、油炸食等。

【按语】1. 消化功能不良、患慢性消化道疾病的人应少食大豆。2. 患有严重肝病、肾病、痛风、低碘者应禁食。3. 不宜多食，多食易胀气。

黑米

【来源】为禾本科植物菰的果实。

【性味与归经】甘，寒。归胃、大肠经。

【功效与应用】除烦止渴，和胃理肠，补肾健脾。用于心烦，口渴，大便不通，小便不利，小儿泄泻。

【用法与用量】煎汤，9～15g，可煮粥饭、蒸饭等。

【按语】1. 黑米煮粥前浸泡至少一夜，且煮粥时完全煮烂可食用。2. 消化不良的人不宜食用未煮烂的黑米。

豌豆

【来源】为豆科豌豆属一年生草本植物豌豆的种子。

【性味与归经】甘，平。归脾、胃、大肠经。

【功效与应用】和中下气，通乳利水，解毒。用于消渴，吐逆，泄利腹胀，霍乱转筋，乳少，脚气水肿，疮痈。

【用法与用量】60～125g，可用于炒食、煎食、蒸食、烩食等。

【按语】1. 豌豆粒多食会发生腹胀，过食可引起消化不良、腹胀等。2. 豌豆不宜加碱煮食（破坏维生素等营养成分）。

蚕豆

【来源】为豆科植物蚕豆的种子。

【性味与归经】甘、微辛，平。归脾、胃经。

【功效与应用】健脾利水，解毒消肿。用于膈食，水肿，疮毒。现有用于食少膈食等症。

【用法与用量】内服：煎汤，30～60g；或研末；或作食品。（蚕豆亦粮亦蔬，干蚕豆可以作为主食，或炒或煮或炸，并可以制成许多副食品。）

【按语】1. 蚕豆不宜与田螺同食。2. 痔疮出血、消化不良、慢性结肠炎和尿毒症患者最好也不食用蚕豆。3. 内服不宜过量，过量易致食积腹胀。4. 对本品过敏者禁服。5. 少数人食蚕豆可引起"蚕豆黄病"。

芋头

【来源】属天南星科草本植物芋的根茎。

【性味与归经】甘、辛，平。归肠、胃经。

【功效与应用】健脾补虚，散结解毒。用于脾胃虚弱，纳少乏力，消渴，瘰疬，腹中痞块，肿毒，鸡眼，疥癣，烫火伤，赘疣。

【用法与用量】60 ～ 120g，可制作菜肴、点心，又可作为主食蒸熟蘸糖食用。

【按语】支气管哮喘，气滞引起的胸闷、腹胀和两胁胀痛者忌食芋头。生芋头有小毒，不可食用，若芋头味发涩，也不能食用。多食滞气固脾，生食有毒，麻舌。

绿豆

【来源】为豆科草本植物绿豆的成熟种子。

【性味与归经】甘，寒。归心、肝、胃经。

【功效与应用】清热，消暑，利水，解毒。用于暑热烦渴，感冒发热，霍乱吐泻，痰热哮喘，头痛目赤，口舌生疮，水肿尿水，疮疡痈肿，风疹丹毒，药物及食物中毒。现有用于小便不利，淋沥涩痛，湿疹，皮肤瘙痒，痱子等症。

【用法与用量】内服煎汤，15 ～ 30g；大剂量用120g，或研末，或生研绞汁。（可掺米煮饭作主食，也可直接煮汤，或与谷类配合煮粥食用。）

【按语】1. 脾胃虚寒滑泄者慎服。2. 忌用铁锅煮食绿豆。3. 绿豆不宜煮得过烂，以免使营养素遭到破坏，降低清热解毒功效。不宜食用未煮烂的绿豆，未煮烂的绿豆不容易消化。

豆腐

【来源】为豆科植物大豆种子的加工制成品。

【性味与归经】甘，凉。归脾、胃、大肠经。

【功效与应用】泻火解毒，生津润燥，和中益气。用于目赤肿痛，肺热咳嗽，消渴，休息痢，脾虚腹胀。现有用于产后少乳，小儿麻疹后有热，小儿夏季发热不退，口渴饮水多等症。

【用法与用量】内服，煮食，适量。做汤炒菜等多种食用方法。

【按语】豆腐中因含较多嘌呤，故痛风病人慎食。

菜豆

【来源】为豆科植物菜豆的荚果。

【性味与归经】甘、淡，平。

【功效与应用】滋养解热，利尿消肿。用于暑热烦渴，水肿，脚气。现有用于便溏泄泻。

【用法与用量】煎汤，60 ~ 120g。内服煮食，适量（可煮可炖，可作糕点、豆馅、甜汤、豆沙等）。

【按语】1. 夹生菜豆不宜吃，夹生菜豆可导致腹泻、呕吐。2. 菜豆可造成胀肚，消化功能不良、有慢性消化道疾病的人应尽量少食。

小米

【来源】为禾本科植物粟的种子，去壳即为小米。

【性味与归经】甘、咸，凉（陈者苦寒）。归脾、胃、肾经。

【功效与应用】和中，益肾，除热，解毒。用于脾胃虚热，反胃呕吐，腹满食少，消渴，泻痢，烫火伤。陈粟米：除烦，止痢，利小便。

【用法与用量】15 ~ 30g；或煮粥。小米可以酿酒、酿醋。

【按语】1. 小米忌与杏仁同食，《日用本草》："与杏仁同食，令人吐泻。"2. 小米和虾皮性味不和，同食会致人恶心、呕吐。3. 不能与醋同食，醋中含有机酸，会破坏小米中的类胡萝卜素，降低营养价值。4. 性凉，素体虚寒、小便清长者少食。5. 小米洗用时不要用手搓，忌长时间浸泡或用热水淘米。

红薯

【来源】为旋花科植物番薯的块茎。

【性味与归经】甘，平。归脾、肾经。

【功效与应用】补中和血，益气生津，宽肠胃，通便秘。用于脾虚水肿，便泄，疮疡肿毒，大便秘结。现有用于维生素缺乏症、夜盲等症。

【用法与用量】内服；适量，生食或煮食。可作粉条、粉丝等。

【按语】1. 湿阻中焦，气滞食积者慎服。2. 煮熟的红薯应当趁热吃，切忌冷了再吃，否则难以消化。3. 患有糖尿病、疟疾、腹胀等症者忌食。4. 素体脾胃虚寒者不宜多食。

马铃薯

【来源】为茄科草本植物马铃薯之块茎。

【性味与归经】甘，平。归胃、大肠经。

【功效与应用】和胃健中，解毒消肿。用于胃病，疟腮，痈肿，湿疹，烫伤。现有用于扁桃体炎、恶心呕吐等症。

【用法与用量】内服：适量，煮食或煎汤。

【按语】1．脾胃虚寒腹泻者应少食。2．霉烂或生芽较多的土豆均含过量龙葵碱，极易引起中毒，不能食用。

高粱

【来源】为禾本科一年生草本植物高粱的种仁。

【性味与归经】甘、涩，温。归脾、胃、肺经。

【功效与应用】健脾止泻，化痰安神。用于脾虚泄泻，霍乱，消化不良，痰湿咳嗽，失眠多梦。现有用于喘咳等症。

【用法与用量】内服：煎汤，30 ～ 60g；或研末。

【按语】糖尿病有便秘现象者和体质燥热者不宜食用。

花生

【来源】为豆科植物落花生的种子。

【性味与归经】甘、平。归肺、脾、胃经。

【功效与应用】健脾养胃，润肺化痰。用于脾虚不运，反胃不舒，乳妇奶少，肺燥咳嗽，大便燥结。现有用于血小板减少性紫癜、小儿百日咳等症。

【用法与用量】内服：煎汤，30 ～ 100g；生研冲汤，每次10 ～ 15g；炒熟或煮熟食，30 ～ 60g。

【按语】1．易长青春痘的人，不宜大量食用。2．体寒湿滞、肠滑便泄者慎服。3．霉花生有致癌作用，不宜食。

荞麦

【来源】为蓼科植物荞麦的成熟种子。

【性味与归经】甘、微酸，寒。归脾、胃、大肠经。

【功效与应用】健脾消肿，下气宽肠，解毒敛疮。用于肠胃积滞，泄泻，痢疾，绞肠痧，白浊，带下，自汗，盗汗，疱疹，丹毒，痈疽，发背，瘰疬，烫火伤。

【用法与用量】内服：入丸、散，或制面食服。是糖尿病患者的保健食品。

【按语】1．荞麦不宜与猪肉同食。2．脾胃虚寒者及肿瘤病人忌食荞麦。3．不宜久服。4．凡已服绿矾者忌服荞麦。

粳米

【来源】为禾本科植物粳稻的种仁。

【性味与归经】甘、咸，平。归脾、胃、肺经。

【功效与应用】补气健脾，除烦渴，止泻痢。用于脾胃气虚，食少纳呆，倦怠乏力，心烦口渴，泻下痢疾。

【用法与用量】内服：煎汤，9 ~ 30g；或水研取汁。

小麦

【来源】为禾本科植物小麦的籽粒。

【性味与归经】甘，凉。归心、脾、肾经。

【功效与应用】养心，益肾，除热，止渴。用于脏燥，烦热，消渴，泻痢，痈肿，外伤出血，烫伤。

【用法与用量】内服：小麦煎汤，50 ~ 100g；或煮粥。小麦面炒黄温水调服。

【按语】1.《纲目》："小麦面畏汉椒、萝菔。"2.《随息居饮食谱》："南方地卑，麦性黏滞，能助湿热，时感及疟、痢、疳、疸、肿胀、脚气、痞满、痧胀、肝胃痛诸病，并忌之。"3.未发酵的小麦不易消化，老人、小孩不宜多食。

玉米

【来源】为禾本科植物玉蜀黍的种子。

【性味与归经】甘，平。归脾、大肠经。

【功效与应用】调中开胃，利尿消肿。用于食欲不振，小便不利，水肿，尿路结石。现有用于慢性胃炎。

【用法与用量】内服：煎汤，30 ~ 60g；煮食或磨成细粉作饼。

【按语】脾胃虚弱者，食后易腹泻。

大麦

【来源】为禾本科植物大麦的种子。

【性味与归经】甘，凉。归脾、肾经。

【功效与应用】健脾和胃，宽肠，利水。用于腹胀，食滞泄泻，小便不利。

【用法与用量】内服：煎汤，30 ~ 60g；或研末。可做汤、做粥、做面包等。主要用途是生产啤酒。

【按语】大麦性凉，故身体虚寒、大便溏薄者少食或不食。

糯米

【来源】为禾本科植物糯稻的种子。

【性味与归经】甘，温。归脾、胃、肺经。

【功效与应用】补中益气，健脾止泻，缩尿，敛汗，解毒。用于脾胃虚寒泄泻，霍乱吐逆，消渴尿多，自汗，痘疮，痔疮。

【用法与用量】内服：煎汤，30 ~ 60g；或入丸、散；或煮粥。

【按语】凡发热、咳嗽痰黄、黄疸、腹胀之人忌食。糯米黏腻，若作糕饼，更难消化，故婴幼儿及老年人和病后消化力弱者忌食糯米糕饼。

燕麦

【来源】为禾本科燕麦属植物燕麦的籽粒。

【性味与归经】甘，平。

【功效与应用】止汗，催产。用于汗出不止，难产。

【用法与用量】内服：煎汤，15 ~ 30g。

黑大豆

【来源】为豆科植物大豆的黑色种子。

【性味与归经】甘，平。归心、脾、肾经。

【功效与应用】活血利水，祛风解毒，健脾益肾。用于水肿胀满，风毒脚气，黄疸浮肿，肾虚腰痛，遗尿，风痹痉挛，产后风痉，口噤，痈肿疮毒，药物、食物中毒。

【用法与用量】内服：煎汤，9 ~ 30g。碾粉、浸酒、煮食、制丸均可。

【按语】1. 脾虚腹胀、肠滑泄泻者慎服。2. 黑大豆炒熟后热性大，多食者易上火，故不宜多食。3. 忌与蓖麻子、厚朴、龙胆同食。

第二节　蔬菜类

蔬菜包括鲜豆、根茎、叶菜等，主要提供膳食纤维、矿物质、维生素C和胡萝卜素。蔬菜的营养特点：水分多，一般占65% ~ 95%，多数＞90%；主要含膳食纤维，能量少；富含维生素，尤其是维生素C、胡萝卜素、维生素B_2和叶酸；矿物质含量丰富，是膳食中矿物质的主要来源；深色蔬菜的胡萝卜素、核黄素（维生素B_2）和维生素C含量一般较浅色蔬菜高；蔬菜含有植物化学物质，有益于人体健康。

食用菌是可食用的大型真菌，多数为担子菌，如双孢蘑菇、香菇、草菇、银耳、黑木耳、牛肝菌等；少数为子囊菌，如羊肚菌、块菌等。菌类的营养特点：具有高蛋白质、低脂肪的特点，含有多糖、胡萝卜素及铁、锌和硒等矿物质；新鲜蘑菇含蛋白质3% ~ 4%，比大多数蔬菜高得多；很多种类还具有一定的保健作用和药用价值，如黑木耳、香菇等含有多糖体。

食用藻主要指海带、紫菜、发菜、裙带菜、石莼、葛仙米、螺旋藻等。藻类的营养特点：蛋白质以紫菜中含量较多，一般在22%以上；碳水化合物主要以黏多糖的形式存在，属膳食纤维；藻类中含有多种维生素如胡萝卜素、B族维生素等；紫菜、海带等海产菌藻类中还富含碘。

蕨菜

【来源】为蕨科草本植物蕨菜的嫩苗。

【性味与归经】甘、微苦，寒。归肝、胃、大肠经。

【功效与应用】清热利湿，降气化痰，止血。用于感冒发热，黄疸，痢疾，带下，噎膈，肺结核咳血，肠风便血，风湿痹痛。现有用于脱肛，高血压，头昏失眠，慢性风湿性关节炎，产后痢疾。

【用法与用量】内服：煎汤，9 ~ 15g。研末，或煮食、炒食。

【按语】1. 不宜生食、久食。2. 脾胃虚寒及生疖疮者慎服。

卷心菜

【来源】为十字花科植物甘蓝的茎叶。

【性味与归经】甘，平。归肝、胃、肠经。

【功效与应用】清利湿热，健胃通络，散结止痛。用于湿热黄疸，消化道溃疡疼痛，关节不利，虚损益肾补虚。现有用于胃、十二指肠球部溃疡，甲状腺肿大，甲亢。

【用法与用量】内服：绞汁饮，200 ~ 300ml；或适量拌食、煮食。

【按语】1. 脾胃虚寒、腹泻以及小儿脾弱者不宜多食。2. 腹腔和胸外科手术后、胃肠溃疡出血特别严重时及患肝病时不宜食用。3. 忌切碎后冲洗。

豆芽菜

【来源】豆芽菜是黄豆芽、绿豆芽、黑豆芽、小豆芽的总称。

【性味与归经】甘，凉。归脾经。

【功效与应用】清热消暑，解毒利尿。用于暑湿烦渴，酒毒，小便不利，目翳。黄豆芽健脾养肝；绿豆芽清热解毒、利尿除湿；黑豆芽养肾。绿豆芽现有用于白带异常，肾盂肾炎，尿道炎，热毒疮疡。

【用法与用量】内服：煎汤，30 ~ 60g；或捣烂绞汁或凉拌。

【按语】脾胃虚寒、腹泻者不宜过多食用，与生姜搭配食用，可去寒。

鸡腿菇

【来源】为白蘑科真菌的子实体。

【性味与归经】甘，平。

【功效与应用】益胃，清神，安神除烦，消痔，降糖。用于食欲不振，神疲，痔疮，对糖尿病有辅助治疗作用。

【用法与用量】煎汤，30～60g；或入丸、散。炒食、炖食、煲汤均久煮不烂，口感滑嫩，清香味美。

生菜

【来源】为菊科植物生菜的茎、叶。

【性味与归经】苦、甘，凉。归胃经。

【功效与应用】清热解毒，止渴。用于热毒疮肿，口渴。

【用法与用量】30～60g。生吃、炒食。

【按语】1.脾胃虚弱者慎服。2.适合女性、肥胖者、神经衰弱者和抵抗力低下者食用。3.生菜与大蒜搭配食用，有消炎去火的作用；与豆腐搭配食用，更加强其美肤、瘦身的功效；与蚝油搭配食用不仅味道鲜美，更有补脑益智的作用。4.生菜对乙烯极为敏感，易诱发赤褐斑点，保存时应远离苹果、梨和香蕉这些易释放乙烯的水果。

平菇

【来源】为侧耳科植物侧耳的子实体。

【性味与归经】甘，微温。归肝、肾经。

【功效与应用】追风散寒，舒筋活络，补肾壮阳。用于腰腿疼痛，手足麻木，筋络不舒，阳痿遗精，腰膝无力。现有用于病后体虚，软骨病，高血压等症。

【用法与用量】内服：煎汤，6～9g。

【按语】平菇特别适合女性、儿童、心脑血管疾病患者、肝炎患者和尿路结石患者食用。平菇是制作中药"舒筋散"的成分之一。用白糖水浸泡摘好的平菇片，不但能长时间保存平菇，保持香味和水分，而且在烹饪时还有提鲜的作用。新鲜平菇用保鲜膜包裹后放冰箱冷藏，可保存3～7天，或用开水煮透，沥干水分后放冰箱冷冻室，可保存10～20天。

空心菜

【来源】为旋花科植物蕹菜的茎叶。

【性味与归经】甘，微寒。归肝、心、大肠、小肠经。

【功效与应用】清热凉血，解毒利湿。用于鼻衄，便血，尿血便秘，淋浊，痔疮，痈肿，蜇伤，蛇虫咬伤。现有用于口臭，高血脂，高血压，糖尿病等症。

【用法与用量】60 ~ 120g，可炒或做汤。

【按语】体质偏寒、脾胃虚弱、大便溏泻者不宜过多食用。

金针菇

【来源】为伞菌目白蘑科金针菇属，是一种菌藻地衣类。

【性味与归经】甘、咸，寒。归脾、胃、肾经。

【功效与应用】补肝，益肠胃，抗癌。用于肝病，胃肠道炎症，溃疡，癌症。

【用法与用量】内服：煎汤，30 ~ 50g。

【按语】1. 脾胃虚寒者慎服。2. 金针菇不宜生吃。

西葫芦

【来源】为葫芦科植物菜瓜的果实。

【性味与归经】甘，寒。归胃、小肠经。

【功效与应用】除烦热，生津液，利小便，润肺止咳。用于烦热口渴，小便不利，水肿，口疮，肺燥咳嗽。

【用法与用量】内服：适量，生食；或煮熟。

【按语】1. 生食过量损伤脾胃。2. 脾胃虚寒者慎服。

茭白

【来源】为禾本科植物菰的花茎经茭白黑粉的刺激而形成的纺锤形肥大的菌瘿。

【性味与归经】甘，寒。归肝、脾、肺经。

【功效与应用】解热毒，除烦渴，利二便。用于烦热，消渴，二便不通，黄疸，痢疾，热淋，目赤，乳汁不下，疮疡。现有用于便秘，心胸烦热，高血压，肺痈，酒皶鼻等症。

【用法与用量】30 ~ 60g。可凉拌，可与肉类、蛋类同炒，还可做成水饺、包子、馄饨的馅，或制成腌品。

【按语】1. 脾虚泄泻者慎服。2. 茭白不宜与蜂蜜一起食用。3. 患泌尿系结石、滑精腹泻之人忌食。

猴头菇

【来源】为齿菌科植物猴头菌的子实体。

【性味与归经】甘，平。归脾、胃经。

【功效与应用】健脾养胃，安神，抗癌。用于体虚乏力，消化不良，失眠，胃与十二指肠溃疡，慢性胃炎，消化道肿瘤。

【用法与用量】内服：煎汤，10 ~ 30g，鲜品30 ~ 100g；或与鸡鸭共食。

黄花菜

【来源】 为百合科多年生草本褶叶萱草的含苞欲放的花蕊。

【性味与归经】 苦、辛，温。归肝、脾、肾经。

【功效与应用】 利尿消肿止血，养血平肝。用于小便不利，水肿，淋病，吐血，衄血，大肠下血及肝血亏虚、肝阳上亢的头晕、耳鸣。现有用于孕妇少乳，停乳等症。

【用法与用量】 内服：煎汤，6～9g。干黄花菜经过开水泡后，可炒食，也可作汤食用。

【按语】 1. 有皮肤瘙痒症者禁止食用。2. 支气管哮喘者忌食。

木耳

【来源】 为木耳科植物木耳的子实体。

【性味与归经】 甘，平。归肺、脾、大肠、肝经。

【功效与应用】 补气养血，润肺止咳，止血，降压，抗癌，清肠排石。用于气虚血亏，肺虚久咳，咳血，衄血，血痢，痔疮出血，妇女崩漏，高血压，眼底出血，子宫颈癌，阴道癌，跌打损伤。

【用法与用量】 内服：煎汤，3～10g。炒食、凉拌均可。

【按语】 虚寒溏泻者慎服。

银耳

【来源】 为银耳科银耳的子实体。

【性味与归经】 甘、淡，平。归肺、胃、肾经。

【功效与应用】 滋补生津，润肺养胃。用于虚劳咳嗽，痰中带血，津少口渴，病后体虚，气短乏力。现有用于防止癌症放化疗期白细胞下降等症。

【用法与用量】 内服：煎汤，3～10g。或炖冰糖、肉类服。

【按语】 1. 风寒咳嗽者及湿热酿痰致咳者禁用。2. 糖尿病患者慎食。

枸杞菜

【来源】 为茄科灌木植物枸杞的嫩茎叶。

【性味与归经】 苦、甘，凉。归肝、脾、肾经。

【功效与应用】 补虚益精，清热明目。用于虚劳发热，烦渴，目赤昏痛，降翳夜盲，崩漏带下，热毒疮肿。现有用于急性结膜炎，视力减退，五劳七伤，白带异常等症。

【用法与用量】 鲜品60～240g。煮食、炒食、凉拌均可。

【按语】 大便滑泄之人忌食。

芥菜

【来源】为十字花科植物芥菜的嫩茎叶。

【性味与归经】辛，温。归肺、胃、肾经。

【功效与应用】利肺豁痰，消肿散结。用于寒饮咳嗽，痰滞气逆，胸膈满闷，砂淋，石淋，牙龈肿烂，乳痈，痔肿，冻疮，漆疮。现有用于鼻出血，膀胱结石，小便不通等症。

【用法与用量】内服：煎汤，10～15g；或用鲜品捣汁。

【按语】1．目疾、疮疡、痔疮、便血及阴虚火旺之人慎食。2．芥菜的全草提取物有催产作用，所以孕妇忌食用。3．过敏者禁服。

香菇

【来源】为侧耳科植物香菇的子实体。

【性味与归经】甘，平。归胃、肝经。

【功效与应用】扶正补虚，健脾开胃，祛风透疹，化痰理气，解毒，抗癌。用于正气衰弱，神倦乏力，纳呆，消化不良，贫血，佝偻病，高血压，高脂血症，慢性肝炎，盗汗，小便失禁，水肿，麻疹透发不畅，荨麻疹，毒菇中毒，肿瘤。

【用法与用量】内服：煎汤，6～9g，鲜品15～30g。煲汤、炒食均可。

【按语】1．脾胃寒湿气滞者禁服。2．香菇生成嘌呤物质较多，痛风者慎食。

洋葱

【来源】为百合科植物洋葱的鳞茎。

【性味与归经】辛，温。归肺经。

【功效与应用】健胃理气，解毒杀虫，降血脂。用于食少腹胀，创伤，溃疡，滴虫性阴道炎，高脂血症。现有用于食欲不振，风寒感冒，肺结核咯血，咳嗽痰多等症。

【用法与用量】30～120g。生食或烹食。

【按语】1．洋葱的香辣味对眼睛有刺激作用，多食易目糊和发病。2．洋葱性温，外感热证或阴虚内热者不宜食用。3．患瘙痒性皮肤病之人忌食。4．湿热者慎食。

丝瓜

【来源】为葫芦科植物的鲜嫩果实。

【性味与归经】甘，凉。归肺、肝、胃、大肠经。

【功效与应用】清热化痰，凉血解毒。用于热病身热烦渴，咳嗽痰喘，肠风下血，痔疮出血，血淋，崩漏，痈疽疮疡，乳汁不通，无名肿毒，水肿。

【用法与用量】内服：煎汤，9～15g，鲜品60～120g；或烧存性为敷，每次3～9g。

【按语】1. 脾胃虚寒、腹泻者不宜服。2. 肾阳虚弱者不宜多服。

苦瓜

【来源】为葫芦科攀援草本植物苦瓜的果实。

【性味与归经】苦，寒。归心、脾、肺经。

【功效与应用】祛暑涤热，明目，解毒。用于暑热烦渴，消渴，赤眼疼痛，痢疾，疮痈肿毒。现有用于热痱，湿疹，小儿痢疾，糖尿病，肥胖等症。

【用法与用量】煎汤，6 ~ 15g，鲜品30 ~ 60g。又可炒、煎、烧、蒸、酿。

【按语】脾胃虚寒者慎服。

冬瓜

【来源】为葫芦科植物冬瓜的果实。

【性味与归经】甘、淡，微寒。归肺、大肠、小肠、膀胱经。

【功效与应用】利尿，清热，化痰，生津，解毒。用于水肿胀满，淋证，脚气，痰喘，暑热烦闷，消渴，痈肿，痔漏，并解丹毒、鱼毒、酒毒。

荸荠

【来源】为莎草科植物荸荠的球茎。

【性味与归经】甘，微寒。归肺、胃经。

【功效与应用】清热生津，化痰，消积。用于温病口渴，咽喉肿痛，痰热咳嗽，目赤，消渴，痢疾，黄疸，热淋，食积，赘疣。现有用于高血压等症。

【用法与用量】内服：煎汤，60 ~ 120g；或捣汁，或浸酒。

【按语】1. 荸荠性寒滑，且不易消化，食之过量令人腹胀，故小儿及消化力弱者不宜多食；脾肾虚寒而无热者宜少食；血虚者慎服。2. 荸荠最好煮熟食，生吃应用开水先略烫，以防感染姜片虫病。

竹笋

【来源】为禾本科植物淡竹叶的嫩苗。

【性味与归经】甘，寒。归胃、大肠经。

【功效与应用】清热消痰，利尿消肿，健脾开胃。用于痰热咳嗽，痢疾，消化不良。现有用于糖尿病（肺热型），小儿泻痢脱肛，便秘等症。

【用法与用量】内服：煎汤，30 ~ 60g。

【按语】1. 上消化道出血、消化道溃疡、食道静脉曲张、尿路结石者忌食。2. 小孩和脾虚患者不适宜。

莴笋

【来源】为菊科植物莴苣的根和叶。

【性味与归经】苦、甘，凉。归胃、肠经。

【功效与应用】利尿，通乳，清热解毒。用于小便不利，尿血，乳汁不通，虫蛇咬伤，肿毒。

【用法与用量】内服：煎汤，30～60g。还可腌制及制作泡菜。

【按语】脾胃虚弱者慎服。

芦笋

【来源】为禾本科植物芦苇的嫩苗。

【性味与归经】甘、淡，微寒。归心、肺、胃经。

【功效与应用】清热生津，利水通淋。用于热病口渴心烦，肺痈，肺痿，淋病，小便不利，解食鱼、肉中毒。现有用于肺结核，肝癌等症。

【用法与用量】30～60g，可煎汤、煮食、炒食、生食。

【按语】1. 脾胃虚寒者慎服。2. 痛风病人不宜多食。3. 芦笋含有丰富的叶酸，是孕妇的最佳蔬食选择。4. 芦笋不宜生吃，否则可能引起腹胀、腹泻。5. 芦笋中的叶酸很容易被破坏，所以若用来补充叶酸应避免高温烹煮，最佳的食用方法是用微波炉小功率热熟。

茄子

【来源】为茄科植物茄的果实。

【性味与归经】甘、酸，微寒。归肝、脾、胃、大肠经。

【功效与应用】清热解毒，活血，消肿。用于肠风下血，热毒疮痈，皮肤溃疡。现有用于小便不利，水肿，肝炎，咳嗽等症。

【用法与用量】15～30g。茄子的食用方法有烧、炒、蒸、焖、油炸、凉拌、干制等。

【按语】1.《食疗本草》："不可多食，动气，亦发痼疾。热者少食之，无畏。患冷人不可食，发痼疾。" 2. 体质虚冷、脾胃虚寒、慢性肠滑腹泻及肺寒者慎食。3. 茄子性寒，食时往往配以温热的葱、姜、蒜、香菜等。

苋菜

【来源】本品为苋菜植物苋的茎叶。

【性味与归经】甘，寒；（野苋菜）有小毒。归大肠、小肠经。

【功效与应用】清热解毒，通利二便。用于痢疾，二便不通，蛇虫咬蜇伤，疮毒。现有用于麻疹不透，尿道炎，膀胱炎，小便涩痛等症。

【用法与用量】30～60g，可炒食、煎汤、煮粥。

【按语】1．慢性腹泻、脾虚便溏者慎服。2．苋菜不宜与甲鱼和龟肉同食。

番茄

【来源】为茄科植物番茄的果实。

【性味与归经】甘、酸，微寒。归肝、脾、胃经。

【功效与应用】生津止渴，健脾消食。用于口渴，消化不良，食欲不振。现有用于高血压，血管硬化，夜盲，小儿厌食等症。

【用法与用量】煎汤或煮食，亦可生食。

【按语】1．便溏泄泻者不宜多食。2．青番茄不宜食用，未熟的番茄中含有龙葵碱，食之会有不适感，特别是口腔会感到苦涩，严重者出现口干、发麻、恶心、呕吐、腹泻等中毒症状。3．不宜空腹食用番茄。空腹时胃酸多，易形成硬块堵塞胃内物的排出，引起胃扩张，发生腹胀、腹痛等症状。

紫菜

【来源】为红毛菜科植物甘紫菜的叶状体。

【性味与归经】甘、咸，寒。归肺、脾、膀胱经。

【功效与应用】化痰软坚，利咽，止咳，养心除烦，利水除湿。用于瘿瘤，咽喉肿痛，咳嗽，烦躁失眠，脚气，水肿，小便淋痛，泻痢。现有用于高血压，慢性支气管炎等症。

【用法与用量】15～30g，煎汤或制成干品嚼食。

【按语】1．不宜多食，多食腹胀。2．不宜与柿子、橘子同食。3．变蓝紫色者忌食。4．素体脾胃虚寒、腹痛便溏者忌食。

蘑菇

【来源】为蘑菇科植物蘑菇的子实体。

【性味与归经】甘，平。归肠、胃、肺经。

【功效与应用】健脾开胃，平肝安神。用于饮食不消，纳呆，乳汁不足，高血压症，神倦欲眠。现有用于糖尿病，黄疸型肝炎，小儿麻疹透发不畅等症。

【用法与用量】内服：煎汤，6～9g，鲜品150～180g。炒食或煮食。

【按语】1．气滞者慎服。2．蘑菇性滑，大便泄泻者慎食，其动气发病，不宜多食。3．蘑菇生成嘌呤物质较多，痛风者慎用。

大白菜

【来源】为十字花科植物白菜的叶球。

【性味与归经】甘，平。归胃经。

【功效与应用】通利肠胃，养胃和中，利小便。用于感冒，百日咳，消化性溃疡出血，燥热咳嗽，咽炎声嘶等。

【用法与用量】100 ~ 500g，白菜适宜多种烹调方法。

【按语】脾胃虚寒者慎用。

菠菜

【来源】为藜科草本植物菠菜的带根全草或茎叶。

【性味与归经】甘，平。归肝、胃、大肠、小肠经。

【功效与应用】清热生津润燥，养血止血，平肝。用于热病口渴，衄血，便血，头痛，目眩，目赤，夜盲症，消渴引饮，便秘，痔疮。现有用于高血压等症。

【用法与用量】内服：适量，煮食；或捣汁。

【按语】1. 菠菜含草酸，患软骨病、腹泻、肾炎、肾结石者不宜多食。2. 脾胃虚寒、泄泻者不宜多食。3. 不宜与含钙丰富的豆类及其制品，以及排骨、木耳、海带、虾米等同煮，否则影响钙吸收，易发生尿路结石与肝胆结石。

芹菜

【来源】为伞形科芹菜的茎叶。

【性味与归经】甘，苦，凉。归肺、胃、肝经。

【功效与应用】清热平肝，祛风，利水，止血，解毒。用于肝阳眩晕，高血压，风热头痛，咳嗽，黄疸，小便淋痛，尿血，崩漏，带下，疮痈肿毒。现有用于动脉硬化，痰多等症。

【用法与用量】9 ~ 15g，鲜品30 ~ 60g；或绞汁；或入丸剂。

【按语】脾胃虚寒、肠滑泄泻者及孕妇不可多食。

韭菜

【来源】为百合科植物韭的叶。

【性味与归经】辛，温。归肝、胃、肺、肾经。

【功效与应用】温中补肾，行气散瘀，解毒。用于肾虚阳痿，里寒腹痛，噎膈反胃，胸痹疼痛，衄血，吐血，尿血，痢疾，痔疮，痈疮肿毒，漆疮，跌打损伤。

【用法与用量】60 ~ 120g；或煮粥或炒熟、作羹。

【按语】1. 阴虚内热及疮疡、目疾患者慎食。2. 隔夜韭菜含有的硝酸盐可转化为亚硝酸盐，不宜食用。

白萝卜

【来源】为十字花科草本植物萝卜的根茎。

【性味与归经】辛、甘，凉。归脾、胃、肺经。

【功效与应用】消食下气，化痰，止血，解渴，利尿。用于消化不良，食积胀满，吞酸，吐食，腹泻，痢疾，便秘，痰热咳嗽，咽喉不利，咳血，吐血，衄血，便血，消渴，淋浊。

【用法与用量】30 ~ 100g；或煎汤、煮食。

【按语】1. 脾胃虚寒者不可多食、生食。2. 服人参、地黄时，一般不宜食萝卜。3. 红萝卜和白萝卜不能放在一起煮食。

胡萝卜

【来源】为伞形科草本植物胡萝卜的根。

【性味与归经】甘，辛，平。归脾、肝、肺经。

【功效与应用】健脾和中，滋肝明目，化痰止咳，清热解毒。用于脾虚食少，体虚乏力，脘腹痛，泻痢，视物昏花，雀目，咳喘，百日咳，咽喉肿痛，麻疹，水痘，疖肿，烫伤，痔漏。现有用于夜盲，小儿消化不良等症。

【用法与用量】内服：煎汤，30 ~ 120g；或生吃，或捣汁，或煮食。《本草省常》："宜熟食，多食损肝难消，生食伤胃。"胡萝卜素是脂溶性的，须与肉类一同烹调。

【按语】1. 胡萝卜忌与过多的醋同食，否则容易破坏其中的胡萝卜素。2. 胡萝卜素为脂溶性维生素，大量食用会蓄积于人体内，使皮肤的黄色素增加，皮肤发黄。停食2 ~ 3个月后会自行消退。

莲藕

【来源】为睡莲科草本植物莲的肥大根茎。

【性味与归经】甘，凉。归心、脾、胃经。

【功效与应用】利水除湿，清热解毒。用于脚气，水肿，淋浊，带下等。现有用于肾虚遗精，呕吐不止，口渴，痢疾，痔疮，消渴，口干，心中烦热等症。

【用法与用量】煎汤，9 ~ 15g，鲜品30 ~ 90g；或捣汁。

【按语】1. 脾胃消化功能低下、大便溏泻者不宜生食。2. 煮熟食用忌选铁锅铁器。

黄瓜

【来源】为葫芦科植物黄瓜的果实。

【性味与归经】甘，凉。归肺、脾、胃经。

【功效与应用】清热，利水，解毒。用于热病口渴，小便短赤，水肿尿少，水火烫伤，汗斑，痱疮。现有用于小儿热痢等症。

【用法与用量】内服：适量，煮熟或生用；或绞汁服。

【按语】中寒吐泻及病后体弱者禁服。

南瓜

【来源】为葫芦科植物南瓜的果实。

【性味与归经】甘，温。归脾、胃经。

【功效与应用】解毒消肿。用于肺痈，哮证，痈肿，烫伤，毒蜂蜇伤。现有用于糖尿病等症。

【用法与用量】内服：适量，蒸食或生捣汁。

【按语】1. 南瓜性偏壅滞，故不宜多食，否则易生湿发黄，令人腹胀。凡患气滞中满湿阻者忌服。2. 诸瓜皆寒而南瓜独温，故对于脾胃虚寒之人，南瓜更为适宜，但因其太甜，食后容易壅气，故在煮熟起锅时加些葱花，可起到预防作用。胃热炽盛者少食。3. 冬季因南瓜不易保存，多先将其晒干研粉。

第三节　畜禽蛋水产类

畜肉类：包括猪、牛、羊、驴、马等的肌肉、内脏及其制品。畜肉类的营养价值：蛋白质含量为10% ~ 20%，牛羊肉含量高；脂肪以饱和脂肪酸为主，猪肉平均含量18%为最高；其脂肪酸多为饱和脂肪酸（猪油42%，牛油53%，羊油57%）；碳水化合物在畜禽肉中含量很少，为1% ~ 5%，平均在1.5%，主要以糖原形式存在于肌肉和肝脏中；矿物质，含铁（血红素）较多，生物利用率高；肉类中无机盐含量为0.8% ~ 1.2%，以磷、铁较多；含有少量的铜；虽然钙含量不高，但吸收利用率高；肝脏中富含维生素A、B族维生素，猪肉中的维生素B_1是分别是羊肉和牛肉的4倍和8倍；畜类内脏胆固醇含量都较高，胆固醇含量瘦肉为70mg/100g，肥肉高2 ~ 3倍，内脏高4 ~ 5倍。

禽肉类：指鸡、鸭、鹅、火鸡等的肌肉及其制品，是一类食用价值很高的食物。禽类的营养价值：蛋白质含量为16% ~ 20%，利用率较高；脂肪含量差别大，火鸡低、鸭鹅高；禽肉脂肪含亚油酸占脂肪酸的20%，其营养价值高于畜类；肝脏中富含维生素A、B族维生素；禽肉中的烟酸高于畜肉；矿物质含有铁等；畜禽脑中胆固醇含量最高。

蛋类及蛋制品的营养价值：蛋白质含量12%左右，属于优质蛋白；脂肪含量为10% ~ 15%，集中于蛋黄，含卵磷脂、胆固醇；含维生素A、维生素D、维生素B_1、维生素

B$_2$；含钙、磷、锌等矿物质。

水产类：指所有适合人类食用的淡、海水水生动物及两栖类动物。水产食品如鱼、虾、蟹、贝及部分软体动物。

鱼类的营养价值：蛋白质含量为15%～22%，肌纤维比较纤细，易消化吸收，利用率较高，为优质蛋白质；脂肪含量为1%～10%，如鳕鱼含脂肪在1%以下，而河鳗脂肪含量高达10.8%，鱼类脂肪中不饱和脂肪酸占60%以上，海水鱼中不饱和脂肪酸高达70%～80%，海水鱼中的二十二碳六烯酸（DHA）和二十碳五烯酸（EPA）含量多于淡水鱼；深海鱼DHA和EPA含量通常要比沿岸和近海的鱼类多；碳水化合物含量1.5%，有些鱼碳水化合物含量为零，碳水化合物主要以糖原形式存在；鱼油富含维生素A、维生素D、维生素E；鳝鱼体内含有较多的维生素B$_2$和尼克酸；矿物质含量为1%～2%，海产鱼中特别富含碘，有的海产鱼每千克含碘500～1000g，而淡水鱼每千克含碘仅为50～400g，其中钙、硒含量明显高于畜禽，特别是钙的含量多于禽肉，但吸收率较低，锌的含量极为丰富；肝脏含有丰富的维生素A、维生素D。

猪肉

【来源】为猪科动物猪的肉。

【性味与归经】甘，平。归脾、胃、肾经。

【功效与应用】补肾滋阴，养血润燥，益气，消肿。用于肾虚赢瘦，血燥津枯，燥咳，消渴，便秘，虚肿。

【用法与用量】煮食，30～60g。

【按语】1. 湿热、痰滞内蕴者慎服。2. 猪肉不宜与乌梅、甘草、鲫鱼、虾、鸽肉、田螺、杏仁、驴肉、羊肝、香菜、甲鱼、菱角、荞麦、鹌鹑肉、牛肉同食。3. 食用猪肉后不宜大量饮茶。4. 肥胖人群及血脂较高者不宜多食。5. 猪蹄补气血、润肌肤、通乳汁、托疮毒，用于虚劳赢瘦、气血不足、产后乳少、面皱少华、痈疽疮毒；猪肾补肾阴、理肾气、通膀胱、止消渴，用于肾虚所致的腰膝酸痛、肾虚遗精、耳聋、水肿、小便不利；猪肚补虚弱、健脾胃，用于虚劳赢瘦、咳嗽、脾虚食少、消渴、小便频数、泄泻、水肿脚气、妇人赤白带下、小儿疳积等。

牛肉

【来源】为牛科动物黄牛或水牛的肉。

【性味与归经】甘，水牛肉性凉，黄牛肉性温。归脾、胃经。

【功效与应用】补脾胃，益气血，强筋骨。用于脾胃虚弱，气血不足，虚劳赢瘦，腰膝酸软，消渴，吐泻，痞积，水肿。

【用法与用量】内服：煮食、煎汁，适量，或入丸剂。

【按语】1. 黄牛肉性温，热盛、温热症者不宜食用。2. 牛蹄筋强筋壮骨，益气补虚，温中暖中。用于虚劳赢瘦、腰膝酸软、产后虚冷、腹痛寒疝、中虚反胃；牛肚补益脾胃。入脾、胃经，用于病后体虚、脾胃虚弱、消化不良等。

狗肉

【来源】为犬科动物狗的肉。

【性味与归经】酸、咸，温。归脾、胃、肾经。

【功效与应用】补脾暖胃，温肾壮阳，填精。用于脘腹胀满，浮肿，腰痛膝软，阳痿，寒疝，久败疮。现有用于肾虚之遗尿、耳鸣、小便频数，不孕不育，痔漏等症。

【用法与用量】内服：煮食，适量。

【按语】1. 阴虚内热、素多痰火及热病后者慎服。2. 脑血管病、心脏病、高血压病、脑卒中后遗症患者不宜食用。3. 忌吃半生不熟的狗肉，以防寄生虫感染。4. 狗鞭温肾壮阳，补益精髓。用于男子阳痿不育，遗精，腰膝酸软；女子虚寒带下，产后体虚。

羊肉

【来源】为牛科动物山羊或绵羊的肉。

【性味与归经】甘，热。归脾、胃、肾经。

【功效与应用】温中健脾，补肾壮阳，益气养血。用于脾胃虚寒，食少反胃，泻痢，肾阳不足，气血亏虚，虚劳羸瘦，腰膝酸软，阳痿，寒疝，产后虚羸少气，缺乳。

【用法与用量】内服：煮食或煎汤，125 ~ 250g；或入丸剂。

【按语】1. 外感时邪或有宿热者禁服。2. 孕妇不宜多食。3. 羊肉与西瓜同食会伤元气。4. 加胡桃仁、生姜同煮，可去膻气。5. 羊肚补益脾气、温中健胃，用于脾胃虚弱、形体消瘦、饮食减少、四肢乏力、大便溏薄、气阴不足、多饮多食、小便频多、自汗盗汗等。羊肾补肾气、益精髓，用于肾虚劳损、腰脊疼痛、足膝痿弱、耳聋、消渴、阳痿、尿频、遗溺。羊奶补虚润燥、开胃止呕、解毒，用于虚劳羸瘦、消渴、便秘、反胃。

兔肉

【来源】为兔科动物蒙东北兔、华南兔、家兔、蒙古兔及高原兔等的肉。

【性味与归经】甘，寒。归肝、大肠经。

【功效与应用】健脾补中，凉血解毒。用于胃热消渴，反胃吐食，肠热便秘，肠风便血，湿热痹，丹毒。现有用于宫颈癌等症。

【用法与用量】内服煎汤或煮食，100 ~ 300g。

【按语】孕妇及经期女性、有明显阳虚症状的女子、脾胃虚寒者不宜食用。

猪肝

【来源】为猪科动物猪的肝脏。

【性味与归经】甘、苦，温。归肺、胃、肝经。

【功效与应用】补气健脾，养肝明目。用于肝虚目昏，夜盲，脾胃虚弱，小儿疳积，脚气，水肿，久痢脱肛，带下。

【用法与用量】内服：煮食或煎汤，60～150g；或入丸、散。

【按语】1. 猪肝忌与鱼肉、雀肉、荞麦、菜花、黄豆、豆腐、鹌鹑肉、野鸡同食。2. 不宜与豆芽、西红柿、辣椒、毛豆、山楂等富含维生素C的食物同食。

猪心

【来源】为猪科动物猪的心。

【性味与归经】甘、咸，平。归心经。

【功效与应用】养心安神，镇惊。用于惊悸怔忡，自汗，失眠，神志恍惚，癫，狂，痫。

【用法与用量】内服：煮食，适量；或入丸剂。

【按语】1. 猪心胆固醇含量偏高，高胆固醇血症者应忌食。2. 猪心不宜与乌梅、甘草、鲫鱼、香菜、甲鱼、菱角、荞麦同食。3. 忌吴茱萸。

鸡肉

【来源】为雉科动物家鸡的肉。

【性味与归经】甘，温。归脾、胃经。

【功效与应用】温中益气，补精填髓。用于虚劳羸弱，病后体虚，食少纳呆，反胃，腹泻下痢，消渴，水肿，小便频数，崩漏，带下，产后乳少。现有用于肝血不足，头晕，眼花等症。

【用法与用量】内服适量，煮食或炖汤。

【按语】1. 肥腻壅滞，有外邪者皆忌食之。2. 鸡肉不宜与鲤鱼、芥末、大蒜、菊花、芝麻同食。3. 实证、邪毒未清者慎用。

鸭肉

【来源】为鸭科动物家鸭的肉。

【性味与归经】甘、咸，平。归脾、肺、肾经。

【功效与应用】补益气阴，利水消肿。用于虚劳骨蒸，咳嗽，水肿。

【用法与用量】内服：适量，煨烂熟，吃肉喝汤。

【按语】1. 外感未清，脾虚便溏，肠风下血者禁食。2. 鸭肉忌与兔肉、杨梅、核桃、鳖、木耳、胡桃、大蒜、荞麦同食。3. 对于素体虚寒、受凉引起的不思饮食、胃部冷痛、腹泻清稀、腰痛及寒性痛经以及肥胖、动脉硬化、慢性肠炎者应少食；感冒患者不宜食用。

鸽肉

【来源】为鸠鸽科动物原鸽、家鸽、岩鸽的肉。

【性味与归经】咸，平。归肝、肾、肺经。

【功效与应用】滋肾益气，祛风解毒，调经止痛。用于虚羸，妇女血虚经闭，消渴，久疟，麻疹，肠风下血，恶疮，疥癣。

【用法与用量】内服：煮食，适量。

【按语】不宜多食。

鹅肉

【来源】为鸭科动物鹅的肉。

【性味与归经】甘，平。归脾、肺、肝经。

【功效与应用】益气补虚，和胃止渴。用于脾胃虚弱，中气不足，倦怠乏力，少食虚羸，消渴等。现有用于气阴不足之气短咳嗽、纳少等症。

【用法与用量】内服：适量，煮熟，食肉或汤汁。

【按语】1. 鹅肉不易消化，不宜多食。2. 湿热内蕴、皮肤疮毒者禁食。

乌骨鸡

【来源】为雉科动物乌骨鸡的肉。

【性味与归经】甘，平。归肝、肾、肺经。

【功效与应用】补肝肾，益气血，退虚热。用于虚劳羸瘦，骨蒸痨热，消渴，遗精，滑精，久泻，久痢，崩中，带下。

【用法与用量】内服：煮食，适量；或入丸、散。

【按语】感冒发烧、咳嗽多痰时忌食。

鹌鹑

【来源】为雉科鹌鹑属动物。

【性味与归经】甘，平。归大肠、心、肝、脾、肺、肾经。

【功效与应用】益中气，止泻痢，壮筋骨。用于脾虚泻痢，小儿疳积，风湿痹症，咳嗽。

【用法与用量】内服：煮食，1～2只；或烧存性，研末。

【按语】1. 不宜与猪肉、猪肝、蘑菇、木耳同食。2. 老人及外感、痰热未清者慎服。

鸡肝

【来源】为鸡科动物鸡的肝。

【性味与归经】甘，微温。归肝、肾、脾经。

【功效与应用】补肝肾，明目，消疳，杀虫。用于肝虚目暗，目翳，小儿疳积，妊娠胎漏，小儿遗尿，妇人阴浊。

【用法与用量】内服：煎汤，适量，或入丸、散。

【按语】高胆固醇血症、肝病、高血压和冠心病患者应少食。

燕窝

【来源】为雨燕科动物金丝燕及多种同属燕子类用唾液或唾液与绒羽等混合凝结所筑成的巢窝。

【性味与归经】甘，平。归肺、胃、肾经。

【功效与应用】滋阴润肺，化痰止咳，益气补中，添精补髓。用于阴虚咳嗽，咳血，脾胃虚弱，身体虚弱等。

【用法与用量】内服：煎汤或蒸服，5 ~ 10g。

鸡蛋

【来源】为母鸡所产的卵。

【性味与归经】甘，平。归脾、胃、肺经。

【功效与应用】滋阴润燥，养血安胎。用于热病烦闷，燥咳声哑，目赤咽痛，胎动不安，产后口渴，小儿疳积，疟疾，烫伤，皮炎，虚劳羸弱。

【用法与用量】内服：煮、炒，1 ~ 3枚；或生服，或沸水冲；或入丸剂。

【按语】1. 有痰饮、积滞及宿食内停者，高热、肾病、胆固醇过高患者忌食。2. 腹泻、肝炎、肾炎、胆囊炎、胆石症之人忌食；老年高血压、高血脂、冠心病患者，宜少食。3. 与鹅肉同食损伤脾胃；与兔肉、柿子同食导致腹泻；同时不宜与甲鱼、鲤鱼、茶同食。4. 鸡子黄：性味甘平，入心、肾经。功用滋阴润燥，养血熄风。《伤寒杂病论》中共3个方用及鸡子黄，如百合鸡子汤，治百合病误用吐法，大伤阴液之证；排脓散治痈疮脓成、精血受损之证，俱取鸡子黄滋阴清虚热、养血润燥之功。《伤寒》黄连阿胶汤，用之治少阴病，心中烦，不得卧着，以其补脾而润燥也。5. 鸡子白：性味甘凉，功用润肺利咽、清热解毒。

鹌鹑蛋

【来源】为雉科动物鹌鹑所产的卵。

【性味与归经】甘，平。归心、肝、肺、胃、肾经。

【功效与应用】补中益气，健脑。用于脾胃虚弱，肺痨，肋膜炎，神经衰弱，失眠，健忘，心脏病。

【用法与用量】内服：煮食，适量。

【按语】1. 脑血管病人不宜多食鹌鹑蛋。2. 鹌鹑蛋胆固醇较高，不宜多食。

鸭蛋

【来源】为鸭科动物母鸭所产的卵。

【性味与归经】甘，凉。归心、肺经。

【功效与应用】滋阴清肺，平肝，止泻。用于胸膈结热，肝火头痛眩晕，齿痛，咳嗽，泻痢。

【用法与用量】内服：煎汤，煮食或开水冲服，1～2个。宜盐腌煮食。

【按语】1. 中老年人多食久食容易加重血管系统的硬化和衰老。2. 鸭蛋不宜与甲鱼、李子同食。3. 脾阳虚，寒湿泻痢，以及食后气滞痞闷者禁食。

鲤鱼

【来源】为鲤科动物鲤鱼的肉或全体。

【性味与归经】甘，平。归脾、胃、肾、胆经。

【功效与应用】健脾和胃，利水下气，通乳，安胎。用于胃痛，泄泻，水湿肿满，小便不利，脚气，黄疸，咳嗽气逆，胎动不安，妊娠水肿，产后乳汁稀少。

【用法与用量】内服：蒸汤或煮食，100～240g。

【按语】1. 风热者慎服。2. 鲤鱼忌与绿豆、芋头、牛羊油、猪肝、鸡肉、荆芥、甘草、南瓜、赤小豆和狗肉同食，也忌与中药中的朱砂同服；鲤鱼与咸菜相克：可引起消化道癌肿。

草鱼

【来源】为鲤科动物草鱼的肉。

【性味与归经】甘，温。归胃、脾经。

【功效与应用】平肝祛风，温中和胃。用于虚劳，肝风头痛，久疟，食后饱胀，呕吐泄泻。

【用法与用量】内服：蒸煮，100～200g。

【按语】鱼胆有毒不能吃。

鲍鱼

【来源】为鲍科动物杂色鲍、皱纹盘鲍、耳鲍、羊城鲍的肉。

【性味与归经】甘、咸，平。归肝、肾经。

【功效与应用】滋阴清热，益精明目，调经润肠。骨蒸，咳嗽，青盲内障，月经不调，带下，肾虚小便频数，大便燥结。现有用于产后乳汁不下等症。

【用法与用量】内服：煮食或煎汤。

【按语】1. 脾胃虚弱者不可多食。2. 鲍鱼忌与鸡肉、野猪肉、牛肝同食。3. 高血压、高血脂、痛风者要慎食。

鲈鱼

【来源】为鲳科动物鲈鱼的肉。

【性味与归经】甘，平。归脾、肾、肝经。

【功效与应用】益脾胃，补肝肾。用于脾虚泻痢，消化不良，疳积，百日咳，水肿，筋骨痿弱，胎动不安，疮疡久不愈合。现有用于慢性结肠炎、萎缩性胃炎等症。

【用法与用量】煮食，60 ~ 240g；或作鲙食。

【按语】1.《嘉祐本草》："多食发疮肿，不可与乳酪同食。" 2. 患有皮肤病疮肿者忌食。

蟹

【来源】为方蟹科动物中华绒螯蟹和日本绒螯蟹的肉和内脏。

【性味与归经】咸，寒。归肝、胃经。

【功效与应用】清热，散瘀，消肿解毒。用于湿热黄疸，产后瘀滞腹痛，筋骨损伤，痈肿疔毒，漆疮，烫伤。

【用法与用量】烧存性研末，或入丸剂5 ~ 10g。

【按语】外邪未清，脾胃虚寒及宿患风疾者慎服。

鳖

【来源】为鳖科动物中华鳖的肉。

【性味与归经】甘，平。归肝、肾经。

【功效与应用】滋阴凉血，补肾。用于阴血亏损所致骨蒸劳热，五心烦热，午后低热，遗精等。现有用于癌症。

【用法与用量】内服：煎汤，250 ~ 500g，熬膏或入丸、散。

【按语】1. 脾胃阳虚及孕妇忌服。2. 忌苋菜。3. 肠胃功能虚弱、消化不良的人应慎吃，尤其是患有肠胃炎、胃溃疡、胆囊炎等消化系统疾病患者不宜食用。

虾类

【来源】为长臂虾科动物青虾等多种淡水虾和龙虾科动物龙虾等海产虾。

【性味与归经】甘，温。归肝、胃、肾经。

【功效与应用】补肾壮阳，通乳，托毒。用于肾虚阳痿，产妇乳少，麻疹透发不畅，阴疽，恶核，丹毒，臁疮。

【用法与用量】内服：煮食或炒食。

【按语】1. 湿热泻痢、痈肿热痛、疥癫瘙痒者慎服。2. 对海鲜过敏者慎食，虾忌与獐肉、鹿肉配伍。3. 阴虚火旺和疮肿及皮肤病患者忌食。

海参

【来源】为刺参科动物刺参、绿刺参、化刺参的全体。

【性味与归经】甘、咸，平。归肾、肺经。

【功效与应用】补肾益精，养血润燥，止血。用于精血亏损，虚弱劳怯，阳痿，梦遗，小便频数，肠燥便秘，肺虚咳嗽咯血，肠风便血，外伤出血。

【用法与用量】内服：煎汤，煮食，15～30g。

【按语】1. 脾虚不运、外邪未尽者禁服。2. 海参不宜与甘草、醋同食。3. 患急性肠炎、菌痢、感冒、咳痰、气喘及大便溏薄、出血兼有瘀滞及湿邪阻滞的患者忌食。

淡菜

【来源】为贻贝的肉经烧煮暴晒而成的干制食物。

【性味与归经】甘、咸，温。归肾、肝经。

【功效与应用】补肝肾，益精血，消瘿瘤。用于虚劳羸瘦，眩晕，盗汗，阳痿，腰痛，吐血，崩漏，带下，瘿瘤。现有用于高血压等症。

【用法与用量】内服：煎汤，15～50g；或入丸，散。

田螺

【来源】为田螺科动物田螺或其同属动物。

【性味与归经】甘、咸，寒。归脾、肝、膀胱经。

【功效与应用】清热，利水，止渴，解毒。用于小便赤涩，目赤肿痛，黄疸，脚气，浮肿，消渴，痔疮，疔疮肿毒。

【用法与用量】内服：适量，煎汤。

鲫鱼

【来源】为鲤科鲤属食用鱼类。

【性味与归经】甘，平。归脾、胃、大肠经。

【功效与应用】健脾和胃，利水消肿，通血脉。用于脾胃虚弱，纳少反胃，产后乳汁不行，痢疾，便血，水肿，痈肿，瘰疬，牙疳。

【用法与用量】内服：适量，煮食或煅研入丸、散。

【按语】1. 不宜和大蒜、砂糖、芥菜、沙参、蜂蜜、猪肝、鸡肉、野鸡肉、鹿肉，以及中药麦冬、厚朴一同食用。2. 吃鱼前后忌喝茶。

青鱼

【来源】为鲤科动物青鱼。

【性味与归经】甘，平。归脾经。

【功效与应用】化湿除痹，益气和中。用于脚气湿痹，腰脚软弱，胃脘疼痛，痢疾。

【用法与用量】内服：煮食，100 ~ 200g。

【按语】1. 青鱼忌与李子同食；青鱼忌用牛、羊油煎炸。2. 不可与荆芥、白术、苍术同食。

带鱼

【来源】为带鱼科带鱼属动物。

【性味与归经】甘，平。归胃经。

【功效与应用】补虚，解毒，止血。用于病后体虚，产后乳汁不足，疮疖痈肿，外伤出血。现有用于肝炎，脾胃虚寒饮食减少，妇女更年期食少便溏，体倦乏力，烦躁不安等症。

【用法与用量】内服：鱼肉煎汤或炖服，150 ~ 250g；或蒸食其油；或烧存性研末。

【按语】1. 带鱼属动风发物，凡患有疥疮、湿疹等皮肤病或皮肤过敏者忌食；癌症患者及红斑性狼疮之人忌食；痈疖疔毒和淋巴结核、支气管哮喘者亦忌之。2. 带鱼忌用牛油、羊油煎炸；不可与甘草、荆芥同食。

海蜇

【来源】为海蜇科动物海蜇的加工品。

【性味与归经】咸，平。归肝、肾、肺经。

【功效与应用】清热平肝，化痰消积，润肠。用于肺热咳嗽，痰热哮喘，食积痞胀，大便燥结，高血压病。

【用法与用量】内服：煎汤，30 ~ 60g。

【按语】脾胃寒弱勿食。

鳝鱼

【来源】为鳝科动物黄鳝的肉或全体。

【性味与归经】温，甘。归肝、脾、肾经。

【功效与应用】益气血，补肝肾，强筋骨，祛风湿。用于虚劳，疳积，阳痿，腰痛，腰膝酸软，风寒湿痹，产后淋沥，久病脓血等。现有用于体虚痔疮出血等症。

【用法与用量】内服：煮食，100 ~ 250g；捣肉为丸或焙研为散。

【按语】1. 凡病属虚热及外感病患者不宜食。2. 鳝鱼不宜与狗肉、狗血、南瓜、菠菜、红枣同食。

鱿鱼

【来源】为枪乌贼科动物鱿鱼的肉或全体。

【性味】甘、咸，平。

【功效与应用】祛风除湿，滋补，通淋。用于风湿腰痛，下腋溃烂，腹泻，石淋，白带，痈疮疖肿，病后或产后体虚，小儿疳积。

【用法与用量】内服：煮食，50 ~ 100g。

【按语】脾胃虚寒、高血脂、高胆固醇血症、动脉硬化等心血管病及肝病患者、湿疹、荨麻疹等疾病患者忌食。

鳕鱼

【来源】为鳕科动物鳕鱼的肉。

【性味与归经】甘，平。

【功效与应用】活血，止痛，通便。用于跌打骨折，便秘。

【用法与用量】内服：煮食，适量。

【按语】痛风、尿酸过高患者不宜食用。

鲳鱼

【来源】为鲳科鲳鱼的肉或全体。

【性味与归经】甘，平。

【功效与应用】益气养血，柔筋利骨。用于脾胃虚弱，消化不良，血虚，病后体虚，筋骨酸痛，四肢麻木。现有用于产后气血虚弱，乳汁不足等症。

【用法与用量】内服：煮食或炖服，30 ~ 60g。

【按语】1. 鲳鱼属于发物，有慢性疾病和过敏性皮肤病的人不宜食用。2. 不宜与羊肉同食。

黄花鱼

【来源】为石首鱼科黄花鱼的肉或全体。

【性味与归经】甘，平。归胃、脾、肝、肾经。

【功效与应用】补肾，益气健脾，明目，止痢。用于病后、产后体虚，乳汁不足，肾虚腰痛，水肿，视物昏花，头痛，胃痛，泻痢。

【用法与用量】煮食炖食，每次100 ~ 250g。

【按语】1. 黄鱼是发物，哮喘病人和过敏体质的人应慎食。2. 黄鱼不宜与荆芥、荞麦同食。

第四节　水果和坚果类

水果的营养特点：多数新鲜水果含水分85%～90%，维生素C、胡萝卜素以及B族维生素含量丰富，含钾、镁、钙等矿物质，是膳食纤维的重要来源，水果含双糖或单糖较蔬菜多；水果中的果酸如柠檬酸、苹果酸、酒石酸等有机酸含量比蔬菜丰富，能增进食欲，利于食物消化；水果中还含有植物化学物质。

坚果又称硬果、壳果，指果皮坚硬的果实种子，植物的干种子也常归类在坚果类。按营养成分分为两类：一类富含脂肪和蛋白质，如花生、核桃仁、各种瓜子、松子、杏仁、榛子、腰果等；另一类含碳水化合物多而脂肪较少，如栗子、莲子、白果等。硬果类除栗子外所含的蛋白质都较高，均在14%以上。

梨

【来源】为蔷薇科植物梨的果实。

【性味与归经】甘、微酸，凉。归肺、胃、心经。

【功效与应用】生津止渴，清肺化痰。用于肺燥咳嗽，热病烦躁，津少口干，消渴，目赤，疮疡，烫火伤。

【用法与用量】生食，绞汁饮服，或蒸、煮、煎汤、熬膏等食用。

【按语】脾胃虚寒、腹泻、慢性肠炎、寒痰咳嗽、伤风感冒、消化不良者及产后妇女不宜食用。

橘

【来源】为芸香科植物橘及其栽培变种的成熟果实。

【性味与归经】甘、酸，平。归肺、胃经。

【功效与应用】理气和胃，润肺生津。用于消渴，呕逆，胸膈结气。现有用于食欲不振，咳嗽痰多等症。

【用法与用量】适量，作食品；亦可蜜煎。

【按语】1. 不宜与萝卜、牛奶同食。2. 不可多食，风寒咳嗽及有痰者不宜食用。

柠檬

【来源】为芸香科植物柠檬的果实。

【性味与归经】甘、酸，凉。归肺、胃经。

【功效与应用】生津解渴，和胃安胎，化痰。用于胃热伤津，中暑烦渴，食欲不振，脘腹痞胀，肺燥咳嗽，妊娠呕吐。

【用法与用量】绞汁饮或生食。

【按语】1. 风寒咳嗽及有痰饮者，患有糖尿病者不宜食用。2. 胃酸过多者忌食。

芒果

【来源】为漆树科植物芒果的果实。

【性味与归经】甘、酸，微寒。

【功效与应用】益胃，生津，止呕，止咳，利尿，活血通经。用于口渴，呕吐，食欲不振，咳嗽，小便不利，妇女闭经。

【用法与用量】鲜果剥皮，直接食用。

【按语】1. 不宜与大蒜同食。2. 皮肤病、肿瘤、糖尿病患者应忌食。3. 饱餐后禁食，过敏体质者不宜食用。

西瓜

【来源】为葫芦科植物西瓜的果实。

【性味与归经】甘，寒。归心、胃、膀胱经。

【功效与应用】清热利尿，生津止渴，解暑，除烦，利小便。用于暑热烦渴，热盛津伤，小便不利，喉痹，口疮。

【用法与用量】生食，绞汁饮。

【按语】1. 脾胃虚寒或兼见便溏腹泻的病人不宜食用。2. 中寒湿症者禁服。

荔枝

【来源】为无患子科植物荔枝的果实。

【性味与归经】甘、酸，温。归脾、肝经。

【功效与应用】养血健脾，行气消肿。用于病后体虚，津伤口渴，脾虚泄泻，呃逆，食少，瘰疬。现有用于五更泄，老年阳痿，白带过多等症。

【用法与用量】煎汤，5 ~ 10枚；或烧存性研末；或浸酒。

【按语】1. 出血病患者、阴虚火旺体质者、妇女妊娠以及小儿均应忌食。2. 老年人便秘者、青春痘生疮者、伤风感冒者或有急性炎症者，食用荔枝会加重病症。

香蕉

【来源】为芭蕉科植物香蕉的果实。

【性味与归经】甘，寒。归脾、胃、大肠经。

【功效与应用】清热，润肠，滑肠，润肺止咳，解酒毒。用于热病烦渴，便秘，痔疮，肺燥咳嗽，解酒毒。

【用法与用量】生食或炖食，1 ~ 4根。

【按语】糖尿病患者、胃酸过多者、关节炎或肌肉疼痛患者忌食。香蕉性寒，含钠盐多，有明显水肿和需要禁盐的病人不宜多吃。

葡萄

【来源】为葡萄科植物葡萄的果实。

【性味与归经】甘、酸，平。归脾、肺、肾经。

【功效与应用】补气血，强筋骨，利小便。用于气血虚弱，肺虚咳嗽，心悸盗汗，烦渴，风湿痹痛，淋病，水肿，痘疹不透。

【用法与用量】煎汤，15 ~ 30g；或捣汁，或熬膏，或浸酒。

【按语】阴虚内热、胃肠实热或痰热内蕴者慎服。葡萄可以补充维生素，不过孕妇还是要少吃，因为酸的东西吃太多可能会影响钙的吸收，而且葡萄含糖高，会使肚中的羊水增多。

猕猴桃

【来源】为猕猴桃科植物猕猴桃的成熟果实。

【性味与归经】甘、酸，寒。归肾、胃、肝经。

【功效与应用】解热，止渴，和胃消食，通淋。用于烦热，消渴，肺热干咳，消化不良，湿热黄疸，石淋，痔疮。

【用法与用量】煎汤，30 ~ 60g；或生食，或榨汁饮。

【按语】1. 脾胃虚寒者慎服。2. 猕猴桃与牛奶同食会出现腹胀、腹痛、腹泻。

菠萝

【来源】为凤梨科植物凤梨的果实。

【性味与归经】甘、微涩，平。归脾、胃经。

【功效与应用】解热止渴，消食，祛湿。用于虚热烦渴、水肿，小便不利，腹泻，消化不良。

【用法与用量】生食，绞汁，煎汤等。

【按语】菠萝不宜与鸡蛋一起吃，鸡蛋中的蛋白质与菠萝中的果酸结合，易使蛋白质凝固，影响消化。

苹果

【来源】为蔷薇科植物苹果的果实。

【性味与归经】甘、酸，凉。归肺、胃、心经。

【功效与应用】除烦，醒酒，益胃，生津。用于津少口渴，脾胃泄泻，食少腹胀，饮酒过度。

【用法与用量】可生食，或捣汁，或熬膏。

【按语】1. 溃疡性结肠炎者不宜生食。2. 苹果不可与胡萝卜同食，易产生诱发甲状腺肿的物质。3. 不宜多食，过量食用易致腹胀。4. 阳气不足者应少食或加温后食用。

桃

【来源】为蔷薇科植物桃的成熟果实。

【性味与归经】甘、酸，温。归肺、大肠经。

【功效与应用】生津，润肠，活血，消积，益气血，润肤色。用于津少口渴，肠燥便秘，闭经，积聚。

【用法与用量】鲜食，作脯食。

【按语】1. 内热偏盛，易生疮疖，糖尿病患者不宜多吃，婴儿、孕妇、月经过多者忌食。2. 不宜常服，易生内热。3. 忌与甲鱼同食。

柚子

【来源】为芸香科植物柚的果实。

【性味与归经】甘、酸，寒。

【功效与应用】消食，化痰，醒酒。用于饮食积滞，食欲不振，醒酒。现有用于咳嗽痰多等症。

【用法与用量】适量鲜果实去皮后生食。

【按语】1. 脾虚便溏者慎食。2. 高血压患者不宜吃柚子，特别是葡萄柚。

樱桃

【来源】为蔷薇科植物樱桃的果实。

【性味与归经】甘、酸，温。归脾、肾经。

【功效与应用】补脾益肾。用于脾虚泄泻，肾虚遗精，腰腿酸痛，四肢不仁，瘫痪。现有用于风湿关节疼痛、痛经等症，也有用于美肤。

【用法与用量】煎汤，30～150g；浸酒。

【按语】1. 不宜多食，多食令人吐。2. 有溃疡症状者、上火者慎食。3. 糖尿病患者忌食。4. 热性病及虚热咳嗽、便秘者忌食，肾功能不全、少尿者慎食。

草莓

【来源】为蔷薇科植物草莓的果实。

【性味与归经】甘、微酸，凉。归脾、胃经。

【功效与应用】清凉止渴，健胃消食。用于口渴，食欲不振，消化不良；癌症患者如鼻咽癌、肺癌、扁桃体癌、喉癌者均可食用。

【用法与用量】内服，适量。

【按语】痰湿内盛、肠滑便泻者、尿路结石病人不宜多食。

柿子

【来源】为柿科植物柿的果实。

【性味与归经】甘、涩，凉。归肺、心、大肠经。

【功效与应用】清热，润肺，生津，解毒。用于咳嗽，吐血，热渴，口疮，热痢，便血。

【用法与用量】内服：适量，作食品；或煎汤；或烧炭研末；或在未成熟时，捣汁冲服。

【按语】1. 凡脾胃虚寒、痰湿内盛、外感咳嗽、脾虚泄泻、疟疾等症，禁食鲜柿。2. 不宜与酸菜、黑枣、鹅肉、螃蟹、甘薯、鸡蛋、白酒、醋同食。

石榴

【来源】为石榴科植物石榴的果实。

【性味与归经】甘、酸，温。归脾、肺经。

【功效与应用】止血，驱虫。用于痢疾，肠风下血，崩漏，带下，虫积腹痛，痈疮，疥癣，烫伤。现有用于咽喉炎，口干，音哑，口舌生疮等症。

【用法与用量】鲜石榴果实成熟后，去皮生食，或绞汁饮服或煎汤服。

【按语】1. 不宜与西红柿、螃蟹、西瓜、土豆同食。2. 不宜多食，多食易伤肺损齿。3. 石榴果皮有毒，服用时必须注意。

椰子

【来源】为棕榈科椰子属植物类胚乳（椰肉）。

【性味与归经】甘、辛，平。归心、脾经。

【功效与应用】补脾益肾，催乳，消疳杀虫。用于脾虚水肿，腰膝酸软，产妇乳汁缺少，小儿绦虫，姜片虫病。

【用法与用量】内服：煎汤，6 ~ 15g。

【按语】体内热盛的人不宜吃椰子，糖尿病患者忌食。

李子

【来源】为蔷薇科植物李树的果实。

【性味与归经】甘、酸，平。归肝、脾、胃经。

【功效与应用】清热，生津，消积。用于虚劳骨蒸，消渴，食积。

【用法与用量】煎汤，10 ~ 15g；鲜者，生食，每次100 ~ 300g。

【按语】不宜多食，脾胃虚弱者慎服。

枇杷

【来源】为蔷薇科植物枇杷的果实。

【性味与归经】甘、酸，凉。归脾、肺经。

【功效与应用】润肺下气，止渴。用于肺热咳喘，吐逆，烦渴。现有用于声音嘶哑，口干等症。

【用法与用量】生食或煎汤，30 ~ 60g。

【按语】脾胃虚寒者不宜多食。

香瓜

【来源】为葫芦科一年蔓生草本植物。

【性味与归经】甘，寒。归心、胃经。

【功效与应用】清暑热，解烦渴，利小便。用于暑热烦渴，小便不利，暑热下痢腹痛。现有用于脓血恶痢，痔漏等症。

【用法与用量】直接食用，或做成果脯、蜜饯后食用，或煎汤，或研末。

【按语】1. 出血及脾胃虚寒、腹胀便溏者禁服。2. 不宜与田螺、螃蟹、油饼等同食。

橙子

【来源】为芸香科柑橘属植物橙树的果实。

【性味与归经】酸，凉。归肺、胃经。

【功效与应用】降逆和胃，理气宽胸，消瘿，醒酒，解鱼蟹毒。用于恶心呕吐，胸闷腹胀，瘿瘤，醒酒。

【用法与用量】内服适量，生食；或煎汤；或盐腌、蜜制；或制饼。

甘蔗

【来源】为禾本科植物甘蔗的茎秆。

【性味与归经】甘，寒。归肺、脾、胃经。

【功效与应用】清热生津，润燥和中，解毒。用于烦热，消渴，呕哕反胃，虚热咳嗽，大便燥结，痈疽疮肿。

【用法与用量】煎汤，30 ~ 90g；或榨汁饮。

【按语】1. 脾胃虚寒，痰湿咳嗽者慎用。2. 甘蔗有解酒功能，但不能与白酒同食，同食易生痰。

栗子

【来源】为壳斗科植物板栗的种仁。

【性味与归经】甘、咸，平。归脾、肾经。

【功效与应用】益气健脾，补肾强筋，活血消肿，止血。用于脾虚泄泻，反胃呕吐，脚膝酸软，筋骨折伤肿痛，瘰疬，吐血，衄血，便血。

【用法与用量】内服：生食、煮食或炒存性研末服，30 ~ 60g。

【按语】1. 食积停滞、脘腹胀满痞闷者禁服。2. 糖尿病、风湿病患者忌食。

葵花籽

【来源】为菊科草本植物向日葵的种子。

【性味与归经】甘，平。归脾、胃、大肠经。

【功效与应用】透疹，止痢，透痈脓。用于疹发不透，血痢，慢性骨髓炎。现有用于高脂血症，动脉硬化，高血压病。

【用法与用量】去壳取仁生嚼，炒熟食，榨油，煎汤等。

【按语】一次不宜吃得太多，以免上火、口舌生疮。

南瓜籽

【来源】为葫芦科一年生蔓生藤本植物南瓜的种子。

【性味与归经】甘，平。归大肠经。

【功效与应用】下乳，利水消肿，驱虫。用于绦虫，血吸虫，钩虫，蛲虫病，产后缺乳，产后手足浮肿，百日咳，痔疮。

【用法与用量】内服：煎汤，30 ~ 60g；研末或制成乳剂。

【按语】胃热病人宜少食，否则会感到脘腹胀满。

第五节　其他类

1. 奶

主要含Ca，也含有少量K、Na、Mg、P等。奶及奶制品的营养价值如下。

蛋白质：含量为3.0％左右，属优质蛋白质；以酪蛋白为主，占80％，其次为乳清蛋白和乳球蛋白，消化吸收率为90％。

脂肪：3％～4％，易消化；100ml牛奶中仅含15mg胆固醇。

碳水化合物：主要是乳糖（调节胃酸、促进胃肠蠕动，促进钙吸收，促进乳酸杆菌繁殖），含量为4.5％～4.7％，较人乳（7.0％～7.9％）少。

维生素：牛乳中几乎含所有维生素，奶类是维生素A、维生素D、维生素E、维生素B_1、维生素B_2和烟酸的良好来源。

矿物质：含钙、磷等，含铁低。每100g牛奶中含钙104mg（RNI：800mg/天），吸收利用率高；大量研究表明，儿童、青少年养成饮奶的好习惯，可提高其骨密度，从而延缓其发生骨质疏松的年龄。铁的含量很低，每100g仅含0.3mg。

2. 食用烹调油

包括植物油和动物脂肪，如大豆油、花生油、菜籽油、棉籽油、玉米油、米糠油、葵花籽油、芝麻油、油茶籽油、胡麻油、棕榈油、橄榄油、猪油、奶油。

烹调油的营养特点：烹调油是能量的主要来源之一；植物油一般含脂肪99％以上，是必需脂肪酸亚油酸和α-亚麻酸的主要来源，不含胆固醇；也是维生素E的首要来源；动物油含脂肪90％左右，含饱和脂肪酸多，含胆固醇也多。

花生油

【来源】为花生仁经压榨而提取的油脂。

【性味与归经】甘，平。归肺、脾、大肠经。

【功效与应用】清热解毒，润燥，利肠除积。用于胃肠疾患，便秘，蛔虫性肠梗，胎衣不下，外用可用于烫伤。

【用法与用量】内服，60～125g。

【按语】1. 食用过多对心脑血管有一定影响，而且容易发胖。2. 患有菌痢、急性胃肠炎、腹泻之人，由于胃肠功能紊乱不宜多食。

牛奶

【来源】牛科动物黄牛或水牛的奶。

【性味与归经】甘，微寒。归心、肺、胃经。

【功效与应用】补虚损，益肺胃，养血，生津润燥，解毒。用于虚弱劳损，反胃噎膈，消渴，血虚便秘，气虚下痢，黄疸。

【用法与用量】煮饮，适量。

【按语】1. 忌久煮。2. 忌空腹喝牛奶。3. 脾胃虚寒作泻、中有冷痰积饮者慎服。

大蒜

【来源】为百合科多年生草本植物大蒜的鳞茎。

【性味与归经】辛，温。归脾、胃、肺、大肠经。

【功效与应用】温中行滞，解毒，杀虫。用于脘腹冷痛，泄泻，肺痨，痈疖肿毒，肠痈，癣疮，蛇虫咬伤，钩虫病，蛲虫病，带下阴痒，疟疾，喉痹，水肿。现有用于感冒，小儿百日咳等症。

【用法与用量】煎汤，5～10g；生或煮、煨服食，或捣烂为丸。煮食、煨食宜较大量；生食，宜较小量。

【按语】1. 阴虚火旺及目疾、舌喉口齿诸疾均不宜服用。2. 胃溃疡及十二指肠溃疡或慢性胃炎者忌食。

米醋

【来源】为米、麦、高粱、米酒等酿成的含有乙酸的液体。

【性味与归经】酸、苦，温。归肝、胃经。

【功效与应用】散瘀消积，止血，解毒。用于产后血晕，症瘕积聚，吐血，衄血，便血，鱼肉菜毒，痈肿疮毒。现有用于胆道蛔虫，急、慢性传染性肝炎等症。

【用法与用量】煎汤，10～30ml；或浸渍；或拌制。

【按语】1. 不宜多食，否则伤筋软齿。2. 脾胃湿盛、外感初起者忌用。3. 溃疡病患者不宜食用。4. 不宜用铜器烹调醋。

白酒

【来源】为米、麦、黍、高粱等和曲酿成的一种饮品。

【性味与归经】甘、苦、辛，温；有毒。归心、肝、肺、胃经。

【功效与应用】温通经脉，舒筋散寒止痛，引行药势。用于风寒痹痛，筋脉挛急，胸痹，心痛，脘腹冷痛。

【用法与用量】适量，温饮；或和药同煎；或浸药。白酒常用于浸泡药酒；黄酒常用于药膳调料。

【按语】1. 高血压病、心脑血管病患者，肝功能不佳或者有肝病者禁用。2. 阴虚、失血及湿热甚者禁服。

辣椒粉

【来源】为茄科植物辣椒的果实研磨而成的粉末。

【性味与归经】辛，热。归心、脾、胃经。

【功效与应用】温中散寒，开胃消食。用于脾胃虚寒之脘腹冷痛，呕吐，泻痢，风湿痛。

【用法与用量】入丸、散，1 ~ 3g。

【按语】阴虚火旺及诸出血者禁服。

白糖

【来源】为禾本科植物甘蔗或甜菜的茎汁，经榨汁蜜制而成的乳白色结晶体。

【性味与归经】甘，平。归脾、肺经。

【功效与应用】和中缓急，生津润肺。用于中虚腹痛，口干燥咳。

【用法与用量】入汤，或含化。入汤和化，10 ~ 15g。

【按语】痰湿或中满纳差者不宜食用。小儿勿多食。

月桂叶

【来源】为樟科常绿树甜月桂的叶，是烹饪中的一种调香料。

【性味与归经】辛，温。

【功效与应用】健胃理气，用于脘胀腹痛。外治跌打损伤，疥癣。

【用法与用量】煎汤，3 ~ 6g。

第四章

药膳中的药食同源

　　药食同源是指按照传统既是食品又是中药材的物质，是指具有传统食用习惯，且列入国家中药材标准（包括《中华人民共和国药典》及相关中药材标准）中动物和植物可使用部分（包括食品原料、香辛料和调味品）。

　　药食同源药膳是在中医理论指导下，运用药食同源的基本思想，将药食同源中药与食物相配伍，经传统或者现代技术加工而成的，具有调养、康复、保健作用的一类膳食。

第一节　解表药

　　概念　凡以发散表邪、解除表证为主要功效的药物，称为解表药。

　　性能功效　本类药多具辛味，主入肺与膀胱经，性善发散，能使肌表之邪外散或从汗而解。主具发散解表功效，兼能宣肺、利水、透疹、祛风湿等。

　　适用范围　本类药主要适用于外感风寒或风热所致的恶寒、发热、头疼、身痛、无汗（或有汗）、脉浮等表证。部分药物还可用于咳喘、水肿、疹发不畅及风湿痹痛等。

　　分类　习惯上常将解表药分为辛温解表药与辛凉解表药两类：

　　① 辛温解表药又称发散风寒药，性味多辛温，主能发散风寒，发汗力强，主治外感风寒表证，兼治风寒湿痹、咳喘、水肿兼表等。

　　② 辛凉解表药又称发散风热药，性味多辛凉，主能疏散风热，发汗力虽较缓和，但长于透解表热，主治外感风热表证，兼治风热咳嗽、麻疹不透、目赤多眵等。

　　配伍方法　临床应用时，表证兼虚者，须视其阳虚、气虚、阴虚之不同，分别配伍助阳、益气、养阴等扶正之品，以扶正祛邪；用于温病初起，应适当配伍清热解毒药。

　　使用注意　使用发汗力强的解表药，要注意掌握用量，中病即止，不可过汗，以免损伤阳气和津液；体虚多汗及热病后期津液亏耗者忌服；对久患疮痈、淋病及失血患者，虽有外感表证，也要慎重使用；入汤剂不宜久煎，以免有效成分挥发过多而降低疗效。

一、发散风寒药

生姜　Shengjiang

本品为姜科植物姜 *Zingiber officinale* Rosc. 的新鲜根茎。

【性味与归经】辛，微温。归肺、脾、胃经。

【功能与主治】解表散寒，温中止呕，化痰止咳，解鱼蟹毒。用于风寒感冒，胃寒呕吐，寒痰咳嗽，鱼蟹中毒。

【用法与用量】3 ~ 10g。

【药膳食疗方】1. 五神汤（五神茶）：生姜、荆芥、苏叶各10g，茶叶6g，冰糖30g。用于风寒感冒初起见恶寒，身痛，无汗等症。

2. 生姜糖醋茶：生姜3g，红糖10g，食醋3g，茶叶3g。用于风寒感冒初起，头痛，鼻塞流清鼻涕。也可以用生姜、红糖、茶叶沸水冲泡，用于风寒头痛。

3. 百部生姜汁：生姜6g，百部10g。用于风寒咳嗽，风寒闭肺型的喘证。

4. 姜糖苏叶茶：生姜15g，紫苏叶、红糖各10g。用于风寒咳嗽，头痛等。

5. 芥菜生姜茶：鲜芥菜100g，生姜10g，盐少许。适用于风寒咳嗽。

6. 生姜乌梅饮：乌梅肉、生姜各10g，红糖适量。用于肝胃不和之妊娠呕吐。

7. 鸡头羹粉：公鸡头磨粉及羊脊骨1副，生姜汁20ml，合入五味和做羹。用于湿痹腰痛。

8. 生姜山楂汤：生姜、焦山楂、红糖各15g。用于寒湿凝滞型及气滞血瘀型痛经、妇女恶露不下等症。

9. 姜枣花椒汤：生姜20g，大枣30g，花椒30g。用于寒性痛经，经行不畅，色暗有块，畏寒肢冷。

10. 狗肉生姜粥：狗肉200g，粳米30g，生姜10g。用于脾肾阳虚之胸腹胀满，腰膝软弱，畏寒肢冷，浮肿，小便不利等；或老年人体质虚寒之畏寒肢冷，小便频数等。

11. 生姜羊肉粥：生姜20g，羊肉50g，大米60g。用治寒湿凝滞型痛经。

12. 红糖生姜汤：红糖30g，大枣15g，枸杞子15g，生姜5g。用于经期虚寒腹痛，月经量少，色黯。

13. 姜附烧狗肉：生姜150g，熟附片30g，狗肉1000g，大蒜、菜油、盐、葱各少许。用于肾阳不足所引起的夜尿频多，头晕耳鸣，精神萎靡，畏寒肢冷，腰膝酸软，男子阳痿不举，女子宫寒不孕等。

14. 生姜紫苏粥：生姜5片，紫苏叶10g，粳米100g，红糖适量。用于风寒感冒，恶心，呕吐，胃寒腹痛，鱼蟹中毒等。

15. 生姜韭菜饮：鲜生姜30g，鲜韭菜500g，冰片3g。用于中暑神昏，四肢厥冷，冷汗自出者。

16. 五汁蜜膏：鸭梨1000g，白萝卜1000g，生姜250g，炼乳250g，蜂蜜250g。用于肺阴虚燥热所引起的口燥咽干、咳痰黏稠、久咳不止等症状的调理；支气管炎、肺结核等疾病的调治；阴虚体质者、各类人群秋冬季常用调理。本品养阴化痰，脾虚溏泄及湿热体质者慎用。糖尿病患者不宜服用。

17. 鲜姜萝卜汁（萝卜姜汁饮）：生姜50g，白萝卜50g。用于急性喉炎，失声，喉痛，气郁痰滞等症。

18. 姜枣粥（生姜大枣粥）：生姜6g，粳米100g，大枣6枚，冰糖或者红糖适量。用于风寒感冒兼脾虚者，喘证，胞宫虚寒之轻证。也可以大枣、生姜、红糖直接煮水服用。

19. 生姜饴糖饮（姜汤饮）：生姜20g，饴糖30g。用于风寒感冒，咳嗽，呕吐。

20. 黄鳝汤：黄鳝300g，生姜2片，盐、清水各适量。用于体虚乏力，气血不足，糖尿病，产后恶露不尽，下痢脓血，痔疮出血，风寒湿痹，足痿无力等症；也可作为内痔出血，脱肛，子宫脱垂等症的饮食治疗。

21. 猪脚姜：生姜200g，猪脚1对，甜醋500ml。用于产后缺乳等症。

22. 其他药膳：生姜枇杷叶粥（生姜、炙枇杷叶、粳米）；姜艾鸡蛋（生姜、艾叶、鸡蛋）；姜糖饮（生姜、红糖）；生姜粥（生姜、粳米）。

【按语】本品适用于多种呕吐，为"呕家圣药"；不可用干姜替代生姜使用。

白芷 Baizhi

本品为伞形科植物白芷 *Angelica dahurica*（Fisceh.exHoffm.）Benth.et Hook.f. 或杭白芷 *Angelica dahurica*（Fisch.ex Hoffm.）Benth.f. var. *formosana*（Boiss.）Shan et Yuan 的干燥根。

【性味与归经】辛，温。归胃、大肠、肺经。

【功能与主治】解表散寒，祛风止痛，宣通鼻窍，燥湿止带，消肿排脓。用于感冒头痛，眉棱骨痛，鼻塞流涕，鼻鼽，鼻渊，牙痛，带下，疮疡肿痛。

【用法与用量】3 ~ 10g。

【药膳食疗方】1. 白芷茯苓粥：白芷6g，茯苓15g，粳米100g。用于黑斑，色素沉着。

2. 白芷川芎炖鱼头（白芷鱼头汤）：川芎6g，白芷9g，鱼头1个，生姜丝适量。用于风寒感冒，风寒头痛，血虚头痛。

3. 都梁茶：白芷10g，白糖少许。用于风湿头痛。

4. 白芷银花茶：白芷5g，银花15g，防风5g，白糖适量。用于肺经热盛型鼻渊。

5. 冰糖白芷炖银耳：白芷3g，银耳10g，冰糖适量。用于肌肤不润，面色无华。

6. 其他药膳：川芎白芷羊头汤（羊头肉、川芎、白芷、姜）；白芷当归鲤鱼汤（白芷、黄芪、当归、枸杞子、红枣、鲤鱼、生姜）。

【按语】阴虚血热者忌服；恶旋覆花；过量服用白芷可致中毒。

紫苏叶 Zisuye

本品为唇形科植物紫苏 *Perilla frutescens*（L.）Britt. 的干燥叶（或带嫩枝）。

【性味与归经】辛，温。归肺、脾、胃经。

【功能与主治】解表散寒，行气和胃，安胎，解鱼蟹毒。用于风寒感冒，咳嗽呕恶，妊娠呕吐，鱼蟹中毒。

【用法与用量】5～10g。

【药膳食疗方】1. 紫苏汤：紫苏茎叶（锉）30g，人参15g。用于咳逆短气。

2. 紫苏饮：紫苏叶、冰糖或红糖煎汤频服。用于乳痈肿痛，寒泻。

3. 紫苏粥：紫苏叶10g，粳米50g，生姜3片，大枣3枚。用于风寒感冒，咳嗽，胸闷不舒。

4. 紫白姜汤：紫苏叶10g，葱白10g，生姜10g，红糖15g。用于风寒感冒及胃肠型感冒。

5. 苏杏生姜茶：紫苏叶、杏仁、生姜各10g。用于风寒型实喘。

6. 紫苏竹茹饮：紫苏叶10g，竹茹20g，生姜10g，红糖适量。用于孕吐。

7. 紫苏杏仁粥：紫苏叶、甜杏仁各10g，生姜5g，大枣10g，粳米100g。用于风寒感冒，咳嗽。

8. 其他药膳：凉拌紫苏叶。

【按语】1. 紫苏叶，阴虚、气虚及温病者慎服。2. 紫苏梗，辛、温，归肺、脾经。具有理气宽中、止痛、安胎的功效，用于胸膈痞闷、胃脘疼痛、嗳气呕吐、胎动不安。3. 苏梗红糖饮：苏梗9g，生姜6g，大枣10枚，陈皮6g，红糖15g。用于孕后脘腹胀闷，呕恶不食等。4. 紫苏猪肚汤：紫苏梗30g，生姜5片，花椒适量，猪肚1个。用于胃寒腹痛，呃逆。

香薷 Xiangru

本品为唇形科植物石香薷 *Mosla chinensis* Maxim. 或江香薷 *Mosla chinensis* 'Jiangxiangru' 的干燥地上部分。

【性味与归经】辛，微温。归肺、胃经。

【功能与主治】发汗解表，化湿和中。用于暑湿感冒，恶寒发热，头痛无汗，腹痛吐泻，水肿，小便不利。

【用法与用量】3～10g。

【药膳食疗方】1. 香薷饮：香薷10g，厚朴5g，白扁豆5g，可加冰糖少许。用于外感风寒，内伤暑湿所致的阴暑证。

2. 新加香薷饮：香薷6g，银花9g，鲜扁豆花9g，厚朴6g，连翘6g。用于暑温，形似伤寒，右脉洪大，左手反小，面赤口渴，但汗不出者。

3. 香薷鳝鱼汤：鳝鱼100g，香薷10g。用于小儿疳积。

4. 香薷扁豆汤：香薷10g，白扁豆30g。用于小儿夏伤暑湿，呕吐泄泻，脘腹胀痛等症。

5. 香薷二豆饮：香薷10g，白扁豆30g，白扁豆花10g。用于中暑发热，暑湿吐泻等。

6. 香薷粥：香薷10g，粳米50g，白糖适量。用于外感风寒、内伤暑湿所致的阴暑证，水肿，小便不利等。

7. 香薷薄荷饮：香薷10g，淡竹叶5g，薄荷5g。用于中暑发热，口干口苦。

【按语】1. 本品内服时宜待凉后饮，因热饮易致呕吐。2. 表虚多汗，或暑热实证、里热实证、阴虚火旺、燥热伤肺、胃燥津伤等皆应忌服。

芫荽　Yuansui

本品为伞形科植物芫荽 *Coriandrum sativum* L.的带根全草。

【性味与归经】辛，温。归肺、脾、肝经。

【功能与主治】发表透疹，消食开胃，止痛解毒。用于风寒感冒，麻疹透发不畅，食积，脘腹胀痛，呕恶，头痛，牙痛，丹毒，疮肿初起，蛇伤。

【用法与用量】内服，煎汤，9 ~ 15g，鲜品15 ~ 30g；或捣汁。

【药膳食疗方】1. 胡荽地黄饮：芫荽1握（细切），生地黄90g（细切）。用于热毒气盛，生疱疮如豌豆。

2. 芫荽发疹饮：芫荽60g，荸荠40g，胡萝卜100g。用于小儿麻疹初起，疹出未畅，症见发热恶风、喷嚏、口渴等。

3. 芫荽鱼头豆腐汤：大鱼头1个，豆腐200g，芫荽50g，生姜5片。用于体虚外感引起的畏风乏力，鼻塞流涕。

4. 芫荽生姜汤：芫荽10g，生姜10g，紫苏叶6g，可加葱白。用于风寒感冒，头痛鼻塞。

5. 芫荽饮：鲜芫荽全草30g。用于消化不良，腹胀。

6. 芫荽黄豆汤：芫荽、黄豆、生姜各10g。用于风寒感冒及时疫感冒。

7. 其他药膳：芫荽鲫鱼汤；芫荽豆腐鲈鱼汤。

【按语】1. 疹出已透，或虽未透出而热毒壅滞，非风寒外束者禁服。2. 不可多食，否则令人气虚。3. 胃溃疡、脚气、口臭等患者及服用补药时不宜食用。4. 芫荽不可久煎。

二、发散风热药

薄荷　Bohe

本品为唇形科植物薄荷 *Mentha haplocalyx* Briq. 的干燥地上部分。

【性味与归经】辛，凉。归肺、肝经。

【功能与主治】疏散风热，清利头目，利咽，透疹，疏肝行气。用于风热感冒，风温初起，头痛，目赤，喉痹，口疮，风疹，麻疹，胸胁胀闷。

【用法与用量】3 ~ 6g，后下。不可久煎；或入丸、散。

【药膳食疗方】1. 薄荷甘草茶：薄荷叶10g，甘草5g，绿茶5g，太子参10g。用于风热感冒，头痛咽痛。

2. 薄荷藕梨：薄荷3g，鲜藕400g，雪梨300g，白糖200g，蜜樱桃10g。用于阴虚燥热，脾虚食少，肠燥便秘等症。

3. 荆芥薄荷粥：荆芥、淡豆豉各10g，薄荷5g，粳米100g。用于外感风寒表证，兼有化热之象。症见感冒初期，发热恶寒，头痛，烦热不眠，咽喉牙痛，以及面瘫等。

4. 薄荷粥：鲜薄荷30g（或干薄荷10g），粳米50g，冰糖适量。用于外感风热，发热头痛，咽喉肿痛等症。

5. 薄荷冰糖饮：薄荷、冰糖。用于外感风热。

6. 薄荷夏枯草茶：夏枯草、菊花、生栀子、薄荷。用于肝阳上亢之头痛。

7. 薄荷煲猪肺：薄荷、牛蒡子、猪肺。用于风热感冒，咳嗽痰多，麻疹，风疹。

8. 薄荷鸡丝：薄荷叶、鸡胸肉、甜杏仁。用于清火解暑。

9. 薄荷砂糖饮：薄荷、白糖。用于外感风热，咽喉不利及气滞脘腹胀满。

10. 薄荷蝉蜕散：薄荷、蝉蜕，温酒调服3g。用于风疹瘙痒。

11. 薄荷藿香茶：薄荷25g，甘草15g，藿香15g，白糖5g。用于暑湿感冒。

【按语】气虚血燥，肝阳偏亢，表虚汗多者忌服。

桑叶　Sangye

本品为桑科植物桑 *Morus alba* L.的干燥叶。

【性味与归经】甘，苦，寒。归肺、肝经。

【功能与主治】疏散风热，清肺润燥，清肝明目。用于风热感冒，肺热燥咳，头晕头痛，目赤昏花。

【用法与用量】5 ~ 10g。

【药膳食疗方】1. 桑菊饮：桑叶7.5g，菊花3g，杏仁6g，连翘5g，薄荷2.5g，苦桔梗6g，生甘草2.5g，苇根6g。用于太阴风温，但咳，身不甚热，微渴者。

2. 桑杏汤（桑杏饮）：桑叶3g，杏仁4.5g，沙参6g，象贝3g，香豉3g，栀皮3g，梨皮3g。用于外感温燥证，头痛，身热不甚，口渴咽干鼻燥，干咳无痰，或痰少而黏，舌红，苔薄白而干，脉浮数而右脉大者。

3. 桑叶饮：桑叶、生蜜各适量。用于小儿渴。

4. 桑菊银花茶：桑叶4g，菊花6g，银花8g。用于高血压，头目眩晕，外感风热。

5. 三叶猪肺汤：桑叶、枇杷叶、龙脷叶各10g，雪梨一个，生姜2片，猪肺四分之一具。用于风热燥咳。

6. 桑叶枸杞饮：桑叶、菊花、枸杞子各9g，决明子6g。用于头晕头痛，目赤昏花。

7. 桑菊浙贝茶：桑叶9g，菊花10g，浙贝母6g。用于风热感冒，发热头痛，鼻塞咳嗽等症。

8. 桑菊薄竹饮：桑叶6g，菊花10g，苦竹叶6g，白茅根10g，薄荷10g。用于风热感冒，烦热口渴，小便短赤涩痛。

9. 桑菊杏仁茶：桑叶、菊花、甜杏仁各10g，冰糖适量。用于风热咳嗽。

10. 桑叶菊花山楂茶：桑叶、菊花、银花各10g，山楂6g。用于高血压，高血脂，高胆固醇，动脉硬化等症。

11. 鲜桑叶猪腱汤：鲜桑叶200g，猪腱肉300g，生姜3片，枸杞子5g，大枣5颗。用于健脾祛湿，疏散风热。

淡豆豉　Dandouchi

本品为豆科植物大豆 *Glycine max* (L.) Merr. 的成熟种子的发酵加工品。

【性味与归经】辛、苦，凉。归肺、胃经。

【功能与主治】解表，除烦，宣发郁热。用于感冒，寒热头痛，烦躁胸闷，虚烦不眠。

【用法与用量】6～12g。

【药膳食疗方】1．葱豉炖豆腐（葱豉豆腐汤）：葱白15g，淡豆豉12g，豆腐250g。用于风热感冒，发热，口渴等症。

2．豆豉葱白醒酒汤：豆豉70g，葱白（切）30g，葛花10g，赤小豆花20g。用于饮酒轻度过量证，症见头痛、头晕、烦躁等。

3．豉螺汤：田螺肉100g，豆豉200g，葱白6茎。用于饮酒酒醉证，症见神志不清、烦躁、头晕、头痛等。

4．豉粥：豆豉15g，葱白3茎（切段），薄荷6g，生姜6g（切片），羊髓100g，白米100g，细盐少许。用于疮疡初起，局部红、肿、热、痛，而脓尚未成者。

5．豉薤汤：豉一升，薤白一把（寸切）。用于伤寒暴下及滞痢腹痛。

6．其他药膳：葱豉粥（淡豆豉、葱白、粳米）；发汗豉粥（淡豆豉、荆芥、麻黄、葛根、山栀、生石膏末、生姜、葱白、粳米）；淡豆豉蒸鲫鱼（淡豆豉、鲫鱼、白糖）；豆豉猪心（猪心、淡豆豉、葱、生姜）；葱豉汤（葱白、淡豆豉）。

菊花　Juhua

本品为菊科植物菊 *Chrysanthemum morifolium* Ramat. 的干燥头状花序。分为"亳菊""滁菊""贡菊""杭菊""怀菊"。

【性味与归经】甘、苦，微寒。归肺、肝经。

【功能与主治】散风清热，平肝明目，清热解毒。用于风热感冒，头痛眩晕，目赤肿痛，眼目昏花，疮痈肿毒。

【用法与用量】5～10g。或入丸、散；泡茶。

【药膳食疗方】1．菊花甘草汤：白菊花120g，甘草12g。用于疔。

2．菊芎茶膏粥：菊花、川芎、石膏、茉莉花茶各3g，粳米50g。用于外感风热所致的头痛、发热，或头晕目眩等症。

3．菊楂决明饮：菊花10g，生山楂片12g，决明子9g。用于高血压，高血脂，失眠多梦，大便秘结等症。

4．菊槐龙胆茶（复方菊槐茶）：菊花5g，槐花5g，绿茶6g，龙胆草10g。用于高血压眩晕。

5．菊花藕粉：菊花15g，薄荷15g，藕粉30g，白糖20g。用于风热头痛。

6．菊花茶：菊花10g，绿茶3g，蜂蜜25g。用于风热头痛。

7．菊槐绿茶饮（菊花绿茶饮）：菊花、槐花、绿茶各3g。用于肝阳上亢所致的头痛目胀，眩晕耳鸣，心中烦热，口苦易怒，失眠等症。

8．菊花乌龙茶：杭菊花10g，乌龙茶3g。用于眩晕，高血压，高脂血症及动脉硬化。

9．菊花决明子粥：白菊花5g，决明子10g，粳米（或糯米）30g，冰糖适量。用于外感风热，高血压，高脂血症，习惯性便秘，肝郁化火引起的失眠等。大便泄泻者忌服。

10．菊花竹叶粥：菊花、水竹叶、绿豆、粳米、冰糖等。用于夏季暑热烦渴，头晕头痛。

11．菊花枸杞茶：白菊花6g，枸杞子6g，山楂3g，绿茶3g。用于高血压，高血脂，感热伤暑，食滞不化。

12．菊花桔梗雪梨汤（菊花桔梗雪梨茶）：菊花、桔梗、雪梨、冰糖。用于干咳无痰，或痰少而黏，不易咳出，或痰中带血，并见鼻燥咽干、咽喉肿痛。

13．菊杏饮：菊花10g，杏仁10g，桑叶10g，甘草6g。用于痰热郁肺型喘证。

14．其他药膳：菊膏散（菊花、石膏、川芎）；菊花粥（菊花、粳米）；红枣菊花粥（红枣、粳米、菊花）；菊花萝卜粥（菊花、胡萝卜、葱花、粳米）；菊花银花茶（菊花、金银花、桔梗、板蓝根、麦冬、甘草、绿茶、冰糖）。

【按语】气虚胃寒，食少泄泻者慎用。

葛根　Gegen

本品为豆科植物野葛 *Pueraria lobata* （Willd.） Ohwi 的干燥根。习称野葛。

【性味与归经】甘、辛，凉。归脾、胃、肺经。

【功能与主治】解肌退热，生津止渴，透疹，升阳止泻，通经活络，解酒毒。用于外感发热头痛，项背强痛，口渴，消渴，麻疹不透，热痢，泄泻，眩晕头痛，中风偏瘫，胸痹心痛，酒毒伤中。

【用法与用量】10～15g。

【药膳食疗方】1．葛根饮：葛根。用于酒醉不醒。

2．三根马蹄饮：葛根30g，白茅根20g，芦根20g，马蹄6～8粒。用于风热感冒见口干，咽痛，音嘶，鼻流黄涕。

3．葛根玉竹瘦肉汤：瘦肉250g，葛根100g，玉竹150g，葱50g，淡豆豉25g。用于阴津不足所致的口干咽燥，皮肤干燥，机体消瘦，大便干结，舌干少津等症。

4．葛根粥：葛根粉30g，粳米50g。用于伤风感冒，发热恶寒，头痛项强，心烦口渴。现代研究发现，高血压、糖尿病患者可常服用此方。

5．地瓜葛根煎：鲜地瓜10g，葛根（干品）50g。用于流行性感冒。

6．干葛牛蒡粥：葛根30g，牛蒡子10g，粳米60g。用于风热鼻渊。

7．葛根粉粥：葛根粉30g，粟米60g。用于胃热烦渴。现代研究发现，高血压、糖尿病、腹泻、痢疾患者宜常食之。

8．葛根寄生饮：葛根10g，桑寄生50g，威灵仙20g，猪脊骨200g。用于颈项骨质增生或劳损所致的颈椎病，症见颈项强痛、活动不便、前臂及手指麻木、头晕头痛、耳鸣、腰酸膝软等。

9. 葛根枳椇子饮：葛根20g，葛花10g，枳椇子15g。用于急性酒精中毒。

10. 神仙醒酒丹：葛花15g，葛根粉240g，赤小豆花60g，绿豆花60g，白豆蔻15g，柿霜120g。用于酒醉。

11. 其他药膳：葛根薏米粥（鲜葛根、薏米、粳米）；桑杞葛根汤（桑葚、枸杞子、葛根）。

【按语】低血压、心动过缓患者，还宜谨慎使用。《食疗本草》记载葛根，蒸食之，消酒毒。其粉亦甚妙。

粉葛 Fenge

本品为豆科植物甘葛藤 *Pueraria thomsonii* Benth. 的干燥根。

【性味与归经】甘、辛，凉。归脾、胃经。

【功能与主治】解肌退热，生津止渴，透疹，升阳止泻，通经活络，解酒毒。用于外感发热头痛，项背强痛，口渴，消渴，麻疹不透，热痢，泄泻，眩晕头痛，中风偏瘫，胸痹心痛，酒毒伤中。

【用法与用量】10～15g。

【药膳食疗方】1. 粉葛赤小豆骨汤：粉葛300g，赤小豆45g，猪骨350g，蜜枣20g。用于水肿，外感发热。

2. 粉葛茯苓白术煲水鱼：粉葛300g，茯苓30g，白术10g，水鱼1只，生姜5片。用于水肿、脾虚湿困所致头身困重、纳呆便溏。

3. 粉葛赤小豆煲鲮鱼：粉葛500g，赤小豆30g，鲮鱼500g。用于头身困重，水肿。

第二节 清热药

概念 凡药性寒凉，以清解里热为主要功效的药物，称为清热药。

性能功效 药性大多寒凉，少数平而偏凉，味多苦，或甘，或辛，或咸。主能清热、泻火、凉血、解热毒、退虚热，兼能燥湿、利湿、滋阴、发表等。

适用范围 本类药主要适用于表邪已解、内无积滞的里热证，如外感热病高热、阴伤内热、湿热泻痢、温毒发斑、痈肿疮毒、阴虚潮热等。

分类 按其性能及临床应用之别，习惯将本节药物分为5类。

① 清热泻火药：性味多甘寒或苦寒，功主清泄实热郁火，主治外感热病气分高热证，以及肺热、胃火、肝火、心火等脏腑火热证。

② 清热燥湿药：性味多苦寒，功主清热燥湿，兼以清热泻火。主治无论外感或内伤之湿热火毒诸证，如湿温、暑湿、湿热中阻、湿热泻痢、黄疸、带下、淋痛、疮疹，以及诸脏腑

火热证。

③ 清热凉血药：性味多苦甘寒或咸寒，多入心、肝经，功主清热凉血，兼以滋润、活血，主治外感热病热入营血之高热神昏谵语，以及火热内生之血热妄行诸证。

④ 清热解毒药：性味亦多苦寒，或有辛寒、甘寒，功主清解热毒，主治外感或内生实热火毒诸证，如痈疮肿毒、丹毒、痄腮、咽喉肿痛、肺痈、肠痈、热毒泻痢、水火烫伤、蛇虫咬伤等。

⑤ 清虚热药：性味苦咸甘寒，多入肝、肾经，功主退虚热、除疳热，兼凉血。主治热病后期之阴伤发热、久病伤阴之骨蒸潮热，以及小儿疳热。

配伍方法 临床应用时，里热兼有表证者，当先解表或表里同治；气分热兼血分热者，宜气血两清；里热兼阴伤津亏者，要注意祛邪而不忘扶正，辅以养阴生津药；若里热积滞者，宜适当配合泻下药；兼脾胃虚弱者，宜适当辅以健胃药。

使用注意 本类药药性寒凉，易伤脾胃，凡脾胃虚弱、食少便溏者慎服；热病易伤津液，清热燥湿药易化燥伤阴津，故阴虚津伤者亦当慎用；阴盛格阳、真寒假热之证，尤须明辨，不可妄投；要中病即止，避免克伐太过，损伤正气。

一、清热泻火药

决明子 Juemingzi

本品为豆科植物决明 *Cassia obtusifolia* L. 或小决明 *Cassia tora* L. 的干燥成熟种子。

【性味与归经】甘、苦、咸，微寒。归肝、大肠经。

【功能与主治】清热明目，润肠通便。用于目赤涩痛，羞明多泪，头痛眩晕，目暗不明，大便秘结。

【用法与用量】9 ~ 15g。

【药膳食疗方】1. 决明海带汤：决明子9g，海带15g。用于高血压，高血脂。

2. 决明炖茄子：决明子10g，茄子2个。用于实热便秘者。

3. 决明通便茶：决明子15g，白茅根5g。用于胃肠有热、津亏肠燥的便秘。

4. 决明子绿茶：决明子9g，绿茶5g。用于热结便秘，高血压，高血脂，视物模糊。

5. 决明葛粉粥：决明子30g，葛粉30g，大米50g，冰糖适量。用于热结便秘，视物模糊。

6. 决明子粥：炒决明子10g，白菊花10g，粳米50g，冰糖少许。用于风热赤眼，高血压引起的眩晕。

7. 三子乌梅茶：决明子、五味子、枸杞子各5g，乌梅2个。用于阴虚内热，出汗过多，口舌干燥，目视昏花。

8. 决明子夏枯草瘦肉汤：决明子25g，夏枯草30g，钩藤10g，瘦猪肉300g，生姜3片，精盐少许。用于高血压，高血脂。

9. 决明子夏枯草饮：决明子15g，夏枯草9g。用于治高血压。

10. 牡丹粳米粥：牡丹叶、漏芦（去芦头）、决明子各10g，雄猪肝100g，粳米700g。用于小儿症瘕。

11．其他药膳：决明苁蓉茶（炒决明子、肉苁蓉）；菊楂决明饮（见菊花药膳食疗方）。

【按语】低血压、气血不足者少喝或者不喝。

栀子　Zhizi

本品为茜草科植物栀子 *Gardenia jasminoides* Ellis 的干燥成熟果实。

【性味与归经】苦，寒。归心、肺、三焦经。

【功能与主治】泻火除烦，清热利湿，凉血解毒；外用消肿止痛。用于热病心烦，湿热黄疸，淋证涩痛，血热吐衄，目赤肿痛，火毒疮疡。外治扭挫伤痛。本品清三焦之火，尤善清心，为治热病烦闷之要药。

【用法与用量】6 ~ 10g。

【药膳食疗方】1．栀子豉汤：栀子10g，淡豆豉5g。用于发汗吐下后，余热郁于胸膈，身热懊侬，虚烦不得眠，胸脘痞闷，按之软而不痛，嘈杂似饥，但不欲食。

2．栀子无花果泥：栀子10g，无花果500g，白糖少许。用于湿热脱肛患者。

3．栀子仁粥：栀子仁10g，粳米100g。用于急性乳腺炎，急性结膜炎，黄疸型肝炎，胆囊炎，心烦不眠。

4．栀子蜂蜜饮：鲜栀子，蜂蜜少许。用于肺热或肺部燥热，咳嗽或咯血。

5．栀子蒲公饮：栀子、蒲公英、银花各12g。用于疮疡肿痛。

6．其他药膳：莲心栀子甘草茶（莲子心、栀子、甘草）。

淡竹叶　Danzhuye

本品为禾本科植物淡竹叶 *Lophatherum gracile* Brongn . 的干燥茎叶。

【性味与归经】甘、淡，寒。归心、胃、小肠经。

【功能与主治】清热泻火，除烦止渴，利尿通淋。用于热病烦渴，小便短赤涩痛，口舌生疮。

【用法与用量】6 ~ 10g。

【药膳食疗方】1．竹叶车前茶：车前草50g，淡竹叶10g，生甘草6g，白糖适量。用于热淋证，小便不利。

2．竹叶粥：竹叶（或淡竹叶）50片，石膏90g，砂糖50g，粳米100g。用于夏日伤暑所致的身热口渴，头目不清，昏眩微胀，心烦尿赤，小便不利，或呕吐泄泻等。脾胃虚寒或阴虚发热者不宜用。

3．龙胆竹叶粥：龙胆草10g，竹叶（或淡竹叶）15g，白米100g。用于失眠兼有心烦易怒，头胀，目赤，口苦，胁痛，小便黄，大便秘结。

4．竹叶粥（石膏竹叶粥）：生石膏100 ~ 200g，竹叶（或淡竹叶）10g，粳米100g，砂糖30g。用于热病神昏，烦渴惊谵。

5．竹叶茅根茶：淡竹叶、白茅根各9g。用于急性肾炎，尿血。

6. 淡竹叶茶：淡竹叶12g，灯芯草9g，海金沙6g。用于热淋。

【按语】无实火、湿热者慎服，体虚有寒者禁服。

鲜芦根 Xianlugen

本品为禾本科植物芦苇 *Phragmites communis* Trin. 的新鲜或干燥根茎。

【性味与归经】甘，寒。归肺、胃经。

【功能与主治】清热泻火，生津止渴，除烦，止呕，利尿。用于热病烦渴，肺热咳嗽，肺痈吐脓，胃热呕哕，热淋涩痛。

【用法与用量】15～30g；鲜品用量加倍，或捣汁用。

【药膳食疗方】1. 二根西瓜盅：西瓜1只（2500g），芦根50g，白茅根50g，雪梨50g，糖荸荠50g，鲜荔枝50g，山楂糕条50g，糖莲子50g，罐头银耳100g，石斛25g，竹茹25g，白糖400g。用于暑热病见高热烦渴，咳嗽咽干，气逆呕哕等症。

2. 芦根绿豆粥：芦根100g，绿豆100g。用于小便不利，淋沥涩痛，口燥咽干，心烦。

3. 鲜芦根竹茹粥：鲜芦根100g，竹茹20g，粳米100g，生姜10g。用于妊娠呕吐，高热引起的口渴心烦、胃热呕吐。

4. 生芦根粥：芦根150g，竹茹15g，粳米100g。用于肺内有热痰的实喘证。

5. 芦根清胃饮：芦根20g，麦冬15g，竹叶5g，冰糖3g。用于胃热伤阴，烦渴不安，胃脘灼热，胃痛等。

6. 芦根鸭肉汤：芦根10g，白茅根10g，沙参10g，鸭肉300g，冬笋30g。用于脾肺虚弱，软弱乏力，高热烦渴，热淋等症。

7. 芦根竹茹粥：芦根100～150g，竹茹15～20g，粳米60g，生姜2片。用于高热引起的口渴心烦，胃热呕吐呃逆及肺热咳嗽，肺痈。

8. 芦根粟米粥：芦根270g，青粟米135g。用于老人消渴消肿，饮水不足，五脏干枯。

9. 芦根竹茹茶：鲜芦根150g，竹茹20g，生姜2片。用于痰热咳嗽。

10. 芦根荷叶粳米粥：鲜芦根、荷叶、粳米、冰糖和白矾等。用于神疲乏力，暑热伤津之虚烦不寐。

11. 五汁饮：鲜芦根100g，梨1000g，鲜藕500g，鲜麦冬50g，荸荠500g。用于外感热病所致的口渴，咽干，烦躁等症。

【按语】本品性寒，故凡寒邪直中、脾胃虚寒者均忌服。

夏枯草 Xiakucao

本品为唇形科植物夏枯草 *Prunella vulgaris* L. 的干燥果穗。

【性味与归经】辛、苦，寒。归肝、胆经。

【功能与主治】清肝泻火，明目，散结消肿。用于目赤肿痛，目珠夜痛，头痛眩晕，瘰疬，瘿瘤，乳痈，乳癖，乳房胀痛。

【用法与用量】9～15g。

【药膳食疗方】1．夏枯草紫菜饮：夏枯草10g，紫菜10g，黄芩10g。用于瘿瘤，瘰疬。

2．夏枯草槐花茶：夏枯草、槐花。用于肝火炽盛引起的目赤肿痛，头晕头痛，失眠多梦。

3．夏枯草决明茶：夏枯草、菊花、决明子。用于肝阳上亢型高血压，脂肪肝。

4．绿豆夏枯草煲猪骨：绿豆50g，夏枯草40g，猪脊骨350g，姜2片。用于湿热内蕴所致的咽喉疼痛，口干口苦，眼睛红肿疼痛，心烦，小便黄短等症。

5．夏枯草煲猪肉：夏枯草20g，猪瘦肉50g。用于头痛，眩晕，目疼，耳鸣，烦躁，瘰疬痰核等。

6．夏枯草荷叶茶：夏枯草10g，荷叶12g（或新鲜荷叶半张）。用于肝肾阴虚而致之风火上扰清窍的眩晕耳鸣证。

7．夏枯草蒲公英茶：夏枯草、蒲公英各等分。用于乳痈初起。

8．夏枯草茶：夏枯草10g，决明子12g，绿茶5g。用于脾胃实热型身体肥胖，肝肾不足、虚阳上亢引起的头晕目眩。

9．其他药膳：夏枯草菊花茶（夏枯草、菊花、生栀子、薄荷）；夏枯草菊花桑叶茶（夏枯草、桑叶、菊花、黄豆）；夏枯草汤（夏枯草、金银花）。

【按语】夏枯草有可能引起过敏反应，可导致接触性皮炎。

二、清热凉血药

余甘子 Yuganzi

本品系藏族习用药材，为大戟科植物余甘子 *Phyllanthus emblica* L.的干燥成熟果实。

【性味与归经】甘、酸、涩，凉。归肺、胃经。

【功能与主治】清热凉血，消食健胃，生津止咳。用于血热血瘀，消化不良，腹胀，咳嗽，喉痛，口干。

【用法与用量】3～9g，多入丸散服。

【药膳食疗方】1．余甘甘桔汤：余甘子15g，桔梗10g，玄参12 g，甘草 6 g。用于扁桃体炎。

2．余甘子煲猪肉：余甘子10颗，蜜枣3个，瘦猪肉300g，生姜3片。用于止咳除烦，口干。

3．余甘子饮：鲜余甘子果10～30个。用于感冒发热，咳嗽，咽喉痛，口干烦渴，维生素C缺乏症。

4．余甘子猪肺汤：余甘子10颗，猪肺。用于哮喘。

三、清热解毒药

金银花 Jinyinhua

本品为忍冬科植物忍冬 *Lonicera japonica* Thunb.的干燥花蕾或带初开的花。

【性味与归经】甘，寒。归肺、心、胃经。

【功能与主治】清热解毒，疏散风热。用于痈肿疔疮，喉痹，丹毒，热毒血痢，风热感冒，温病发热。

【用法与用量】6～15g。

【药膳食疗方】1. 忍冬汤：金银花120g，甘草90g。用于一切内外痈肿。

2. 金银花粥：金银花15g，粳米50g，冰糖适量。用于风热感冒，咽喉肿痛。

3. 金银花冲鸡蛋：鸡蛋1个，金银花12g。用于风热咳嗽初起。

4. 银花甘草茶：金银花6g，绿茶3g，甘草1g。用于轻度伤暑，咽痛不适，热疖痱毒。

5. 双花绿豆竹叶粥：绿豆、水竹叶、金银花、甘菊花、粳米和冰糖等。用于炎夏暑热烦渴，胸中痰热，咳逆上气，头痛眩晕，面赤，小便短赤，口糜舌疮，吐血及鼻衄。

6. 银花莲肉粥：金银花15g，莲肉10g，粳米50g。用于脾虚腹泻，热痢。

7. 青花饮：金银花15g，藿香10g，生甘草5g，马蹄10～12粒，大青叶20g。用于流行性感冒及其预防。

8. 银花绿豆茶：银花30g，绿豆15g，甘草3g。用于热毒壅盛所致的疮痈肿毒，尤其是暑疖、烦渴等症。

9. 其他药膳：金银花升麻茶（金银花、连翘、升麻）；银花二根露（鲜金银花，鲜白茅根，鲜芦根）；两花茶（金银花、野菊花）；豆腐双花汤（金银花、野菊花、鲜豆腐）；双花饮（金银花、山楂、蜂蜜）；银花枇杷饮（鲜金银花、鲜枇杷）。

【按语】脾胃虚寒及气虚疮疡脓清者忌用。

山银花　Shanyinhua

本品为忍冬科植物灰毡毛忍冬 *Lonicera macranthoides* Hand. -Mazz、红腺忍冬 *Lonicera hypoglauca* Miq.、华南忍冬 *Lonicera confusa* DC.或黄褐毛忍冬 *Lonicera fulvotomentosa* Hsu et S. C. Cheng 的干燥花蕾或带初开的花。

【性味与归经】甘，寒。归肺、心、胃经。

【功能与主治】清热解毒，疏散风热。用于痈肿疔疮，喉痹，丹毒，热毒血痢，风热感冒，温病发热。

【用法与用量】6～15g。

青果　Qingguo

本品为橄榄科植物橄榄 *Canarium album* Raeusch.的干燥成熟果实。

【性味与归经】甘、酸，平。归肺、胃经。

【功能与主治】清热解毒，利咽，生津。用于咽喉肿痛，咳嗽痰黏，烦热口渴，鱼蟹中毒。

【用法与用量】5～10g。或熬膏；或入丸剂。

【药膳食疗方】1. 橄榄萝卜饮：鲜橄榄7枚，鲜萝卜250g，冰糖适量。用于热毒壅盛所致的咽喉肿痛等症。

2．橄榄粥：橄榄60g，白萝卜1个，粳米100g，白糖100g。用于妊娠呕吐，咽喉肿痛，百日咳，咳嗽，痢疾。

3．橄榄汁：橄榄捣汁或煎浓汤饮。用于河豚鱼鳖诸毒，诸鱼骨鲠。

4．青果酸梅汤：鲜青果60g，酸梅10g，白砂糖适量。用于咽喉疼痛，酒毒烦渴，头痛。

5．橄榄雪梨炖瘦肉：橄榄5枚，雪梨1个，瘦肉300g。用于咽喉肿痛，肺热咳嗽痰多。

6．橄榄猪肺汤：青橄榄8～10枚，猪肺四分之一具，猪瘦肉100g，生姜3片。用于感冒后咳嗽，音浊不清，胃纳不佳。

7．其他药膳：清热利咽糖（橄榄、玄参、天冬、白砂糖）；橄榄萝卜茶（橄榄、萝卜）。

鱼腥草　Yuxingcao

本品为三白草科植物蕺菜 *Houttuynia cordata* Thunb.的新鲜全草或干燥地上部分。

【性味与归经】辛，微寒。归肺经。

【功能与主治】清热解毒，消痈排脓，利尿通淋。用于肺痈吐脓，痰热喘咳，热痢，热淋，痈肿疮毒。

【用法与用量】15～25g。不宜久煎；鲜品用量加倍，水煎或捣汁服。

【药膳食疗方】1．鱼腥草猪肚汤：鱼腥草60g，猪肚1个。用于肺结核，咳嗽，盗汗。

2．鱼腥草山楂煎：鱼腥草18g，山楂炭6g。用于痢疾。

3．鱼腥草煲猪肺：鲜鱼腥草60g（干鱼腥草20g），猪肺200g。用于肺热咳嗽，痰血脓臭，痔疮疼痛。

4．鱼腥草芹菜瘦肉汤：芹菜根、鱼腥草各鲜用30g，瘦猪肉酌量。

5．鱼腥枇杷饮：鱼腥草60g，白萝卜汁100g，炙枇杷叶20g，白糖20g，蜂蜜适量。用于肺热咳嗽，症见咳嗽咳痰黄稠、口渴、咽痛。

6．鱼腥草煮双仁饮：鱼腥草30g（鲜者倍量），薏苡仁60g，冬瓜仁30g。用于咳嗽痰多，胸满，色黄如脓或腥臭者。

7．鱼腥草炖猪排骨：鲜鱼腥草200g，猪排骨500g。用于肺热咳嗽，肺痈咳吐脓血。

8．其他药膳：鱼腥草炖雪梨（鱼腥草、雪梨、白糖适量）；鱼腥草蒸鸡（嫩母鸡、鱼腥草）。

【按语】实寒、虚寒证或阴性肿疡慎用，不宜久煎。

马齿苋　Machixian

本品为马齿苋科植物马齿苋 *Portulaca oleracea* L.的干燥地上部分。

【性味与归经】酸，寒。归肝、大肠经。

【功能与主治】清热解毒，凉血止血，止痢。用于热毒血痢，痈肿疔疮，湿疹，丹毒，蛇虫咬伤，便血，痔血，崩漏下血。

【用法与用量】9～15g。

【药膳食疗方】1．马齿苋粥：马齿苋2大握，粳米3合。用于热泻，细菌性痢疾。

2．马齿苋薏苡粥：鲜马齿苋50g，薏苡仁30g，粳米100g。用于湿热痢疾泄泻。

3．马齿鸡子白：马齿苋、鸡蛋。用于白带赤下。

4．马齿苋甘草汤：马齿苋60g，生甘草6g。

5．马齿苋槐花粥：鲜马齿苋100g，槐花30g，粳米100g，红糖20g。用于大肠癌患者引起的便血，血色鲜红症。

6．马齿苋黄花菜饮：马齿苋30g，黄花菜30g。用于外感盛行邪毒引起的水痘。

7．马齿苋升麻汤：马齿苋200g，升麻10g，粳米50g，食盐或白糖适量。用于湿热下注而脱肛者。

8．马齿苋藕汁：鲜马齿苋500g，鲜藕50g。用于尿血，便血。

9．马齿苋炒鸡蛋：马齿苋、鸡蛋。用于便血，久痢。

10．马齿苋包子：面粉、干马齿苋、猪肉。用于热毒血痢，便血，痔血，崩漏下血。

11．其他药膳：凉拌马齿苋；凉拌马齿苋鱼腥草（鲜马齿苋、鲜鱼腥草）；辛夷马齿苋粥（辛夷、马齿苋、粳米）；马齿苋白糖煎（生马齿苋、白糖）；马齿苋芡实瘦肉汤（马齿苋、芡实、瘦猪肉）；马齿苋绿豆汤（马齿苋、绿豆）。

【按语】孕妇，尤其是有习惯性流产者，应禁止食用马齿苋；不宜与甲鱼同食。

蒲公英　Pugongying

本品为菊科植物蒲公英*Taraxacum mongolicum* Hand.-Mazz.、碱地蒲公英*Taraxacum borealisinense* Kitam.或同属数种植物的干燥全草。

【性味与归经】苦、甘，寒。归肝、胃经。

【功能与主治】清热解毒，消肿解结，利尿通淋。用于疔疮肿毒，乳痈，瘰疬，目赤，咽痛，肺痈，肠痈，湿热黄疸，热淋涩痛。

【用法与用量】10～15g。

【药膳食疗方】1．蒲公英茶：蒲公英10g。用于疔疮肿毒，乳痈，瘰疬，目赤，咽痛，肺痈，肠痈，湿热黄疸，热淋涩痛。

2．蒲公英粥：蒲公英30g，粳米50g。用于疔疮肿毒，乳痈，瘰疬，目赤，咽痛，肺痈，肠痈，湿热黄疸，热淋涩痛。

3．公英败酱猪肠汤：鲜蒲公英50g，败酱草25g，猪大肠250g，食盐少许。用于痔漏实热者，症见肛门有痔疮、大便带血。

4．蒲公英虾肉汤：虾仁、蒲公英、白芍。用于破溃期气血亏虚型急性乳腺炎。

5．蒲公英茶：蒲公英20g，玉米须30g，茵陈蒿30g，白糖20g。将蒲公英、玉米须、茵陈加水1000ml，煎后去渣，加白糖适量饮用。

6．蒲公英薏米猪瘦肉汤：猪瘦肉250g，蒲公英20g，薏米30g，生姜3片。清热解毒，祛湿止带。

7．公英地丁当归汤：猪瘦肉200g，蒲公英20g，地丁20g，当归10g，生姜3片。用于湿热下注型盆腔炎。

8．其他药膳：蒲公英鸡蛋饼；公英地丁酱（蒲公英、紫花地丁）；凉拌蒲公英；蒲公英茵陈红枣汤（蒲公英、茵陈、大枣、白糖）；蒲公英桔梗汤（蒲公英、桔梗、白糖）；蒲公英玉米须汤（蒲公英、玉米须）。

第三节　泻下药

概念　凡能引起腹泻或滑润大肠、促进排便的药物，称为泻下药。

性能功效　本类药主能泻下通便，以排除胃肠积滞、燥屎及其他有害物质（毒物、寄生虫等）；或清热泻火，使实热壅滞通过泻下而清解；或逐水退肿，使水湿停饮从大小便排除，达到祛除停饮、消退水肿之目的。有些药物兼能逐瘀、消症、杀虫。

适用范围　本类药主要适用于大便秘结、胃肠积滞、实热内结及水肿停饮等里实证。有些药物兼治症瘕、虫积等。

分类　本类药分为攻下药、润下药、峻下逐水药三类。

润下药：大多为植物的种子或种仁，富含油脂，能润燥滑肠，使大便软化，易于排出，药力最缓，多用于年老、体弱、久病、妇女胎前产后，以及月经期便秘者。

配伍方法　临床应用时，里实兼有表邪者，当先解表而后攻里，必要时攻下药与解表药同用，表里双解，以免表邪内陷；里实而正虚者，应与补虚药同用，攻补兼备，使攻下而不伤正。

使用注意　泻下作用峻猛的药物，易伤正气及脾胃，故久病体虚、脾胃虚弱者当慎用；妇女胎前产后及月经期应慎用或忌用；应用作用较强的泻下药时，当中病即止，慎勿过剂，以免损伤胃气。

火麻仁　Huomaren

本品为桑科植物大麻 *Cannabis sativa* L. 的干燥成熟果实。

【**性味与归经**】甘，平。归脾、胃、大肠经。

【**功能与主治**】润肠通便。用于血虚津亏，肠燥便秘。

【**用法与用量**】10～15g。可入丸、散。

【**药膳食疗方**】1．麻仁栗子糕：火麻仁10g，芝麻5g，栗子粉50g，玉米面50g，红糖适量。用于脾肾气虚之便秘者。

2．鲍鱼羹方：鲍鱼肉（切细）250g，麻子仁（别研）30g末，香豉（别研）15g，葱白（切碎）3茎。用于产后乳汁不下。

3．麻仁粥：研麻子，以米杂为粥食之。用于大便不通。

4．麻仁绿豆饮：麻子汁，煮取绿豆，空腹饱服。用于白痢。

5. 麻仁紫苏粥：粳米250g，火麻仁50g，紫苏子50g，黄芪10g。用于气虚型便秘。

6. 麻仁当归猪蹄汤：猪蹄肉500g，火麻仁60g，当归9g，蜜枣5个。用于病后或老人及妇女产后，血虚津枯，症见便秘、便结难排。亦可用于习惯性便秘属阴血不足、肠中燥结者。

【按语】肠滑者忌服。老年、体虚、产妇津血不足肠燥便秘，用之最为适宜。

郁李仁 Yuliren

本品为蔷薇科植物欧李 *Prunus humilis* Bge.、郁李 *Prunus japonica* Thunb. 或长柄扁桃 *Prunus pedunculata* Maxim 的干燥成熟种子。前两种习称"小李仁"，后一种习称"大李仁"。

【性味与归经】辛、苦、甘，平。归脾、大肠、小肠经。

【功能与主治】润肠通便，下气利水。用于津枯肠燥，食积气滞，腹胀便秘，水肿，脚气，小便不利。

【用法与用量】6～10g。

【药膳食疗方】1. 郁李仁粥：郁李仁15g（去皮研），粳米50g，蜜15g，生姜汁1蚬壳。用于脚气肿满喘促，大小便涩。

2. 郁李仁汤：郁李仁（炒）、桑根白皮（炙锉）、赤小豆（炒）各90g，陈橘皮（汤浸去白，炒）60g，紫苏45g，茅根（切）120g。用于水肿胸满气急。

3. 冬瓜郁李麻仁粥：冬瓜100g，郁李仁15g，火麻仁15g，粳米100g。用于肠燥便秘，水肿，小便不利。

4. 郁李仁赤小豆粥：郁李仁15g，赤小豆30g，粳米150g，冰糖适量。用于肠燥便秘，水肿，脚气，小便不利。

5. 郁李薏苡饭：郁李仁60g，薏苡仁200g。用于水肿，小便不利，喘息胸满等。

6. 郁李仁芥菜炒洋葱：郁李仁15g，水淀粉3g，芥菜150g，洋葱60g。用于肠燥便秘，水肿，小便不利。

【按语】阴虚液亏及孕妇慎用。

第四节 祛风湿药

概念 凡以祛除风湿、解除痹痛为主要作用的药物，称为祛风湿药。

性能功效 本类药多辛散苦燥，具有祛除肌表、经络风湿作用，有的还分别兼有散寒或清热、舒筋、通络、止痛、解表，以及补肝肾、强筋骨作用。

适用范围 本类药主要适用于风湿痹痛、筋脉拘挛、麻木不仁、腰膝酸痛、下肢痿弱，或热痹关节红肿，兼治痹证兼肝肾不足、外感表证夹湿、头风头痛等。

配伍方法 临床应用时，病邪在表，或疼痛偏于上部者，配祛风解表药；病邪入络，血凝气滞者，配活血通络药；寒湿偏盛者，配温经药；郁久化热者，配清热药；病久气血不足者，配益气养血药；肝肾亏损，腰痛脚弱者，配补养肝肾药。

使用注意 痹证多属慢性疾患，需较长时间治疗，为服用方便，本类药可制成酒剂或丸散剂常服；本类药中的部分药物辛温香燥，易耗伤阴血，故阴亏血虚者应慎用。

乌梢蛇 Wushaoshe

本品为游蛇科动物乌梢蛇 *Zaocys dhumnades*（Cantor）的干燥体。

【性味与归经】甘，平。归肝经。

【功能与主治】祛风，通络，止痉。用于风湿顽痹，麻木拘挛，中风口眼㖞斜，半身不遂，抽搐痉挛，破伤风，麻风，疥癣。

【用法与用量】6～12g。或研末冲服，1.5～3g，或入丸剂，浸酒服。

【药膳食疗方】1. 乌梢蛇酒：乌梢蛇1～2条，高粱烧酒。用于病后或产后虚弱，贫血，神经痛，下肢麻痹，痿弱步履困难。

2. 三蛇酒：乌梢蛇1500g，大白花蛇200g，蝮蛇100g，生地黄500g，冰糖5000g，白酒100kg。用于骨节疼痛，屈伸不利，关节畸形，肢体麻木之顽痹者。

3. 乌蛇通络汤：乌梢蛇1条，透风草20g，威灵仙20g，当归20g，防风20g，姜、葱适量。用于风湿痹阻，气血不通的骨质增生症。

4. 定命散：乌蛇、白花蛇各2寸（颈后取，先酒浸，去骨，并酒炙），蜈蚣1条（全者），白酒。用于破伤风见项颈紧硬、身体强直。

【按语】血虚生风者禁服。

木瓜 Mugua

本品为蔷薇科植物贴梗海棠 *Chaenomeles speciosa*（Sweet）Nakai 的干燥近成熟果实。

【性味与归经】酸，温。归肝、脾经。

【功能与主治】舒筋活络，和胃化湿。用于湿痹拘挛，腰膝关节酸重疼痛，暑湿吐泻，转筋挛痛，脚气水肿。

【用法与用量】6～9g。或入丸、散。

【药膳食疗方】1. 木瓜粥：木瓜1个，粳米50g。用于吐泻转筋。

2. 木瓜汤：米豆子60g，木瓜、干姜、甘草各30g，米饮调。用于泄泻不止。

3. 木瓜鱼汤：生木瓜、鲜带鱼（或鲤鱼、鲫鱼）、生姜、葱各适量。用于产后乳少。

4. 蜜汁木瓜：木瓜1个，蜂蜜300ml，生姜2g。用于湿痹筋挛，手足关节疼痛者。

5. 木瓜苡仁粥：木瓜10g，薏苡仁30g，白糖1匙。用于关节重着，活动不利，手足筋挛，不得屈伸之风湿痹证者。

6. 排骨木瓜汤：排骨、木瓜、花生米、红枣。用于盛夏胃病，暑热口渴，咽干喉燥。

7. 羊肉木瓜汤：羊肉1000g，草果10g，豌豆300g，木瓜1000g，粳米500g，白糖180g。

用于脾湿下注所致之腿足肿痛、麻木，腰膝疼痛等症。

8．木瓜生姜煲米醋：木瓜500g，生姜片30g，米醋500g。用于增强子宫收缩，恶露排出，消除积瘀。

9．其他药膳：木瓜炖雪蛤（雪蛤膏、银耳、木瓜、莲子）；木瓜羹（木瓜、银耳、北杏、银杏、冰糖）。

【按语】1．湿热偏盛，小便淋闭者慎服。2．不可多食，损齿及骨。3．胃酸过多者不宜食用。

蝮蛇　Fushe

本品为蝰蛇科动物蝮蛇*Agkistrodon halys*（Pallas）除去内脏的全体。

【性味与归经】甘，温；有小毒。归肝经。

【功能与主治】祛风，攻毒，通络，止痉。用于麻风病皮肤不仁，风湿顽痹，中风半身不遂，以及破伤风等。

【用法与用量】内服：浸酒，每条蝮蛇用60度白酒1000ml浸3个月，每次5～10ml，日饮1～2次；或烧存性研成细粉，每次0.5～1.5g，日服2次。

【药膳食疗方】蝮蛇酒：蝮蛇、人参、白酒。用于牛皮癣。

【按语】阴虚血亏者慎服，孕妇禁服。

第五节　芳香化湿药

概念　凡气味芳香，具有化湿运脾作用的药物，称为芳香化湿药。

性能功效　本类药多辛香温燥，主入脾胃经，功能化湿醒脾或燥湿运脾，兼解暑发表。

适用范围　本类药主要适用于脾为湿困、运化失职而致的脘腹痞满、呕吐泛酸、大便溏泻、食少倦怠、舌苔白腻，或湿热困脾之口甘多涎，以及湿温、暑湿，兼治阴寒闭暑等。

配伍方法　临床应用时，寒湿困脾者，配温里药；湿热中阻者，配清热燥湿药；湿阻气滞者，配行气药；脾虚生湿者，配补气健脾药。

使用注意　本类药多辛香温燥，易耗气伤阴，故阴虚血燥、气虚者慎用；又因其气味芳香，大多含挥发油，故入汤剂不宜久煎，以免降低疗效。

藿香　Huoxiang

本品为唇形科植物藿香*Agastache rugosa*（Fisch.et Mey.）O. Ktze.的干燥地上部分。

【**性味与归经**】辛，微温。归肺、脾、胃经。

【**功能与主治**】祛暑解表，化湿和胃。用于夏令感冒，寒热头痛，胸脘痞闷，呕吐泄泻，妊娠呕吐，鼻渊，手足癣。

【**用法与用量**】内服，煎汤，6 ~ 10g；或入丸、散。

【**药膳食疗方**】1. 三鲜茶：鲜藿香30g，鲜佩兰30g，鲜薄荷30g。用于暑湿感冒。

2. 七鲜汤：鲜藿香、鲜佩兰、鲜荷叶、鲜生地黄、鲜石斛各6g，鲜首乌5g，鲜梨汁10g，白糖适量。用于暑热挟湿证，症见身热汗出、烦渴引饮、精神疲惫、四肢困倦、胸闷气短、不思饮食、大便溏泄等。

3. 藿香茶：藿香。用于夏令感冒，寒热头痛，胸脘痞闷，呕吐泄泻，妊娠呕吐，鼻渊，手足癣。

4. 藿香生姜粥：藿香15g，生姜15g，粳米150g，白糖15g。用于阴暑证。

5. 五香姜醋鱼：藿香、砂仁、草果仁、橘皮、五味子、鲤鱼、米醋、生姜。用于厌食症。

6. 藿香佩兰茶：藿香、佩兰各6g，薄荷3g。用于暑热引起的胸闷烦渴、小便短赤。

7. 藿香粥：鲜藿香、粳米各30g。用于暑天外感而见恶寒发热，恶心呕吐，不思饮食者。

砂仁　Sharen

本品为姜科植物阳春砂 *Amomum villosum* Lour.、绿壳砂 *Amomum villosum* Lour. var. *xanthioides* T. L. Wu et Senjen. 或海南砂 *Amomum longiligulare* T. L. Wu 的干燥成熟果实。

【**性味与归经**】辛，温。归脾、胃、肾经。

【**功能与主治**】化湿开胃，温脾止泻，理气安胎。用于湿浊中阻，脘痞不饥，脾胃虚寒，呕吐泄泻，妊娠恶阻，胎动不安。

【**用法与用量**】3 ~ 6g，后下。

【**药膳食疗方**】1. 缩砂酒：砂仁炒研，袋盛浸酒，煮饮。用于消食和中，下气，止心腹痛。

2. 砂仁萝卜散：砂仁、萝卜汁。用于痰气膈胀。

3. 缩砂散：缩砂仁、生姜汁。用于妊娠胃虚气逆，呕吐不食。

4. 砂仁鲫鱼汤一：鲜鲫鱼1条，砂仁面6g，甘草末3g。用于全身水肿。

5. 砂仁鲫鱼汤二：鲫鱼500g，砂仁10g，荜茇10g，陈皮3g。用于溃疡病属脾胃虚寒者，症见胃脘冷痛，得温则减，食后饱胀，时有嗳气。

6. 砂仁粥：砂仁15g，粳米100g。用于消化不良，脘腹胀满，食欲不振，气逆呕吐等症。

7. 砂仁肚条：砂仁末10g，猪肚1000g，胡椒粉3g，花椒5g，生姜15g，葱白15g。用于脾胃虚寒，胃痛不舒，食少腹胀。

8. 砂仁黄芪猪肚：砂仁6g，黄芪20g，猪肚1个。用于脾胃虚弱之痛，胃下垂。

9. 砂仁猪腰：砂仁末，猪腰1份，切厚块。用于小儿脱肛。

10. 砂仁羊肉汤：砂仁10g，白胡椒3g，生姜5片，羊肉。每周3次，用于脾胃虚寒型胃病。

11. 其他药膳：砂仁炒鳝丝、砂仁藕粉。

草果　Caoguo

本品为姜科植物草果 *Amomum tsao-ko* Crevost et Lemaire 的干燥成熟果实。

【性味与归经】辛，温。归脾、胃经。

【功能与主治】燥湿温中，截疟除痰。用于寒湿内阻，脘腹胀痛，痞满呕吐，疟疾寒热，瘟疫发热。

【用法与用量】3 ~ 6g。

【药膳食疗方】1.草果羊肉汤：羊肉1000g，草果5g，木瓜1000g，豌豆300g，粳米500g，白糖200g，胡椒粉少许。用于脾湿下注之腿足肿痛，麻木不仁。

2. 草果豆蔻煲乌鸡汤：乌骨母鸡1只（要1kg以上者），草豆蔻30g，草果2枚。用于体虚气弱，寒湿阻滞脾胃，脘腹胀满冷痛，大便滑泄。

3. 青鸭羹：青头鸭（老雄鸭）1只，草果5个，赤小豆2000g。用于脾胃虚弱，水肿兼小便不利。

4. 草果酒：草果仁10g，白酒250g。用于脘腹胀痛、消化不良，亦可加入陈皮、山楂共泡。

【按语】无寒湿邪者忌服。

第六节　利水渗湿药

概念　凡以通利水道、渗湿利水为主要功效的药物，称为利水渗湿药。

性能功效　本类药味多甘淡或苦，性多寒凉或平，多入膀胱、脾及小肠经，功能利水消肿、利尿通淋、利湿退黄。

适用范围　本类药主要适用于小便不利、水肿、淋浊、黄疸、水泻、带下、湿疮、痰饮等水湿内盛之病证。

配伍方法　临床应用时，水肿骤起有表证者，配宣肺发汗药；水肿日久属脾肾阳虚者，配温补脾肾药；湿热交蒸者，配清热药；热伤血络而尿血者，配凉血止血药。

使用注意　本类药易耗伤津液，阴虚津伤者宜慎用。

茯苓 Fuling

本品为多孔菌科真菌茯苓 *Poria cocos*（Schw.）Wolf 的干燥菌核。

【性味与归经】甘、淡，平。归心、肺、脾、肾经。

【功能与主治】利水渗湿，健脾，宁心。用于水肿尿少，痰饮眩悸，脾虚食少，便溏泄泻，心神不安，惊悸失眠。

【用法与用量】10 ~ 15g。

【药膳食疗方】1. 茯苓山药粥：白茯苓、山药、粳米。用于小便多，滑数不禁。

2. 茯苓汤：茯苓9g，郁李仁5g，生姜汁适量。用于水肿。

3. 茯苓米汤：白茯苓末6g，米汤调服。用于心虚梦泄，或白浊。

4. 茯苓酒：茯苓粉同曲米酿酒饮。用于头风虚眩，可暖腰膝，主五劳七伤。

5. 茯苓酒：茯苓60g，大枣20枚，当归12g，枸杞子12g，白酒1000ml。用于脾虚湿盛所致的体弱食少，泄泻，四肢沉重少力等症。注意本品虚寒精滑或气虚下陷者不宜服用。

6. 茯苓栗子粥：栗子50g，茯苓20g，大枣10枚，大米60g。用于脾虚腹泻。

7. 茯苓膏：白茯苓2000g，蜂蜜200g。用于心脾血虚引起的失眠难寐症。

8. 茯苓饼：茯苓细粉、米粉、白砂糖各等份。用于气血虚体弱，心悸，气短，食少，神衰，失眠，水肿，大便溏软等症。

9. 苓术止泻粥：茯苓30g，白术10g，白扁豆20g，陈皮3g，粳米100g。用于脾胃虚弱，湿困中焦，食少便溏。

10. 茯苓止泻粥：茯苓30g，鲜山药50g，薏苡仁30，大枣3枚，粳米50g，红糖适量。用于小儿虚性腹泻，便溏。

11. 茯苓胡桃饼：茯苓60g，鸡内金15g，胡桃仁120g，蜂蜜适量。用于砂石淋。

12. 茯苓五味粥：茯苓10g，五味子6g，粳米100g。用于冠心病心气不足，阴亏肝郁型。

13. 茯苓饼：茯苓、莲子、百合各50g，糯米粉、大米粉、白糖各150g，干桂花10g，花生油少许。用于心阴不足、脾气虚弱而引起的烦渴，心悸，怔忡，食少，神疲乏力及肺虚咳嗽。

14. 茯苓白术鲫鱼汤：鲫鱼1条（约500g），茯苓50g，白术25g，陈皮1小块，水、盐各适量。用于脾虚夹湿所致之饮食不化，胸脘痞闷，或吐或泻，四肢乏力，形体消瘦，面色萎黄等症。

15. 茯苓天麻鱼头：鲤鱼头1个，茯苓12g，川芎6g，天麻9g，姜、胡椒粉各适量。用于惊悸，健忘，头痛，肢体麻木，小便不利。

16. 茯苓麦冬粥：茯苓、麦冬各15g，粟米100g。用于心阴不足，心胸烦热，惊悸失眠，口干舌燥。

17. 开胃汤：茯苓15g，山药12g，麦芽30g，鲜、干鸭胗各1个。用于小儿消化不良，不思饮食。

18. 茯苓陈皮姜汁茶：茯苓25g，陈皮5g，生姜汁适量。用于妊娠呕吐。

19. 五苓粥：茯苓、猪苓、白术各9g，泽泻12g，桂枝6g，粳米100g。用于小便不利，水肿，身重，头痛微热，烦渴，泄泻。

20．茯苓赤小豆粥：茯苓30g，赤小豆100g，小米50g。用于脾虚湿滞之身体过胖症，或用于减肥健美。

21．其他药膳：健脾羹（茯苓、山药、大枣、粳米、陈皮）；茯苓羊肉包子（茯苓、鲜羊肉、生姜、胡椒粉）；茯苓薏米炖鳖鱼（茯苓、薏米、鳖鱼、料酒）；茯苓饼干；茯苓贝梨茶（茯苓、川贝母、梨、冰糖）；茯苓鸡肉抄手（茯苓、鸡肉）；五神汤（茯苓、金银花、牛膝、车前子、地丁）。

赤小豆　Chixiaodou

本品为豆科植物赤小豆 *Vigna umbellate* Ohwi et Ohashi 或赤豆 *Vigna angularis* Ohwi et Ohashi 的干燥成熟种子。

【性味与归经】甘、酸，平。归心、小肠经。

【功能与主治】利水消肿，解毒排脓。用于水肿胀满，脚气浮肿，黄疸尿赤，风湿热痹，痈肿疮毒，肠痈腹痛。

【用法与用量】9 ~ 30g。

【药膳食疗方】1．赤小豆鲤鱼汤：赤小豆100g，鲤鱼1条（250g），生姜3片。用于水湿泛溢，症见水肿胀满、小便不利等。

2．赤小豆鹌鹑汤：鹌鹑1只（取肉），赤小豆15g，生姜3片。用于腹泻，痢疾。

3．赤小豆内金粥：赤小豆60g，鸡内金150g（研末），糯米50 ~ 100g。用于泌尿系结石。

4．赤小豆粥：赤小豆10g，粳米50g。用于水肿，湿热带下。

5．冬瓜赤小豆鲤鱼汤：带皮冬瓜1000g，赤小豆60g，鲤鱼1条。用于肾炎水肿，浮肿病，糖尿病，肝硬化腹水等水湿停聚证患者。

6．其他药膳：赤豆藕片（赤小豆、鲜藕、鲜生地黄、冰糖）；双豆汤（绿豆、赤小豆、冰糖）；苦瓜赤小豆排骨汤（苦瓜、赤小豆、排骨、生姜）；赤小豆粉葛排骨汤（赤小豆、粉葛、猪排骨、薏米、陈皮、姜、蜜枣）；金石赤豆粥（金钱草、石苇、赤小豆、粳米）。

【按语】1．阴虚津伤者慎服，过量服可渗利伤津。2．孕妇慎用。

枳椇子　Zhijuzi

【来源】本品为鼠李科植物北枳椇 *Hovenia dulcis* Thunb.、枳椇 *Hovenia acerba* Lindl. 和毛果枳椇 *Hovenia trichocarpa* Chun et Tsiang 的成熟种子，亦有用带花序轴的果实。

【性味与归经】甘，平。归心、脾、肺经。

【功能与主治】解酒毒，止渴除烦，止呕，利大小便。用于醉酒，烦渴，呕吐，二便不利。

【用法与用量】煎汤，6 ~ 15g；或泡酒服。

【药膳食疗方】1．枳椇猪肺汤：鲜枳椇子120g，猪心、肺各1具，红糖30g。用于酒色过度，成劳吐血。

2．枳椇竹叶饮：枳椇子、竹叶各30g。用于伤暑烦渴，头晕，尿少。

3. 枳椇知母饮：枳椇子、知母各9g，金银花24g，灯心草3g。用于热病烦渴，小便不利。

4. 枳椇葛花饮：枳椇子12g，葛花9g。用于醉酒。

【按语】1. 脾胃虚寒者禁服。2. 反乌头，多食损齿。

薏苡仁　Yiyiren

本品为禾本科植物薏苡仁*Coix lacryma-jobi* L. var. *ma yuen*（Roman.）Stapf 的干燥成熟种仁。

【性味与归经】甘、淡，凉。归脾、胃、肺经。

【功能与主治】利水渗湿，健脾止泻，除痹，排脓，解毒散结。用于水肿，脚气，小便不利，脾虚泄泻，湿痹拘挛，肺痈，肠痈，赘疣，癌肿。

【用法与用量】9～30g。或入丸、散；或浸酒；亦可煮粥、作羹。健脾益胃，宜炒用；利水渗湿，清热排脓，舒筋除痹，均宜生用。

【药膳食疗方】1. 薏苡仁酒：薏苡仁粉，同曲米酿酒或袋盛煮酒饮之。用于风湿痹痛。

2. 薏苡仁粥：薏苡仁30g，粳米60g。用于脾虚食少，水肿，风湿痹痛，屈伸不利，消渴。

3. 薏米芦根荷叶粥：薏苡仁30g，鲜芦根50g，荷叶10g，粳米30～50g。用于暑湿感冒、湿温症见身热，汗出不解，头重如裹，身重肢倦，胸闷脘痞，午后湿热明显，苔白腻，脉濡缓者。

4. 八宝饭：薏苡仁、芡实、山药、莲子肉、茯苓、党参、白术、白扁豆各6g，糯米150g，冰糖适量。用于脾虚体弱，食少，便溏乏力者。

5. 地丁苡米粥：薏苡仁50～100g，紫花地丁30g（布包），粳米100g。用于疔疮脓未溃，或已溃脓毒未清，肿毒未消时，或后期脾胃虚弱，纳食不思者。

6. 薏杏双仁粥：薏苡仁30g，甜杏仁10g，粳米100g。用于胃纳不振，神疲乏力，大便时溏，咳嗽。

7. 薏米丝瓜粥：薏苡仁、丝瓜、淡豆豉、薄荷各适量。用于湿热痹症兼有表证者。

8. 薏米干姜粥：薏苡仁、干姜、冰糖。用于类风湿关节炎。

9. 薏米百合冰糖饮：薏苡仁30g，百合10g，冰糖适量。用于扁平疣，雀斑，痤疮。

10. 绿豆薏米粥：绿豆、薏苡仁各30g，甜杏仁10g，粳米100g。用于暑热烦渴；胃肠型感冒，以及毛囊炎、痤疮等皮肤疾病的调治；湿热体质引起的胸闷脘痞，口苦，小便短黄，青春痘等。

11. 薏米山药粥：山药、薏苡仁各30g，柿饼15g。用于脾肺阴虚，虚热劳嗽。

12. 猪胰粥：猪胰1具，薏苡仁60g。用于糖尿病。

13. 薏米赤豆粥（苡枣赤豆粥）：薏苡仁60g，大枣20枚，赤小豆100g，粳米50g，绿豆15g。用于气血两虚型痛风。

14. 薏米防风饮：生薏米30g，防风10g。用于外感风寒湿邪所致的恶寒发热、无汗、头痛身重等症。

15. 其他药膳：薏苡仁汤（薏苡仁、紫草）；薏米羊肉汤（薏苡仁、羊肉）；苡仁饭；冬瓜苡仁粥（冬瓜、薏苡仁、粳米、白糖）；薏苡瓜瓣桃仁汤（薏苡仁、冬瓜子、桃仁、牡丹皮）。

【按语】孕妇及脾虚无湿、大便燥结者均慎服。

菊苣　Juju

本品为维吾尔族习用药材。为菊科植物毛菊苣 *Cichorium glandulosum* Boiss.et Huet 或菊苣 *Cichorium intybus* L.的干燥地上部分或根。

【性味与归经】微苦、咸，凉。归肝、胆、胃经。

【功能与主治】清肝利胆，健胃消食，生津止渴，利尿消肿。用于湿热黄疸，胃痛食少，内热消渴，水肿尿少。

【用法与用量】9 ~ 18g。

布渣叶　Buzhaye

本品为椴树科植物破布叶 *Microcos paniculata* L.的干燥叶。夏、秋二季采收，除去枝梗和杂质，阴干或晒干。

【性味与归经】微酸，凉。归脾、胃经。

【功能与主治】消食化滞，清热利湿。用于饮食积滞，感冒发热，湿热黄疸。

【用法与用量】15 ~ 30g。鲜品30 ~ 60g。

第七节　温里药

概念　凡能温里散寒，以治疗里寒证为主要功效的药物，称为温里药。

性能功效　本类药味多辛，或兼苦，或兼甘，性温热，主入脾、胃、肾、心经，兼入肝、肺经，主能温里散寒、温经止痛、补火助阳或回阳救逆等，兼能化痰、燥湿、杀虫、止呃。

适用范围　本类药主要适用于里寒证，包括中焦寒证、心肾阳衰之亡阳证、肾阳虚证、寒滞肝脉之疝痛、风寒湿痹、经寒痛经等。兼治寒饮咳喘、虫积腹痛等。

配伍方法　临床应用时，外寒内侵而有表证者，配解表药；寒凝气滞者，配行气药；寒湿内蕴者，配化湿健脾药；脾肾阳虚者，配温补脾肾药；亡阳气脱者，配大补元气药。

使用注意　本类药多辛热燥烈，易助火、伤津，故热证、阴虚证及孕妇忌用或慎用。

丁香　Dingxiang

本品为桃金娘科植物丁香 *Eugenia caryophyllata* Thunb. 的干燥花蕾。

【性味与归经】辛，温。归脾、胃、肺、肾经。

【功能与主治】温中降逆，补肾助阳。用于脾胃虚寒，呃逆呕吐，食少吐泻，心腹冷痛，肾虚阳痿。

【用法与用量】1～3g，内服或研末外敷。

【药膳食疗方】1．丁香鸭：公丁香5g，肉桂5g，草豆蔻5g，鸭子1只（约1000g）。用于脾胃虚寒所致的胃脘冷痛，反胃呕吐，呃逆嗳气，食少腹泻以及肾阳虚之阳痿、遗精、下半身冷等。

2．丁香姜糖：红糖150g，生姜碎末40g，丁香粉6g。用于冻疮，脾胃虚寒所致的胃脘冷痛，痰浊性眩晕而兼恶心、呕吐。

3．丁香陈皮人乳煎：丁香10枚，陈皮3g，人乳1小杯。用于婴儿吐乳，粪便色青。

4．丁香蜜饮：丁香2g，陈皮3g，蜂蜜适量，米饮服。用于小儿吐泻。

5．丁香煮酒：丁香2粒，黄酒50ml。用于脾胃虚寒所致的腹痛、腹胀、吐泻等症。注意本品辛温，故热病及阴虚内热者不宜服用。

6．公丁香炖雪梨：大雪梨1个，公丁香4粒。用于脾胃虚寒型妊娠呕吐，症见妊娠期间恶心呕吐、口淡流涎、食少腹胀。

7．丁香枣茶：大枣7枚，丁香40粒。用于脾胃虚寒型胃痛。

8．丁香肉桂茶：丁香10g，肉桂20g。用于脾胃虚寒型胃痛。

9．丁香甘草盐红茶：丁香100g，炙甘草100g，沉香100g，生姜5g，红茶8g，盐适量。用于脾胃虚寒型胃痛。

10．丁香橘饼：丁香25g，金橘250g，红糖500g。用于痰湿阻于中焦所致之呕吐。

11．丁香鸡：整鸡1只，丁香10g，葱姜、陈皮各适量。用于小儿消化不良。

【按语】1．不宜与郁金同用。2．母丁香为丁香的干燥果实，应用与丁香花蕾相似，但药力较弱，功效较差。3．胃热引起的呃逆或兼有口渴、口苦、口干者不宜食用，热性病及阴虚内热者忌食。

八角茴香　Bajiaohuixiang

本品为木兰科植物八角茴香 *Illicium verum* Hook.f. 的干燥成熟果实。

【性味与归经】辛，温。归肝、肾、脾、胃经。

【功能与主治】温阳散寒，理气止痛。用于寒疝腹痛，肾虚腰痛，胃寒呕吐，脘腹冷痛。

【用法与用量】3～6g。

【药膳食疗方】1．茴香乳香饮：八角茴香、小茴香各9g，乳香少许。用于小肠气坠。

2．茴香饮：八角茴香，炒，为末，食前酒服6g。用于腰重刺胀。

3．大茴卤羊肉：大茴香5g，羊肉500g。用于脾胃虚寒所致的脘腹冷痛，口泛清涎，食少便溏等。

4．牛肚补胃汤：牛肚1000g，鲜荷叶2张，茴香、桂皮、生姜、胡椒、黄酒、盐各适量。用于胃下垂，脘腹闷胀，食欲不振等症。

5．五香粉：大茴香、小茴香、花椒、沙姜、桂皮各10g，用于健胃行气。

【按语】1．本品混淆品种较多，且其中一些品种（如红茴香）有明显的毒性，误食可引起中毒，甚至死亡，应加注意。2．阴虚内热者忌用；使用时不能煎煮过久；少数患者使用后有胃肠道反应。

小茴香　Xiaohuixiang

本品为伞形科植物茴香 *Foeniculum vulgare* Mill.的干燥成熟果实。

【性味与归经】辛，温。归肝、肾、脾、胃经。

【功能与主治】散寒止痛，理气和胃。用于寒疝腹痛，睾丸偏坠，痛经，少腹冷痛，脘腹胀痛，食少吐泻。

【用法与用量】3 ~ 6g。

【药膳食疗方】1．茴香腰子：小茴香（炒）6g，猪腰1具。用于肾虚腰痛，转侧不能，嗜卧疲弱者。

2．妙香汤：茴香子（炒）、乌药（生用）、高良姜（汤浸，焙干）、青橘皮各30g。用于一切水气，四肢肿满。

3．茴香狗肉汤：狗肉250g，小茴香、八角、桂皮、陈皮、草果、生姜、盐各适量。用于脾胃虚寒，胃痛绵绵，四肢清冷，尿多清白等。

4．茴香炖猪腰：茴香10g，元胡10g，猪腰2个，食盐少许。用于寒凝血瘀而兼腰膝酸软者，及恶露不下。

5．小茴香粥：炒小茴香20g，粳米100g。用于阴寒酸痛、大肠疝气、睾丸肿胀偏坠，以及脘腹冷痛、呕吐食少、慢性胃炎。

6．小茴香炖猪肚：小茴香6g，猪肚1只。用于慢性胃炎，胃寒腹痛者尤佳。

7．其他药膳：小茴香枳壳茶（小茴香、枳壳、乌药、川厚朴、佛手、陈皮、甘草）；茴香蛋（小茴香、食盐、鸡蛋）；茴香红糖水（小茴香、红糖）。

【按语】本品辛温助火，故阴虚火旺及热症者忌用。孕妇忌服。

肉桂　Rougui

本品为樟科植物肉桂 *Cinnamomum cassia* Presl 的干燥树皮。

【性味与归经】辛、甘，大热。归肾、脾、心、肝经。

【功能与主治】补火助阳，引火归元，散寒止痛，温通经脉。用于阳痿宫冷，腰膝冷痛，肾虚作喘，虚阳上浮，眩晕目赤，心腹冷痛，虚寒吐泻，寒疝腹痛，痛经经闭。

【用法与用量】1 ~ 5g。不宜久煮；研末，0.5 ~ 1.5g；或入丸剂。

【药膳食疗方】1．桂浆粥：肉桂3g，粳米50g，红糖适量。用于肾阳不足而致的畏寒肢冷，腰膝酸软，小便频数清长，男子阳痿，女子宫寒不孕等；或脾阳不振而致的脘腹冷痛，饮食减少，大便稀薄，呕吐，肠鸣腹胀；以及寒湿腰痛，风寒湿痹，妇人虚寒性痛经等证。

2. 桂黄浆粥：肉桂3～5g，熟地黄3～5g，韭菜汁适量，粳米100g。用于夜尿频多，遗精，阳痿等。

3. 肉桂米酒粥：肉桂3g，核桃肉50g，益智仁20g，小米50g，甜米酒1～2汤匙。用于肾虚阳痿，见腰膝冷痛、四肢冰冷、夜尿频多且滴沥不尽等。

4. 羊肉肉桂汤：肉桂6g，羊肉500g。用于温暖脾胃阳气。

5. 肉桂鸡肝：肉桂1g，雄鸡肝1具。用于小儿遗尿。

6. 其他药膳：肉桂补骨脂茶（肉桂、补骨脂、肉豆蔻、五味子、吴茱萸）；肉桂熟地肉片（熟地黄、肉桂粉、瘦肉）；肉桂红糖茶（肉桂、红糖）；桂皮山楂饮（肉桂、山楂肉、红糖）。

【按语】1. 有出血倾向者及孕妇慎用。2. 不宜与赤石脂同用。

花椒　Huajiao

本品为芸香科植物青椒*Zanthoxylum schinifolium* Sieb.et Zucc.或花椒*Zanthoxylum bungeanum* Maxim.的干燥成熟果皮。

【性味与归经】辛，温。归脾、胃、肾经。

【功能与主治】温中止痛，杀虫止痒。用于脘腹冷痛，呕吐泄泻，虫积腹痛；外治湿疹，阴痒。

【用法与用量】3～6g。外用适量，煎汤熏洗。

【药膳食疗方】1. 椒醋汤：花椒3g，醋60ml。用于胆道蛔虫。

2. 花椒姜糖水：花椒2g，老姜6g，红糖适量，煎服。用于胃寒疼痛，呕吐清水。

3. 花椒绿豆汤：花椒6g，绿豆50g，煎服。用于反胃呕吐。

4. 花椒粥：花椒3～5g，白面粉150g，生姜3片。用于脘腹寒痛呕吐。

【按语】有食用花椒致过敏反应的病例。

干姜　Ganjiang

本品为姜科植物姜*Zingiber officinale* Rosc.的干燥根茎。

【性味与归经】辛，热。归脾、胃、肾、心、肺经。

【功能与主治】温中散寒，回阳通脉，温肺化饮。用于脘腹冷痛，呕吐泄泻，肢冷脉微，寒饮喘咳。

【用法与用量】3～10g。

【药膳食疗方】1. 干姜粥：干姜15g，粳米100g。用于虚寒性脘腹痛，呕吐清水。

2. 干姜粥：干姜1～3g，高良姜3～5g，粳米50～100g。用于脾胃虚寒，脘腹冷痛，呕吐呃逆，泛吐清水，肠鸣腹泻等症。

3. 止逆汤：干姜60g（炮），甘草30g。止呃逆。

4. 糊涂羹：活鲫鱼1条（250～500g），干姜3g，橘皮3g，白胡椒1g，葱白10g，生姜

6g，茯粉15g，黄酒、细盐各适量。用于慢性胃炎，尤宜于脾胃寒型患者，症见上腹部隐痛或胀痛，喜暖喜按。

5. 姜枣红糖汤：干姜5g，大枣10个，红糖30g。用于寒凝痛经。

6. 姜艾薏苡仁粥：干姜、艾叶各10g，薏苡仁30g。用于寒湿凝滞型痛经。

7. 干姜陈皮散：干姜20g，陈皮40g，红糖50g。用于痰饮内阻所致呕吐患者服用。

8. 其他药膳：干姜茯苓粥（干姜、茯苓、甘草、粳米）；姜桂红枣汤（干姜、红枣、桂枝）；小麦干姜茶（小麦、干姜）。

【按语】1. 阴虚内热，血热妄行者忌服。2. 孕妇慎服。

高良姜 Gaoliangjiang

本品为姜科植物高良姜 *Alpinia officinarum* Hance 的干燥根茎。

【性味与归经】辛，热。归脾、胃经。

【功能与主治】温胃止呕，散寒止痛。用于脘腹冷痛，胃寒呕吐，嗳气吞酸。

【用法与用量】3～6g。外用适量，鲜品捣烂搽患处。

【药膳食疗方】1. 良姜炖鸡块：公鸡1只，良姜、草果各6g，陈皮、胡椒各3g。用于胃脘寒痛，得热痛缓，喜暖喜按，体虚瘦弱，倦怠乏力。

2. 高良姜槟榔粥：高良姜、槟榔、粳米各适量。用于胃痛。

3. 高良姜香附鸡肉汤：鸡肉250g，高良姜15g，香附12g，红枣4枚。用于溃疡病，肝气犯胃，寒邪犯胃，胃脘胀痛，时作时止，时有嗳气，呕吐。

4. 其他药膳：高良姜粥。

胡椒 Hujiao

本品为胡椒科植物胡椒 *Piper nigrum* L.的干燥近成熟果实。

【性味与归经】辛，热。归胃、大肠经。

【功能与主治】温中散寒，下气，消痰。用于胃寒呕吐，腹痛泄泻，食欲不振，癫痫痰多。

【用法与用量】0.6～1.5g，研粉吞服。

【药膳食疗方】1. 胡椒面条：胡椒粉、大蒜、生姜、面条。用于寒湿腹泻、腹痛。

2. 鲫鱼煎汤：鲫鱼煎汤，以胡椒和盐调味食。用于脾胃虚弱，少食不饥。

3. 牛肉脯：牛肉、胡椒、荜茇、陈皮、草果、砂仁、良姜。用于脾胃久冷，不思饮食。

4. 白胡椒煲猪肚：猪肚1个，白胡椒15g，盐少许。用于脾胃虚寒型慢性胃炎患者。

5. 其他药膳：黑胡椒土豆丝、胡椒红枣汤。

【按语】阴虚有火者忌服。

荜茇 Biba

本品为胡椒科植物荜茇 *Piper longum* L. 的干燥近成熟或成熟果穗。

【性味与归经】辛，热。归胃、大肠经。

【功能与主治】温中散寒，下气止痛。用于脘腹冷痛，呕吐，泄泻，寒凝气滞，胸痹心痛，头痛，牙痛。

【用法与用量】1 ~ 3g。

【药膳食疗方】1. 荜茇头蹄：羊头1个，羊蹄4只，荜茇、干姜各30g，胡椒、葱白、豆豉各适量。用于消化性溃疡病久体弱，胃部冷痛，喜暖喜按，得热痛减者。

2. 荜茇粥：荜茇5g，白胡椒1g，肉桂皮3g，糯米适量。用于风寒内积、停于脘腹引起的胃痛中满、痞满冷痛。

3. 鲫鱼羹：荜茇10g，大鲫鱼1000g，缩砂仁10g，陈皮10g，大蒜2个，胡椒10g。用于脾胃虚寒之慢性腹泻，慢性痢疾等。

山柰 Shannai

本品为姜科植物山柰 *Kaempferia galanga* L. 的干燥根茎。

【性味与归经】辛，温。归胃经。

【功能与主治】行气温中，消食，止痛。用于胸腹胀满，脘腹冷痛，饮食不消。

【用法与用量】6 ~ 9g。

第八节 理气药

概念 凡能疏畅气机，以治疗气滞或气逆为主要功效的药物，称为理气药。

性能功效 本类药味多辛苦，气多芳香，性多偏温，主归脾、胃、肝、肺经，善于行散或泄降，主能理气调中、疏肝解郁、理气宽胸、行气止痛、破气散结，兼能消积、燥湿。

适用范围 本类药主要适用于脾胃气滞之脘腹胀痛、嗳气吞酸、恶心呕吐、腹泻或便秘，肝气郁滞之胁肋胀痛、抑郁不乐、疝气疼痛、乳房胀痛、月经不调，肺气壅滞之胸闷胸痛、咳嗽气喘等证。兼治食积脘胀、湿滞中焦等。

配伍方法 临床应用时，脾胃气滞兼湿热之证，配清热利湿药；兼寒湿困脾者，配温中燥湿药；兼食积不化者，配消食药；兼脾胃虚弱者，配益气健脾药。肝气郁滞者，视病情酌加柔肝、养肝、活血止痛、健脾药。肺气壅滞因于外邪袭肺者，配宣肺化痰止咳药；因痰热郁肺者，配清热化痰药。

使用注意　本类药多辛香燥散，易耗气伤阴，故气虚、阴亏者慎用。

刀豆　Daodou

本品为豆科植物刀豆 *Canavalia gladiata*（Jacq.）DC.的干燥成熟种子。

【性味与归经】甘，温。归胃、肾经。

【功能与主治】温中，下气，止呃。用于虚寒呃逆，呕吐。

【用法与用量】6 ~ 9g。或烧炭存性研末。

【药膳食疗方】1. 刀豆腰子：刀豆2粒，猪腰1个。用于肾虚腰痛。

2. 刀豆饮：刀豆25g，甘草3g，蜂蜜适量。用于小儿百日咳或老人咳喘。

3. 刀豆饮：刀豆20g，柿蒂5个，生姜3片，红糖适量。用于虚寒呃逆，胃寒呕吐。

4. 刀豆蜜菊舒咽茶：绿茶5g，菊花8g，刀豆8g，蜂蜜30g。用于哮喘。

5. 刀豆姜糖绿茶：刀豆10g，生姜3片，绿茶3g，红糖适量。用于打嗝。

6. 刀豆薏米竹叶茶：刀豆20g，薏米20g，淡竹叶10g。用于鼻炎。

7. 刀豆香菇粥：鲜刀豆30g，猪肝60g，香菇30g，粳米60g，葱、生姜各适量。用于健脾理气。

【按语】胃热患者、口有异味或口臭明显者不宜多食。

佛手　Foshou

本品为芸香科植物佛手 *Citrus medica* L. var. *sarcodactylis* Swingle.的干燥果实。

【性味与归经】辛、苦、酸，温。归肝、脾、肺经。

【功能与主治】疏肝理气，和胃止痛，燥湿化痰。用于肝胃气滞，胸胁胀痛，胃脘痞满，食少呕吐，咳嗽痰多。

【用法与用量】3 ~ 10g。

【药膳食疗方】1. 佛手柑粥：佛手15g，粳米100g，冰糖适量。用于肝胃不和型慢性胃炎，症见胃脘胀痛，连及两胁，情绪不畅时加剧，嗳气反酸，急躁易怒等。

2. 佛手猪肚汤（佛手延胡索猪肚汤）：鲜猪肚1个，鲜佛手15g，延胡索10g，生姜3片。用于胃气滞者胃痛。

3. 佛手姜糖饮：佛手10g，生姜5g，冰糖适量。用于脾胃气滞，胁肋胀痛，呕逆少食。

4. 佛香梨：佛手5g，制香附5g，梨2个。用于肝郁气滞症见胁肋痛甚，嗳气，痰多者。

5. 佛手苏梗粥：佛手15g，苏梗15g，粳米60g，白糖适量。用于气滞血瘀型痛经。

6. 蜜汁佛手果：佛手果1个，樱桃10粒，蜂蜜少许。用于肝郁痰凝引起的乳中结核，伴有心烦、失眠、易怒。

7. 佛手酒：大砂仁30g，大佛手3g，大山楂30g，黄酒或米酒500ml。用于肝郁气滞，月经后期。

8. 佛手山楂饮：佛手、山楂各10g，红糖适量。用于气滞血瘀之痛经。

9. 佛手郁藻粥：佛手9g，郁金6g，海藻15g，粳米100g，红糖适量。用于肝郁气滞见急躁易怒，胁肋胀痛，纳呆食少。

10．佛手猪蹄汤：佛手6g，当归15g，王不留行5g，通草6g，猪蹄1对。用于肝郁气滞型缺乳。

11．猪蹄佛手粥：猪蹄1～2只，佛手12g，通草3～5g，漏芦10～15g，粳米100g，葱白2茎。用于肝郁气滞型产后缺乳。

12．其他药膳：佛手姜茶（佛手、鲜姜）；佛手粥（陈皮、佛手、粳米）；佛手酒（佛手、白酒、苏木）；佛手蛋（佛手、茉莉花、鸡蛋）；佛手猪肝汤（佛手、合欢花、猪肝、姜）。

香橼 Xiangyuan

本品为芸香科植物枸橼 *Citrus medica* L. 或香圆 *Citrus wilsonii* Tanaka 的干燥成熟果实。

【性味与归经】辛、苦、酸，温。归肝、脾、肺经。

【功能与主治】疏肝理气，宽中，化痰。用于肝胃气滞，胸胁胀痛，脘腹痞满，呕吐，噫气，痰多咳嗽。

【用法与用量】3～10g。

【药膳食疗方】1．香橼浆：鲜香橼1～2个，麦芽糖50g。用于肝阳上亢型眩晕，气滞血瘀型痛经。

2．香橼佛手粥：香橼30g，佛手30g，炒薏米30g，炒山药30g，红枣数枚。用于肝胃不和引起的胃胀，胃痛，胸胁胀满，恶心呕吐，消化不良。

3．香橼散：陈香橼1枚（连瓤），大核桃肉2枚（连皮），缩砂仁6g（去膜），冰糖适量。用于鼓胀。

4．其他药膳：香砂芙蓉糖（白砂糖、香橼粉、砂仁粉、芙蓉花）。

【按语】阴虚血燥及孕妇气虚者慎服。

橘红 Juhong

本品为芸香科植物橘 *Citrus reticulata* Blanco 及其栽培变种的外层果皮。

【性味与归经】辛、苦，温。归肺、脾经。

【功能与主治】理气宽中，燥湿化痰。用于咳嗽痰多，食积伤酒，呕恶痞闷。

【用法与用量】3～10g。

【药膳食疗方】1．橘红糕：橘红粉10g，白砂糖200g，米粉500g。用于食欲不振，消化不良，咳嗽多痰等症。

2．橘红茶：橘红10g，绿茶5g。用于咳嗽多痰，痰黏似胶，不易咯出。

3．橘红生姜蜂蜜水：橘红60g，生姜30g，蜂蜜250g。用于小儿风寒咳嗽。

陈皮 Chenpi

本品为芸香科植物橘 *Citrus reticulata* Blanco 及其栽培变种的干燥成熟果皮。药材分为

"陈皮"和"广陈皮"。

【性味与归经】苦、辛，温。归肺、脾经。

【功能与主治】理气健脾，燥湿化痰。用于脘腹胀满，食少吐泻，胸闷气短，咳嗽痰多。

【用法与用量】3～10g。

【药膳食疗方】1. 胡萝卜炒陈皮瘦肉丝：胡萝卜200g，陈皮10g，瘦猪肉100g，黄酒、香葱各适量。用于肝气犯胃所致胃痛。

2. 陈皮紫苏粥：陈皮10g，紫苏叶12g，生姜5片，粳米100g。用于溃疡病属脾胃气滞者。

3. 橘茹饮：橘皮30g，竹茹30g，柿饼30g，生姜3g，白糖适量。用于胃热呕哕，妊娠呕吐等症。

4. 陈皮乌鸡汤：乌鸡1只，陈皮3g，高良姜3g，胡椒6g，草果2个，葱适量。用于妇女痛经之属于气血双亏，偏于虚寒者。

5. 健脾茶：陈皮10g，炒山楂3g，生麦芽、荷叶各15g。用于脾失健运所致之湿浊内蕴食积证，症见食滞不化、厌食腹胀、小儿疳积。

6. 陈皮酒：陈皮50g，白酒500g。用于消化不良，食少。

7. 橘枣饮：大红枣10枚，鲜橘皮10g。用于食欲不振，消化不良等症。

8. 橘皮丁香茶：橘皮3g，公丁香3g。用于胃寒胃痛及胃寒呃逆。

9. 降脂茶：陈皮15g，山楂9g，甘草3g，丹参6g。用于高血脂。

10. 陈皮佛手粥：陈皮、佛手各15g，粳米100g，冰糖适量。用于慢性胃炎及腹胀者。

【按语】有报道服用陈皮水后全身出现奇痒，继而发现粟粒状红色血疹，尤以四肢为多见。

代代花　Daidaihua

本品为芸香科植物代代花 *Citrus aurantium* L. var. *amara* Engl. 的花蕾。

【性味与归经】辛、甘、微苦，平。

【功能与主治】理气宽胸，开胃止呕。用于胸中痞闷，脘腹胀痛，不思饮食，恶心呕吐。

【用法与用量】内服：1.5～2.5g；煎汤或泡茶。

【药膳食疗方】代代花冰糖饮：代代花1.5g，冰糖适量。用于食欲不振，消化不良，食后呕逆。

薤白　Xiebai

本品为百合科植物小根蒜 *Allium macrostemon* Bge. 或薤 *Allium chinensis* G. Don 的干燥鳞茎。

【性味与归经】辛、苦，温。归心、肺、胃、大肠经。

【功能与主治】通阳散结，行气导滞。用于胸痹心痛，脘腹痞满胀痛，泻痢后重。

【用法与用量】5～10g，鲜品30～60g；或入丸、散，亦可煮粥食。

【**药膳食疗方**】1. 薤白粥：薤白10 ~ 15g（鲜者30 ~ 60g），葱白2茎，白面粉100g（或粳米50 ~ 100g）。用于冠心病、心绞痛以及急慢性痢疾、肠炎。

2. 薤白生姜粥：薤白7茎（切），生姜6g，新鲜羊肾脏1只，粳米100g。用于胸痹，肺气喘急，胸闷气促，兼能散瘀止痛。

3. 化瘀止痛粥：薤白15g，丹参20g，桃仁20g，粳米100g，冰糖适量。用于气滞血瘀型痛经。

4. 薤白煎鸡蛋：薤白60g，鸡蛋4枚。用于胸痹心痛。

【**按语**】1.气虚、阴虚及发热者应慎服，无积滞者不宜使用。2.胃弱纳呆且不耐蒜味者不宜服用。3.不宜与牛肉、韭菜同用。

玫瑰花　Meiguihua

本品为蔷薇科植物玫瑰*Rosa rugosa* Thunb的干燥花蕾。

【**性味与归经**】甘、微苦，温。归肝、脾经。

【**功能与主治**】行气解郁，和血，止痛。用于肝胃气痛，食少呕恶，月经不调，跌扑伤痛。

【**用法与用量**】3 ~ 6g。

【**药膳食疗方**】1. 玫瑰花烤羊心：羊心、鲜玫瑰花。用于心悸失眠，神经衰弱，月经不调等。

2. 玫瑰萼梅冰糖茶：玫瑰花3g，绿萼梅6g，冰糖适量。用于肝气郁结引起的精神抑郁，善疑多虑，头晕头胀，心烦失眠，胸闷胁肋胀痛或走窜不适，纳少不香；妇女用于月经不调，乳房胀痛，口干口渴，舌红，脉弦细。

3. 玫瑰花粥：玫瑰花6g，粳米100g，白糖适量。用于气滞型胃痛。

4. 萝卜玫瑰红糖水：白萝卜250g，玫瑰20g，红糖适量。用于肝郁气滞呕吐。

5. 玫瑰花茶：玫瑰花6g，冰糖适量。用于肝气郁结，胸闷不舒。

6. 玫瑰茉莉茶：玫瑰花6g，茉莉花6g，青茶10g。用于五志过极，气滞血瘀型高脂血症。

7. 三花调经茶：玫瑰花、月季花各9g，红花3g。用于气滞血瘀型痛经，月经量少，腹胀痛，闭经等症。

8. 玫瑰解郁汤：瘦肉300g，玫瑰花4朵，白杭菊15g，白菜250g。用于肝郁气滞症见月经不调，经前乳房胀痛，肝胃不和引起的胃痛等。

9. 其他药膳：玫瑰花鸡蛋汤（玫瑰花、鸡血藤、萼梅花、鸡蛋）；玫瑰花粥（玫瑰花、金银花、红茶、甘草、粳米、白糖）；三花橘皮粥（玫瑰花、茉莉花、代代花、荷叶、橘皮）。

第九节　消食药

概念　凡以消食化积、增进食欲为主要功效的药物，称为消食药。

性能功效　本类药味多甘，性多平，少数偏温，主归脾、胃经。功能消食化积、增进食欲。

适用范围　本类药主要适用于食积不化所致的脘腹胀满、嗳腐吞酸、恶心呕吐、大便失常及脾胃虚弱、消化不良等证。

配伍方法　临床应用时，食积每见气滞，故常与行气药配伍同用；食积兼寒者，配温中散寒药；食积兼热者，配苦寒轻泻药；食积兼湿阻中焦者，配芳香化湿药；食积兼脾胃虚弱者，配补气健脾药。

使用注意　部分消食药有耗气弊端，对气虚及无食积、痰滞者当慎用。

山楂　Shanzha

本品为蔷薇科植物山里红 *Crataegus pinnatifida* Bge. var. *major* N.E.Br. 或山楂 *Crataegus pinnatifida* Bge. 的干燥成熟果实。

【性味与归经】酸、甘，微温。归脾、胃、肝经。

【功能与主治】消食健胃，行气散瘀，化浊降脂。用于肉食积滞，胃脘胀满，泻痢腹痛，瘀血经闭，产后瘀阻，心腹刺痛，胸痹心痛，疝气疼痛，高脂血症。焦山楂消食导滞作用增强，用于肉食积滞、泻痢不爽。

【用法与用量】9 ~ 12g。

【药膳食疗方】1. 山楂包：面粉500g，山楂500g，白砂糖250g。用于食积停滞，油腻肉积，胃脘痞满，高血压，冠心病，高血脂等。

2. 山楂糕：山楂30g，粳米100g，白糖适量。用于小儿厌食伴有肉食停积之证。

3. 山楂导滞糕：生山楂100g，莱菔子30g，神曲20g，琼脂适量，白糖适量。用于食滞肠胃证或小儿厌食、疳积等，症见腹胀、口臭、食少、纳呆。

4. 山楂麦芽茶：山楂10g，生麦芽10g。用于伤食，食积证，或大病初愈，胃弱纳差的病证。

5. 三鲜消滞饮：鲜山楂20g，鲜萝卜30g，鲜青橘皮6g，冰糖适量。用于积滞伤脾型疳积者食用。

6. 山楂粥：山楂30g，粳米60g，白砂糖10g。用于食积停滞，脘腹胀满。

7. 山楂鹅肉汤：鹅肉250g，山楂30g，鸡内金10g，陈皮6g，盐适量。用于脾虚食积者，如胃脘饱胀、食欲减退、嗳腐吞酸、大便秽臭或便下不消化食物。

8. 山楂冰糖煎：山楂10g，冰糖适量。用于高血压，产妇恶露不尽，消化不良，腹中疼痛，或儿枕作痛。

9. 山楂白菊茶：山楂30g，荷叶12g，白菊花10g。用于肝阳头痛症见头痛目眩，心烦易怒，面红口干或苦，胁胀，多梦，舌黄，苔薄黄，脉弦等。

10. 山楂内金散：生山楂60g，生鸡内金30g，刘寄奴15g，红糖适量。用于气滞血瘀型月经少，经闭腹痛等。

11. 山楂葵籽汤：山楂、葵花籽各50g，红糖100g，清水适量。用于气血两虚型痛经。

12. 开胃山楂糕：山楂30g，神曲30g，茯苓30g，粳米250g，发酵粉5g，白糖适量。用于饮食积滞所致的食欲不振，腹满腹胀等。

13. 山楂荷叶饮：山楂12g，荷叶半张。用于高脂血症，冠心病。

14. 山楂胡桃茶：胡桃仁150g，山楂50g，白砂糖200g。用于肺虚引起的虚喘证。

15. 山楂橘子水：山楂肉15g，橘子皮10g，生姜10g，大枣4个。用于食积中焦所致呕吐，兼见脘腹痞闷患者。

16. 导滞茶：炒山楂15g，炒麦芽15g，茶叶10g，无花果7枚。用于消食止泻。

17. 其他药膳：山楂神曲粥（山楂、神曲、粳米）；山楂甲鱼汤（甲鱼、生山楂）；山楂合欢粥（生山楂、合欢花、粳米、白糖）；山楂降脂饮（鲜山楂、生槐花、嫩荷叶、决明子）；山楂荷叶茶（山楂、荷叶）；山楂枸杞子粥（山楂、枸杞子、大米）；山楂陈皮煎剂（炒山楂、炒麦芽、陈皮）；山楂银耳羹（山楂、银耳、西米、盐、白糖）；山楂双耳糖水（蜂蜜、山楂、银耳、黑木耳、冰糖）；山楂银菊饮（银花、山楂、菊花）；山楂橘皮饮（橘皮、生山楂、荷叶、生薏苡仁）；山楂茶（山楂、薏苡仁、干荷叶、甘草）；胡萝卜汤（鲜胡萝卜、炒山楂、红糖）；韭菜楂仁汤（韭菜、山楂、桃仁）；木耳山楂汤（木耳、山楂、粳米）；冬青山楂茶（毛冬青、山楂）；山楂蛋糕。

【按语】多食耗气、损齿、易饥，脾胃虚弱者及孕妇慎服。

鸡内金　Jineijin

本品为雉科动物家鸡 *Gallus gallus domesticus* Brisson 的干燥砂囊内壁。

【性味与归经】甘，平。归脾、胃、小肠、膀胱经。

【功能与主治】健胃消食，涩精止遗，通淋化石。用于食积不消，呕吐泻痢，小儿疳积，遗尿，遗精，石淋涩痛，胆胀胁痛。

【用法与用量】3～10g。

【药膳食疗方】1. 消食内金粥：鸡内金9g，白术5g，干姜3g，粳米100g。用于脾胃虚寒所致食积证，症见饮食不消、食欲不振、大便溏稀等。

2. 鸡内金粥：鸡内金6g，粳米100g，白糖适量。用于脾胃伤食之胃痛，脘腹胀满，嗳腐吞酸，或吐沫，食物不消化。

3. 菠菜鸡内金粥：菠菜根、鸡内金各等份。为末，米汤饮服。用于消渴引饮。

4. 鸡橘粉粥：鸡内金6g，干橘皮3g，砂仁1.5g，粳米30g，白糖少许。用于小儿饮食不节，脾胃受损，肚腹胀大，面黄肌瘦，呕吐等症。

5. 内金赤豆粥：赤豆、粳米各50g，鸡内金（研粉）20g，白糖适量。用于泌尿系结石。

6. 荸荠内金饼：荸荠600g，鸡内金25g，天花粉20g，玫瑰20g，白糖150g，菜油、面粉、糯米粉各适量。用于胸中烦热口渴、脘腹痞闷、恶心恶食、纳食减少、苔黄腻、脉滑数等症。

7. 益脾饼：鸡内金15g，干姜6g，熟枣肉250g，白术30g，面粉适量。用于小儿厌食脾虚食积，不欲食，神疲乏力，便溏等。

8. 鸡内金玉米须饮：鸡内金、玉米须各50g。用于胆肾尿道结石。

9. 鸡内金玉米粥：鸡内金5g，大米50g，玉米适量。用于消化不良，食积不化，小儿疳积，遗尿，遗精及泌尿系结石等。

10. 菠菜鸡内金山药汤：鲜菠菜250g，鸡内金10g，生山药50g。用于消渴证属肝肾阴虚，腰膝酸软，小便频多，口干口渴者。

11. 鸡内金蜂蜜饮：炒鸡内金3g，蜂蜜10g。用于胃炎。

12. 三金排石粥：金钱草30g，郁金、鸡内金、三棱、莪术各15g，炮山甲6g，薏苡仁、牛膝各9g，粳米100g，白糖适量。用于石淋、砂淋，症见尿中有时挟有砂石，或排尿时尿中断，小便涩痛、少腹拘急疼痛等。

13. 三金茶：金钱草10g，海金沙10g（包），鸡内金15g。用于泌尿系结石。

14. 其他药膳：鸡内金饼（鸡内金、红枣、白术、干姜、面粉、白糖）；内金蛋壳茶（鸡内金、鸡蛋壳、陈皮）。

麦芽　Maiya

本品为禾本科植物大麦 *Hordeum vulgare* L.的成熟果实经发芽干燥的炮制加工品。

【性味与归经】甘，平。归脾、胃经。

【功能与主治】行气消食，健脾开胃，回乳消胀。用于食积不消，脘腹胀痛，脾虚食少，乳汁郁积，乳房胀痛，妇女断乳，肝郁胁痛，肝胃气痛。生麦芽健脾和胃、疏肝行气，用于脾虚食少、乳汁郁积。炒麦芽行气消食回乳；用于食积不消、妇女断乳。焦麦芽消食化滞，用于食积不消、脘腹胀痛。

【用法与用量】10 ~ 15g；回乳炒用60g。

【药膳食疗方】1. 麦芽消食粉：麦芽、鸡内金各30g，白糖适量。用于小儿消化不良。

2. 麦芽赤豆粥：麦芽95g，赤小豆60g，大米适量。用于水肿。

3. 麦芽山楂茶：炒麦芽10g，炒山楂片3g，陈皮3g，红糖适量。用于伤食呕吐，脘腹胀满，嗳腐吞酸，食后即吐，吐出不化宿食。

4. 麦芽柚皮饮：炒麦芽、柚皮、炒山楂、枳壳各10g。用于食积，腹胀。

5. 炒麦芽茶：炒麦芽、绿茶。用于疏肝利气，开胃消食，回乳消胀。

6. 其他药膳：麦芽青皮饮（生麦芽、青皮）；消食粉（麦芽、山楂、神曲、莱菔子、木香、粳米、白糖）；麦芽山楂鸡蛋羹（鲜鸡蛋、麦芽、山药、山楂、葛根粉）；三消饮（炒麦芽、炒谷芽、焦山楂、白糖）。

【按语】1.妇女哺乳期禁服，无积滞脾胃虚者不宜用。2.久食消肾，不可多食。3.凡痰火哮喘及孕妇，慎用。

莱菔子 Laifuzi

本品为十字花科植物萝卜 *Raphanus sativus* L.的干燥成熟种子。

【性味与归经】辛、甘，平。归肺、脾、胃经。

【功能与主治】消食除胀，降气化痰。用于饮食停滞，脘腹胀痛，大便秘结，积滞泻痢，痰壅喘咳。

【用法与用量】5～12g。

【药膳食疗方】1．莱菔子粥：莱菔子20g，粳米30～50g。用于胃与十二指肠溃疡患者症见胃脘部饱胀作痛，恶心厌食，打嗝有腐鸡蛋味，呕吐后胃痛减轻的食滞型病人。

2．莱菔子饮：莱菔汁100ml，酒50ml。用于口、鼻、耳出血不止。

3．莱菔鸡金粥：莱菔子9g，鸡内金6g，山药、白糖、粳米各适量。用于小儿伤食泄泻。

第十节　驱虫药

概念　凡以驱除或杀灭肠道寄生虫为主要功效的药物，称为驱虫药。

性能功效　本类药味多苦，多入脾、胃或大肠经，对人体肠道寄生虫有毒杀作用，功善驱虫或杀虫。

适用范围　本类药主要适用于肠道寄生虫病，如蛔虫病、蛲虫病、钩虫病、绦虫病等。

配伍方法　临床应用时，虫病兼积滞者，配消积导滞药；便秘者，配泻下药；脾胃虚弱、运化失常者，配健运脾胃药；体虚者，宜补虚与驱虫兼施，或先补虚后驱虫。

使用注意　本类药一般应在空腹时服，以使药物充分作用于虫体，而保证疗效；部分药物有毒，应用时应注意剂量，以免中毒；在发热或腹痛较剧时，宜先清热或止痛，待缓解后再使用驱虫药；孕妇及老弱患者应慎用。

榧子 Feizi

本品为红豆杉科植物榧子 *Torreya grandis* Fort.的干燥成熟种子。

【性味与归经】甘，平。归肺、胃、大肠经。

【功能与主治】杀虫消积，润肺止咳，润肠通便。用于钩虫病，蛔虫病，绦虫病，虫积腹痛，小儿疳积，肺燥咳嗽，大便秘结。

【用法与用量】9～15g。宜炒熟嚼食。

【药膳食疗方】1．榧子粥：榧子30g，粳米50g。用于食欲不振，肠道寄生虫病。

2．榧子天冬饮：榧子10g，天冬15g。用于肺燥及秋燥咳嗽。

3．香榧肉末豆花：猪瘦肉50g，香榧仁35g，嫩豆花700g，香葱花20g，生姜末15g，香辣酱60g。用于滋阴润燥，降脂杀虫，益气生津，消肿消积。

4．香榧麻酱菠菜：香榧仁35g，芝麻酱30g，菠菜250g。用于降脂消积，滋阴润燥，养血止血。

第十一节　止血药

概念　凡以制止机体内外出血为主要功效的药物，称为止血药。

性能功效　本类药虽性味各异，但均能止血，并分别兼有清热凉血、化瘀、收涩及散寒温经等功效。

适用范围　本类药主要适用于咯血、咳血、吐血、衄血、便血、尿血、崩漏、紫癜及创伤出血等，兼治血热、血瘀、疮肿及胃寒等证。

配伍方法　临床应用时，血热妄行者，配清热凉血药；阴虚阳亢者，配滋阴潜阳药；瘀血阻滞而出血不止者，配活血行气药；虚寒性出血者，应根据病情配温阳、益气、健脾等药同用。出血过多而致气虚欲脱者，如单用止血药，则缓不济急，应急予大补元气之药，以益气固脱。

使用注意　在使用凉血止血和收敛止血药时，必须注意有无瘀血，若有瘀血未尽，应酌加活血化瘀药，不能单纯止血，以免留瘀。

小蓟　Xiaoji

本品为菊科植物刺儿菜 *Cirsium setosum*（Willd.）MB.的干燥地上部分。

【**性味与归经**】甘、苦，凉。归心、肝经。

【**功能与主治**】凉血止血，散瘀解毒消痈。用于衄血，吐血，尿血，血淋，便血，崩漏，外伤出血，痈肿疮毒。

【**用法与用量**】5 ~ 12g。

【**药膳食疗方**】1．小蓟藕汁：生藕汁、小蓟根汁、生牛蒡汁、生地黄汁各二合，白蜜一匙。用于心热吐血口干。

2．小蓟饮：小蓟根叶（锉碎）、益母草（去根，切碎）各150g。用于妊娠胎堕后出血不止。

3．小蓟车前草粥：小蓟15g，车前草30g，大枣10枚，猪皮50g，大米100g。用于血尿，心烦口渴，腰酸腿痛等。

4．小蓟红米粥：小蓟15g，红糯米50g。用于解毒消痈，凉血止血；对血小板减少性紫癥有疗效。

5. 小蓟炖肉：小蓟草100g，瘦猪肉250g。用于清热凉血，利尿通淋。

6. 小蓟齿苋粥：马齿苋20g，小蓟20g，野白菜20g，白糖20g。用于唇癌手术后、放疗后。

【按语】1. 脾胃虚寒而无瘀滞者忌服。2. 犯铁器。3. 不利于胃弱泄泻及脾胃弱不思饮食之证。4. 不利于气虚。

荷叶　Heye

本品为睡莲科植物莲 *Nelumbo nucifera* Gaertn. 的干燥叶。

【性味与归经】苦，平。归肝、脾、胃经。

【功能与主治】清暑化湿，升发清阳，凉血止血。用于暑热烦渴，暑湿泄泻，脾虚泄泻，血热吐衄，便血崩漏。荷叶炭收涩化瘀止血。用于出血症和产后血晕。

【用法与用量】3 ～ 10g；荷叶炭3 ～ 6g。

【药膳食疗方】1. 煅荷叶米饮：荷叶烧存性，米饮调下。用于阳水浮肿。

2. 荷叶鸭子：鸭子300g，白糖8g，酱油5g，糯米粉8g，黄酒8ml，鲜荷叶1张，葛根18g，大葱8g，大茴香1瓣，胡椒粉少许，老姜8g。用于中老年人高血压病见有兴奋、烦躁、头痛、口渴。

3. 荷叶绿豆粥：鲜荷叶1/4 ～ 1/2张，绿豆30g，粳米100g，共煮稀粥。用于暑湿困阻中焦之高热烦渴，汗多溺短，胃脘痞满，身重如裹。

4. 荷叶米粉肉：鲜荷叶3张，五花猪肉（带皮）500g，炒米粉125g，花椒15粒。用于脾胃虚弱或暑湿所伤之食欲不振，脘腹胀满，泄泻。

5. 荷叶冬瓜汤：鲜荷叶50g，鲜冬瓜250g，食盐适量。用于暑湿、湿温病所致的发热烦闷，头痛口渴，尿赤或小便不利等症。

6. 煅荷叶冲糖水：荷叶，蜜糖（红痢）或砂糖（白痢）服下。用于下痢赤白。

7. 荷叶减肥茶：荷叶60g，生山楂10g，生薏苡仁10g，橘皮5g。用于单纯性肥胖、高血脂等症。

8. 清暑荷叶饮：荷叶15g，金银花10g，竹叶心6g。用于暑热烦渴。

9. 荷叶饭：荷叶15g，陈皮6g，粳米150g。用于脾胃不和，少食腹泻。

10. 生地荷叶饮：生地黄30g，荷叶半张。用于血热吐血，衄血，便血等。

11. 荷叶二花粥：鲜荷叶1张，荷花1朵，扁豆花5朵，粳米100g。用于暑热症及高脂血症。

12. 莲米芡实荷叶粥：莲米、芡实各60g，鲜荷叶1张，糯米30g，猪肉50g，红糖适量。用于带下绵绵不断，面白或黄，四肢不温，纳少便溏，精神倦怠等。

13. 荷叶茯苓粥：荷叶1张，茯苓50g，粳米100g，白砂糖适量。用于暑热症，脾虚泄泻。

14. 荷叶粥：鲜荷叶1张，粳米50g。用于暑热症及高脂血症。

15. 其他药膳：荷叶滑石茶（鲜荷叶、滑石）；荷豆香瓜饮（鲜荷叶、香薷、白扁豆、冬瓜皮、蜂蜜）；健脾饮（橘皮、荷叶、炒山楂、生麦芽等）；降脂减肥茶（干荷叶、生山楂、薏苡仁、花生叶、橘皮、茶叶等）。

槐花 Huaihua

本品为豆科植物槐 *Sophora japonica* L.的干燥花及花蕾。前者习称"槐花"，后者习称"槐米"。

【性味与归经】苦，微寒。归肝、大肠经。

【功能与主治】凉血止血，清肝泻火。用于便血，痔血，血痢，崩漏，吐血，衄血，肝热目赤，头痛眩晕。

【用法与用量】5 ~ 10g。

【药膳食疗方】1. 槐花清蒸鱼：槐花15g，鲤鱼500g，葱白7小段，姜片20g，蒜片20g。用于红色丘疹上覆盖多层银白色鳞屑，口渴，便秘，苔黄腻的寻常型银屑病且湿热盛者。

2. 槐花大黄蜜饮：槐花30g，生大黄4g，绿茶2g，蜂蜜15g。用于大肠癌引起的便血。

3. 槐花豆腐汤：鲜嫩槐花200g，豆腐250g，姜丝、葱花、香菜。用于肝阳上亢所致的头目晕痛，高血压，便血等。

4. 槐花侧柏茶：槐花10g，侧柏叶10g，冰糖少许。用于血热妄行所引起的痔疮下血及便血等。

5. 槐花荆芥饮：槐花、炒荆芥各等份。用于便血，痔疮出血。

6. 槐菊茶：槐花6g，菊花15g，嫩桑叶10g。用于肝热或风热目赤。

7. 其他药膳：槐花酿大肠（猪大肠、槐花）。

【按语】有报道小儿口含槐花后引起过敏反应。

鲜白茅根 Xianbaimaogen

本品为禾本科植物白茅 *Imperata cylindrica* Beauv. var. *major*（Nees）C.E.Hubb.的根茎。

【性味】甘，寒。归肺、胃、膀胱经。

【功能与主治】凉血止血，清热利尿。用于血热吐血，衄血，尿血，热病烦渴，湿热黄疸，水肿尿少，热淋涩痛。

【用法与用量】9 ~ 30g。

【药膳食疗方】1. 茅根煲马蹄水：白茅根30g(鲜品60g)，马蹄（鲜荸荠）10 ~ 12粒（或甘蔗2 ~ 3节），胡萝卜2 ~ 3根。用于口苦口臭，口舌生疮，热淋。

2. 二根西瓜盅：西瓜1只（2500g），芦根50g，白茅根50g，雪梨50g，糖荸荠50g，鲜荔枝50g，山楂糕条50g，糖莲子50g，罐头银耳100g，石斛25g，竹茹25g，白糖400g。用于暑热病见高热烦渴、咳嗽咽干、气逆呕哕等症。

3. 白茅根炖猪肉：白茅根100g，猪肉150g。用于急性黄疸型肝炎属湿热者，症见面目俱黄、色泽鲜明、小便不利、色如浓茶、饮食不振、便溏者。

4. 茅根车前饮：白茅根、车前子（布包）各50g，白糖25g。用于下焦热盛，灼伤脉络，症见血尿、色鲜红，小便不利，热涩疼痛者；也可用于水肿、黄疸等。

5．茅根赤豆汤：白茅根50g，赤小豆100g。用于水肿、小便不利。

6．白茅根饮：鲜竹叶、白茅根各10g。用于痛风合并症肾结石。

7．茅根芥菜汤：芥菜100g，白茅根30g。用于鼻出血。

8．茅根西瓜汁：西瓜50g，鲜白茅根100g。用于浮肿，小便不利。

【按语】凡出血因虚寒所致者、素体阳虚寒盛者均不宜服用。

松花粉　Songhuafen

本品为松科植物马尾松 *Pinus massoniana* Lamb.、油松 *Pinus tabulieformis* Carr. 或同属数种植物的干燥花粉。

【性味与归经】甘，温。归肝、脾经。

【功能与主治】收敛止血，燥湿敛疮。用于外伤出血，湿疹，黄水疮，皮肤糜烂，脓水淋漓。

【用法与用量】外用适量，撒敷患处。

【贮藏】置干燥处，防潮。

第十二节　活血祛瘀药

概念　凡以通利血脉、促进血行、消散瘀血为主要功效的药物，称为活血祛瘀药或活血化瘀药，简称活血药。其中活血作用较强者，又称破血药。

性能功效　本类药味多辛苦，多归心、肝经而入血分，善走散通利，促进血行。主具活血化瘀之功，并通过活血化瘀而产生调经、止痛、消症、消肿及祛瘀生新等作用。

适用范围　本类药主要适用于血行不畅、瘀血阻滞所引起的多种疾病，如瘀血内阻之经闭、痛经、月经不调、产后瘀阻、症瘕、胸胁脘腹痛、跌打损伤、瘀血肿痛、关节痹痛、痈肿疮疡，瘀血阻滞经脉所致的出血等证。

配伍方法　临床应用时，寒凝血瘀者，可配温里散寒、温通经脉之品；风湿关节痹痛者，可配祛风湿、通经脉、止痹痛之物；症瘕积聚、肿块坚硬者，可配软坚散结之药；热毒痛肿者，可配清热解毒之剂；久瘀体虚或因虚致瘀者，则当与补虚药同用。此外，又常与行气药同用，以增强活血化瘀之力。

使用注意　本类药大多能耗血动血、破血通经，其中部分药还有堕胎、消症作用，故妇女月经量多、血虚经闭无瘀及出血无瘀者忌用，孕妇慎用或禁用。

桃仁 Taoren

本品为蔷薇科植物桃 *Prunus persica*（L.）Batsch 或山桃 *Prunus davidiana*（Carr.）Franch. 的干燥成熟种子。

【性味与归经】苦、甘，平。归心、肝、大肠经。

【功能与主治】活血祛瘀，润肠通便，止咳平喘。用于经闭痛经，症瘕痞块，肺痈肠痈，跌扑损伤，肠燥便秘，咳嗽气喘。

【用法与用量】5～10g。

【药膳食疗方】1.桃仁粥：桃仁20个（去皮尖），生地黄30g，桂心3g（研末），粳米50g（细研），生姜3g。用于寒凝血瘀所致的心腹痛，痛经，产后腹痛，关节痹痛等症。

2.木耳桃仁汤：黑木耳60g，桃仁60g，蜂蜜60g。用于半身不遂，便秘，舌质紫暗。

3.桃仁墨鱼汤：桃仁6g，墨鱼15g，生姜、葱、食盐各适量。用于阴血不足，冲任失养，月经过少。

4.五仁粥：桃仁（去皮、尖，炒）、芝麻、松子仁、胡桃仁、甜杏仁各10g，粳米200g。用于中老年气血亏虚引起的习惯性便秘。

5.其他药膳：桃仁承气汤（桃仁、大黄、当归、赤芍、丹皮、芒硝）。

【按语】1.孕妇及无瘀血者忌服。2.便溏者慎用。

西红花 Xihonghua

本品为鸢尾科植物番红花 *Crocus sativus* L.的干燥柱头。

【性味与归经】甘，平。归心、肝经。

【功能与主治】活血化瘀，凉血解毒，解郁安神。用于经闭症瘕，产后瘀阻，温毒发斑，忧郁痞闷，惊悸发狂。

【用法与用量】1～3g，煎服或沸水泡服。

【药膳食疗方】红花乌鸡汤：藏红花4朵，光乌鸡半只，羊胎盘1个，猪瘦肉100g，桂圆10g，生姜3片。用于血瘀所致的面容憔悴、黄褐斑、月经不调等症状的调理；用于皮肤病、宫颈炎、盆腔炎等疾病的调治；用于血瘀体质者；为中青年女性四季调理及美容常用品。本品适合瘀血体质，孕妇及经期女性不宜使用。

【按语】孕妇慎用。

姜黄 Jianghuang

本品为姜科植物姜黄 *Curcuma longa* L.的干燥根茎。

【性味与归经】辛、苦，温。归脾、肝经。

【功能与主治】破血行气，通经止痛。用于胸胁刺痛，胸痹心痛，痛经经闭，症瘕，风湿肩臂疼痛，跌扑肿痛。

【用法与用量】3 ～ 10g。

第十三节　化痰止咳平喘药

概念　凡以祛痰或消痰为主要功效的药物，称为化痰药；能减轻或制止咳嗽和喘息的药物，称为止咳平喘药。合之则称为化痰止咳平喘药。

性能功效　本类药或辛或苦，或温或寒，多入肺经，辛开宣散，苦燥降泄，温化寒清，主能宣降肺气、化痰止咳、降气平喘，部分药物分别兼有散寒、清热、散结、润肺等作用。

适用范围　本类药主要适用于外感或内伤所致的咳嗽、气喘、痰多，或痰饮喘息，或因痰所致的瘰疬瘿瘤、阴疽流注、癫痫惊厥等。

分类　本类药分化痰药和止咳平喘药两类。其中化痰药因药性不同，又有温化寒痰与清化热痰之区别。温化寒痰，药性多温燥，具有温肺散寒、燥湿化痰之功，主治寒痰、湿痰证，还可用于寒痰、湿痰所致的眩晕、肢体麻木、阴疽流注等；清化热痰，药性多寒凉，具有清热化痰之功，主治热痰咳喘，以及由痰所致的瘰疬瘿瘤、癫痫惊厥等。止咳平喘药虽或寒或热，或偏于止咳，或偏于平喘，或兼而有之，但总有止咳平喘之功，主治外感或内伤所致的咳嗽、喘息之证。

配伍方法　临床应用时，因咳、痰、喘不仅常常并见，还相互为病，故化痰药与止咳平喘药常相配合使用，其次，应根据病因及兼证的不同，作适当配伍。如兼有表证者，配解表药；兼里热者，配清热药；兼里寒者，配温里药；属虚劳咳喘者，配补虚药。再如癫痫惊厥者，配镇惊安神、平肝熄风药；瘰疬瘿瘤者，配软坚散结药；阴疽流注者，配温阳通滞散结之品。又因痰易阻滞气机，故常与理气药配伍同用。

使用注意　温化寒痰药药性温燥，不宜用于热痰、燥痰；清化热痰药药性寒润，不宜用于寒痰、湿痰；刺激性较强的化痰药，不宜用于咳嗽兼有出血倾向者，以免加重出血；麻疹初起兼有表证之咳嗽，应以疏解清宣为主，不可单用止咳药，忌用温燥及具有收敛性的止咳药，以免影响麻疹透发；脾虚生痰者，应配健脾燥湿之品，以标本兼治。

一、化痰药

昆布　Kunbu

本品为海带科植物海带 *Laminaria japonica* Aresch. 或翅藻科植物昆布 *Ecklonia kurome* Okam. 的干燥叶状体。

【性味与归经】咸，寒。归肝、胃、肾经。

【功能与主治】消痰软坚散结，利水消肿。用于瘿瘤，瘰疬，睾丸肿痛，痰饮水肿。

【用法与用量】6～12g。

【药膳食疗方】1．昆布海藻煮黄豆汤：黄豆100g，昆布30g，海藻30g。用于高血压，咳痰不出者，甲状腺肿大，瘿瘤痰结等。

2．昆布炖羊靥（甲状腺体）：昆布30g，海藻30g，通草3g，海蛤壳30g，马尾藻30g，羊甲状腺体2具。用于气瘿，胸膈满塞，咽喉项颈渐粗。忌生菜、热面、蒜、笋。

3．昆布羹：昆布500g，葱白数根，豉适量。用于小腹胀痛，小便不利。

4．海带瘦肉汤：海带50g，猪瘦肉50g，炒食。用于瘿瘤，瘰疬。

5．海带海藻汤：海带15g，海藻15g，小茴香6g。用于睾丸肿痛。

6．海带瘦肉粥：海带15g，粳米100g，猪瘦肉50g。用于高血压，动脉硬化及慢性支气管炎咳喘。

7．海带决明子汤：海带20g，决明子30g。用于肝火头痛，眼结膜炎，肥胖伴高血压者。

8．蚝豉海带汤：海带25g，发菜10g，蚝豉100g。用于缺碘性及青春期甲状腺肿大。

9．海带冬瓜苡米汤：海带（或海藻）30g，冬瓜100g，薏苡仁10g。用于暑热，高血压，高血脂。

10．海带绿豆糖水：海带60g，绿豆150g，红糖适量。用于高血压，脚气水肿，颈淋巴结核，单纯性甲状腺肿，小儿暑天热痱疖毒，痰热咳嗽等症。

11．海带玉米须汤：海带30g，玉米须100g。用于痰浊引起的眩晕，头重如裹，胸闷，倦怠，舌质胖，苔白腻，脉弦滑。

【按语】1．不宜与甘草同用。2．脾胃虚寒蕴湿者忌服。3．甲亢中碘过盛型者忌食。4．《食疗本草》记载：下气，久服瘦人。无此疾者，不可食。海岛之人爱食，为无好菜，只食此物。服久，病亦不生。遂传说其功于此人。北人食之，病皆生，是水土不宜尔。

胖大海 Pangdahai

本品为梧桐科植物胖大海 *Sterculia lychnophora* Hance 的干燥成熟种子。

【性味与归经】甘，寒。归肺、大肠经。

【功能与主治】清热润肺，利咽开音，润肠通便。用于肺热声哑，干咳无痰，咽喉干痛，热结便闭，头痛目赤。

【用法与用量】2～3枚，沸水泡服或煎服。

【药膳食疗方】1．大海茶：胖大海5枚，甘草3g，冰糖少许。用于干咳失声，咽喉燥痛，牙龈肿痛。

2．冰糖大海：胖大海4枚，冰糖适量。用于因热所致的大便出血。

3．大海生地茶：胖大海5枚，生地黄12g，冰糖30g，茶叶3g。用于虚火上炎型的咽喉肿痛。

4．胖大海橄榄绿茶：胖大海、橄榄、绿茶、蜂蜜。用于虚火上炎型的咽喉肿痛。

【按语】胖大海不宜长期饮用。

桔梗　Jiegeng

本品为桔梗科植物桔梗 *Platycodon grandiflorum*（Jacq.）A. DC. 的干燥根。

【性味与归经】苦、辛，平。归肺经。

【功能与主治】宣肺，利咽，祛痰，排脓。用于咳嗽痰多，胸闷不畅，咽痛音哑，肺痈吐脓。

【用法与用量】3～10g。

【药膳食疗方】1. 桔梗汤：桔梗30g，甘草60g。用于肺痈，咳而胸满，振寒脉数，咽干不渴，时出浊唾腥臭，久久吐脓如米粥者。

2. 桔梗半夏汤：桔梗、半夏、陈皮各9g，生姜五片。用于伤寒腹胀（阴阳不和）。

3. 桔梗冰糖饮：桔梗10g，麦冬12g，甘草8g，玄参12g，冰糖20g。用于痰多咳嗽，咽喉肿痛。

4. 桔梗芦根汤：桔梗10g，芦根20g，冰糖20g。用于肺脓肿，咳吐脓血。

5. 桔梗麦冬山楂饮：桔梗、麦冬各5g，山楂3颗，冰糖适量。用于开胃健脾，止咳。

6. 桔梗荆防杏仁汤：桔梗10g，荆芥、防风各9g，杏仁6g。用于感冒咳嗽。

7. 桔梗牛蒡薄荷饮：桔梗、薄荷、牛蒡子各9g，甘草6g。用于咽喉肿痛。

8. 桔梗枳实山楂饮：桔梗、枳实各30g，山楂9g。用于胸满胁痛。

9. 桔梗胡椒牛肉汤：牛肉100g，桔梗10g，胡椒3～5粒。用于咽喉炎。

10. 其他药膳：桔梗杏仁茶（生姜、杏仁、桔梗、葱段）。

【按语】有报道过量服桔梗可致肠梗阻。

芥子　Jiezi

本品为十字花科植物白芥 *Sinapis alba* L. 或芥 *Brassica juncea*（L.）Czern. et Coss. 的干燥成熟种子。前者习称"白芥子"，后者习称"黄芥子"。

【性味与归经】辛，温。归肺经。

【功能与主治】温肺豁痰利气，散结通络止痛。用于寒痰咳嗽，胸胁胀痛，痰滞经络，关节麻木、疼痛，痰湿流注，阴疽肿毒。

【用法与用量】3～9g。

【药膳食疗方】白芥子粥：白芥子10g，粳米100g。用于咳嗽气喘，胸膈满闷，肢体关节疼痛、麻木等。

【按语】有白芥子引起过敏反应的报道。

二、止咳平喘药

白果　Baiguo

本品为银杏科植物银杏 *Ginkgo biloba* L. 的干燥成熟种子。

【性味与归经】甘、苦、涩，平；有毒。归肺、肾经。

【功能与主治】敛肺定喘，止带缩尿。用于痰多喘咳，带下白浊，遗尿尿频。

【用法与用量】5～10g；或捣汁。

【药膳食疗方】1. 白果炖鸡：白果、莲肉、江米各15g，胡椒5g，乌骨鸡1只。用于赤白带下，下元虚惫。

2. 白果炖蛋：鸡蛋3个，白果仁3个。用于白带异常。

3. 荞麦白果竹丝鸡汤：竹丝鸡500g，荞麦150g，白果10个，芡实100g，车前子50g（布包），生姜2片，红枣4个（去核），盐、清水各适量。用于脾虚湿热带下，头眩身重，食欲不振等症。

4. 白果煎：白果15g，黄柏15g，柳叶12g。用于湿热下注，赤白带下。

5. 白果黄豆鲫鱼汤：鲫鱼250g，白果15g，黄豆50g，姜2片，盐、清水各适量。用于妇女带下属脾虚湿盛，症见带下色白清晰。

6. 炒银杏：银杏捣烂去壳，取种仁炒熟，5～10岁儿童每次吃1～2个（儿童每日不超过5个），成人每次吃5～10个，日食2次，吃时细嚼慢咽。用于遗尿。

7. 糖水银杏：银杏10g（去壳）加水煮熟，兑砂糖或蜂蜜。用于咳喘，肺结核咳嗽。

8. 腐皮白粥：白果10g，豆腐皮30g，粳米50g。用于慢性支气管炎、哮喘属肺虚者。

9. 其他药膳：止咳平喘白果排骨汤（排骨、白果）；猪小肚炖白果（白果、猪膀胱）。

【按语】1. 白果生食或炒食过量可致中毒，小儿误食中毒尤为常见。2. 白果的外表皮有毒，能刺激皮肤引起接触性皮炎、发疱。3. 忌与鱼同吃。

苦杏仁 Kuxingren

本品为蔷薇科植物山杏 *Prunus armeniaca* L. var. *ansu* Maxim.、西伯利亚杏 *Prunus sibirica* L.、东北杏 *Prunus mandshurica*（Maxim.）Koehne 或杏 *Prunus armeniaca* L.的干燥成熟种子。

【性味与归经】苦，微温；有小毒。归肺、大肠经。

【功能与主治】降气止咳平喘，润肠通便。用于咳嗽气喘，胸满痰多，肠燥便秘。

【用法与用量】5～10g，生品入煎剂后下。

【药膳食疗方】1. 杏仁粥：杏仁30g（去皮尖），粳米60g，白糖适量。用于咳嗽气喘，久咳不止，咳痰多，大便秘结等症。

2. 双仁蜜饯：炒杏仁250g，核桃仁250g，蜂蜜500g。用于慢性气管炎。

3. 杏仁养肺汤：羊肺1具，杏仁、柿霜、绿豆粉各30g。用于久病体弱，阴虚内热，虚火灼肺，宣降失常致肺痿咳嗽，吐痰黏稠多白沫等。

4. 杏仁饼：杏仁（去皮尖）40粒，青黛3g，柿饼1个。用于气逆咳嗽，面红喉干，咳时引胁作痛，舌苔薄黄少津，脉弦数。

5. 杏仁猪肺粥：苦杏仁15g，粳米100g，猪肺100g。用于慢性支气管炎属痰盛者，症见咳嗽痰多、呼吸不顺以致气喘、胸膈痞满、脉滑等。

6. 杏仁雪梨汤：杏仁10g，雪梨1个。用于秋燥干咳或口干咽燥者，也适用于秋令燥结便秘者。

7. 杏仁豆豉大枣丸：杏仁、豆豉、干枣。用于咳嗽。

8. 其他药膳：杏仁荸荠藕粉羹（苦杏仁、荸荠、藕粉、冰糖）；萝卜猪肺汤（白萝卜、苦杏仁、猪肺、生姜）；杏仁苏子饮（杏仁、苏子、白萝卜、生姜、白糖）；杏仁薄荷粥（杏仁、鲜薄荷、粳米）。

【按语】1. 内服不宜过量；阴虚咳嗽及大便溏泄者忌服；婴儿慎用。2. 甜杏仁，为蔷薇科植物杏 *Prunus armeniaca* L. 的某些栽培品种的干燥成熟味淡的种子。润肺止咳，润肠通便。用于肺虚劳咳，津伤肠燥便秘。

罗汉果 Luohanguo

本品为葫芦科植物罗汉果 *Siraitia grosvenorii*（Swingle）C. Jeffrey ex A.M. Lu et Z.Y. Zhang 的干燥果实。

【性味与归经】甘，凉。归肺、大肠经。

【功能与主治】清热润肺，利咽开音，滑肠通便。用于肺热燥咳，咽痛失音，肠燥便秘。

【用法与用量】9～15g。或浸泡代茶饮。

【药膳食疗方】1. 罗汉果润肺汤：猪排骨或鸡肉300g，山药17g，玉竹17g，莲子17g，薏苡仁9g，龙眼肉11g，大枣17g，罗汉果3g，枸杞子9g。用于肺癌阴虚燥咳者。

2. 罗汉果瘦肉汤：罗汉果、猪瘦肉。用于痰火咳嗽。

3. 罗汉果柿饼饮：罗汉果1个，柿饼15g，水煎服。用于百日咳。

4. 罗汉果茶：罗汉果15～30g。用于急、慢性支气管炎，扁桃体炎，咽喉炎，便秘。

5. 葛菜罗汉果汤：瘦肉500g，葛菜400g，罗汉果1/4个，蜜枣4个。用于肺胃阴虚所致的干咳少痰，口干咽燥，大便不通，机体消瘦等症。

6. 罗汉果西洋菜煲猪肺：罗汉果、西洋菜、猪肺、苦杏仁。用于支气管炎属肺燥有热者。

7. 罗汉果炖雪梨：雪梨1个，罗汉果半个。用于痰火咳嗽，咽喉肿痛，肠燥便秘。

【按语】1. 脾胃寒冷者忌服。2. 服药期间忌烟酒及辛辣、生冷、油腻、煎炸刺激性食物。3. 不宜在服药期间同时服用滋补性中药。

紫苏子 Zisuzi

本品为唇形科植物紫苏 *Perilla frutescens*（L.）Britt. 的干燥成熟果实。

【性味与归经】辛，温。归肺经。

【功能与主治】降气化痰，止咳平喘，润肠通便。用于痰壅气逆，咳嗽气喘，肠燥便秘。为治痰壅气逆咳喘的要药。

【用法与用量】3～10g。

【药膳食疗方】1. 紫苏子粥：紫苏子60g，葱、豉、椒、姜、粳米各适量。用于脚气及风寒湿痹，四肢挛急，脚踵不可践地。

2. 紫苏杏仁蜂蜜饮：紫苏子3g，杏仁30g，蜂蜜6g。

3. 三子养亲汤：紫苏子、白芥子、萝卜子。用于气喘咳嗽，食痞兼痰。

4. 紫苏麻仁粥：紫苏子、麻子仁、粳米。用于顺气、滑大便。

第十四节 安神药

概念 凡以安定神志为主要功效的药物，称为安神药。

性能功效 本类药或为金石贝壳类，或为植物类，多入心、肝经。金石贝壳类药，因其质重而具镇心祛怯、安神定志之功；而植物类药多能滋养而具养心安神之功。

适用范围 本类药主要适用于神志不安的病证，症见心悸、失眠、多梦、癫狂、惊痫等。

分类 本类药分重镇安神药和养心安神药两类。其中，重镇安神药多为矿石、贝壳或化石，其质重，善镇心安神定惊，主治心火炽盛、痰火内扰所致的惊悸失眠、惊痫癫狂；部分药物还具平肝潜阳等功效，可用于肝阳上亢之头晕目眩等证。养心安神药多为植物种子或种仁，其甘润滋养，善养心安神，主治心肝血虚、心脾两虚等所致的虚烦不眠、心悸怔忡、健忘多梦等。

配伍方法 引起神志不安病证的原因各异，应审因施治，若单用安神药则较难收效。如心火亢盛者，配清心泻火药；痰火内扰者，配清热化痰药；心脾气虚者，配健脾补气药；心肝血虚者，配补血养肝药；阴虚火旺者，配滋阴降火药。

使用注意 矿石类安神药易伤脾胃，不宜久服，或配伍健脾养胃药同用；用治失眠，应于临睡前服药。

酸枣仁 Suanzaoren

本品为鼠李科植物酸枣 *Ziziphus jujuba* Mill. var. *spinosa*（Bunge）Hu ex H.F.Chou 的干燥成熟种子。

【**性味与归经**】甘、酸，平。归肝、胆、心经。

【**功能与主治**】养心补肝，宁心安神，敛汗，生津。用于虚烦不眠，惊悸多梦，体虚多汗，津伤口渴。

【**用法与用量**】10 ~ 15g。

【**药膳食疗方**】1. 酸枣仁熟地粥：酸枣仁10g，熟地黄10g，粳米30 ~ 60g。用于心肝两虚，心烦不眠。

2. 酸枣仁猪心汤：猪心1具，茯神15g，酸枣仁15g，远志6g。用于心肝两虚引起的心悸，怔忡，失眠。

3. 枣仁人参粉：酸枣仁20g，人参12g，茯苓30g。用于体虚自汗，盗汗，虚烦不眠。

4．酸仁粥：酸枣仁、柏子仁各10g，红枣5枚，糖适量，粳米100g。用于心悸，面色无华，头晕，倦怠等。

5．酸枣仁粥：炒酸枣仁30g，大米30g。用于神经衰弱，失眠多梦。

6．酸枣仁粥：酸枣仁10g，生地黄15g，粳米100g。用于心阴不足，心烦发热，心悸失眠。

7．酸枣仁鸡蛋汤：酸枣仁30g，鸡蛋1个，花生10颗，红枣6个。用于失眠，血虚。

8．芹菜枣仁汤：鲜芹菜90g，酸枣仁8g。用于虚烦不眠神经衰弱引起的失眠健忘，以及高血压引起的头晕目眩。

灵芝　Lingzhi

本品为多孔菌科真菌赤芝 *Ganoderma lucidum*（Leyss.ex Fr.）Karst.或紫芝 *Ganoderma sinense* Zhao. Xu et Zhang 的干燥子实体。

【性味与归经】甘，平。归心、肺、肝、肾经。

【功能与主治】补气安神，止咳平喘。用于心神不宁，失眠心悸，肺虚咳喘，虚劳短气，不思饮食。

【用法与用量】6～12g。

【药膳食疗方】1．灵芝瘦肉汤：灵芝、黄芪各15g，瘦猪肉100g。用于气血虚损，体弱肝炎。

2．灵芝丹参酒：灵芝30g，丹参、三七各5g，加白酒500ml。用于气虚血瘀的神经衰弱、失眠、头昏、冠心病。

3．灵芝乳鸽：灵芝3g，乳鸽1只，生姜、葱各适量。用于中气虚弱，体倦乏力，表虚自汗。

4．灵草鸭子：净鸭子1000g，土豆100g，灵芝10g，冬虫夏草10g。用于虚劳咳喘，头晕失眠，消化不良。

5．灵芝炖肉汤：灵芝15g，黄芪15g，枸杞子30g，猪瘦肉500g，葱、胡椒粉各适量。用于慢性肝炎见神经衰弱、失眠、食欲不振、血压不稳。

6．灵芝兔：灵芝30g，兔1只。用于阴虚失眠，心悸，气血亏损。

【按语】实证慎服。

第十五节　平肝熄风药

概念　凡以平抑肝阳、熄风止痉为主要功效的药物，称为平肝熄风药。

性能功效　本类药皆入肝经，多为介类或虫类药，古有介类潜阳、虫类搜风之说。具有平肝潜阳、熄风止痉、镇惊安神等作用。

适用范围　本类药主要适用于肝阳上亢之头晕目眩、肝风内动、癫痫抽搐、小儿惊风、破伤风等证。

分类　本类药分平抑肝阳药和熄风止痉药两类。其中，平抑肝阳药性多寒凉，多数为矿石介类药，少数为植物类药。前者因质重而功主平肝潜阳；后者虽质轻但却功主平抑肝阳，且兼能镇惊安神、清肝明，主治肝阳上亢之头晕目眩等。熄风止痉药寒温不一，多为虫类药，且具毒性，功主熄风止痉，兼化痰解毒、通络止痛，主治肝风内动、癫痫抽搐及破伤风等证。

配伍方法　临床应用时，因肝阳上亢每兼肝热，故须与清泄肝热药同用；热极生风者，当配伍清热泻火药；阴虚少，肝失所养，以致肝风内动或肝阳上亢者，应配滋肾养阴、补肝养血之品；兼见神志不安者，配以安神药。

使用注意　药性寒凉之品，脾虚慢惊者忌用；药性温燥之品，阴虚血亏者慎用。

一、平抑肝阳药

牡蛎　Muli

本品为牡蛎动物长牡蛎 *Ostrea gigas* Thunberg、大连湾牡蛎 *Ostrea talienwhanensis* Crosse 或近江牡蛎 *Ostrea rivularis* Gould 的贝壳。

【性味与归经】咸，微寒。归肝、胆、肾经。

【功能与主治】重镇安神，潜阳补阴，软坚散结。用于惊悸失眠，眩晕耳鸣，瘰疬痰核，症瘕痞块。煅牡蛎收敛固涩，制酸止痛。用于自汗盗汗，遗精滑精，崩漏带下，胃痛吞酸。

【用法与用量】9 ~ 30g，先煎。

【药膳食疗方】1. 丝瓜牡蛎汤：丝瓜450g，牡蛎肉150g。用于前列腺炎，尿道炎。

2. 其他药膳：牡蛎汤（牡蛎、豆腐、酸菜、姜、九层塔）。

【按语】生牡蛎可导致吐泻。

二、熄风止痉药

天麻　Tianma

本品为兰科植物天麻 *Gastrodia elata* Bl. 的干燥块茎。

【性味与归经】甘，平。归肝经。

【功能与主治】熄风止痉，平抑肝阳，祛风通络。用于小儿惊风，癫痫抽搐，破伤风，头痛眩晕，手足不遂，肢体麻木，风湿痹痛。

【用法与用量】3 ~ 10g。

【药膳食疗方】1. 天麻乌鸡汤：天麻12g，乌鸡500g，葱、姜、花椒、料酒、精盐各适量。用于病后体弱，头晕目眩，视物不清，手足麻木无力。

2．天麻降压饮：天麻10g，钩藤8g。用于高血压属肝阳上亢者，症见头晕目眩、四肢麻木等。

3．天麻木耳汤：天麻20g，木耳10g，白茅根10g，龙骨100g。用于肝热上扰、水饮内停之高血压，症见头晕、头目疼痛、小便短赤等。

4．天麻炖猪脑：天麻10g，猪脑1个。用于高血压，神经衰弱，脑血管意外后遗半身不遂及语言障碍等。

5．天麻陈皮炖猪脑：天麻10g，陈皮10g，猪脑1个。用于肝阳上亢兼有痰浊。

6．天麻鱼头汤（天麻炖鱼头）：天麻25g，川芎10g，茯苓10g，鲜鲤鱼1尾（1000 g左右）。用于肝阳头痛见头晕胀痛，两侧为重，心烦易怒，夜寐不宁。

7．天麻橘皮茶：天麻10 g，鲜橘皮20 g。用于燥湿化痰，平肝熄风。

8．天麻芹菜汤：芹菜250g，天麻15g。用于肝阳上亢所致的头重脚轻，面红耳赤。

9．其他药膳：天麻酒（天麻、白酒）；天麻鱼头豆腐汤（天麻、鱼头、豆腐）；天麻炖鹧鸪。

【按语】血虚甚者慎服。

第十六节 补虚药

概念 凡能补充人体物质亏损、增强人体功能活动，以提高抗病能力、消除虚弱证候为主要功效的药物，称为补虚药，习称补益药或补养药。

性能功效 本类药能补充人体气血阴阳的亏损而治各种虚证。补气和补阳类药大多药性甘温，能振奋衰弱的功能，改善或消除机体衰弱之形衰乏力、畏寒肢冷等症；补血和补阴类药药性甘温或甘寒不一，能补充人体阴血之不足及体内被耗损的物质，改善和消除精血津液不足的证候。

适用范围 本类药主要适用于各种虚证，而虚证有气虚、阳虚、血虚、阴虚之别。据此，其主治病证为：脾气虚之食少便溏、神疲乏力、脱肛，以及肺气虚之少言懒语、久咳虚喘、易出虚汗等气虚证；肾阳不足之畏寒肢冷、阳痿遗精、宫冷不孕、夜尿频多，以及脾肾阳虚之泄泻、肺肾两虚之喘嗽等阳虚证；心血虚或肝血不足所致的面色萎黄、唇甲苍白、头晕眼花、心慌心悸，以及妇女月经不调等血虚证；肺阴虚之干咳少痰、咽干喉燥，胃阴虚之口干舌燥、胃中嘈杂、大便秘结、舌红少苔，心阴虚之心烦不眠，以及肝肾阴虚之腰膝酸痛、遗精滑精、手足心热、潮热盗汗、眼目干涩等阴虚证。

分类 根据本章药物的药性和临床应用的不同，分为补气、补阳、补血、补阴四类。①补气药功主补气以增强脏腑功能活动，主治气虚诸证；②补阳药功主温补人体之阳气，主治阳虚诸证；③补阴药功主滋阴补液，兼能润燥，主治阴液亏虚诸证；④补血药功主养血，兼能滋阴，主治血虚、阴血亏虚等证。

配伍方法　人体是一个有机整体。人在生命活动过程中，气、血、阴、阳是相互关联的。所以，在虚损不足之时，也常互相影响。气虚常致阳虚，而阳虚多兼气虚；血虚易致阴虚，阴虚多兼血虚。故补气药和补阳药，补血药和补阴药，往往相须为用。若气阴两虚，宜补气药配补阴药；气血双亏，宜补气药配补血药；阴阳两虚，当并用补阳补阴药。其次，应根据兼证的不同，进行适当配伍。如气虚兼气滞者，应与行气药同用；阳虚而寒盛者，应与温里散寒药同用；血虚兼见失眠者，当配安神药；阴虚兼内热者，应配清虚热药；阴虚阳亢者，当配平肝潜阳药等。

使用注意　本类药为虚证而设，凡身体健康而无虚证者，不宜应用；邪实而正气不虚者，不宜乱用补虚药，以防"闭门留寇"；补气药多甘壅滞气，湿盛中满者忌用；补阳药温燥而能伤阴助火，阴虚火旺者不宜应用；补血与补阴药，大多药性滋腻，易伤脾胃，湿阻中焦及脾虚便溏者慎用。使用补虚药，应注意脾胃功能，使补虚药更好地发挥作用。

一、补气药

山药　Shanyao

本品为薯蓣科植物薯蓣 *Dioscorea opposita* Thunb. 的干燥根茎。

【**性味与归经**】甘，平。归脾、肺、肾经。

【**功能与主治**】补脾养胃，生津益肺，补肾涩精。用于脾虚食少，久泻不止，肺虚咳喘，肾虚遗精，带下，尿频，虚热消渴。麸炒山药补脾健胃。用于脾虚食少，泄泻便溏，白带过多。

【**用法与用量**】15～30g。

【**药膳食疗方**】1. 山药茯苓饮（茯苓山药散）：白茯苓，干山药。上二味，各等份，为细末，稀米饮调服。用于小便多，滑数不禁。

2. 山药甘蔗饮：山药、甘蔗。

3. 薯蓣鸡子黄粥：山药50g，熟鸡蛋黄2枚。用于脾虚日久，食欲不振，肠滑不固，久泻不止者。血胆固醇水平高者，应慎用。

4. 山药兔肉汤：兔肉200g，山药30g，枸杞子15g，党参15g，黄芪15g，大枣30g，共煮汤食用。用于身体体虚，健脾益气。

5. 山药炖乳鸽：白鸽1只，山药30g，黄芪、党参各15g。用于脾胃虚弱，气短，乏力，饮食减少。

6. 山药黄芪党参炖鹅肉：鹅1只，山药、黄芪、党参各30g。用于中气不足，神疲乏力，食少。

7. 山药荔枝干粥：荔枝干、山药、莲子、大米。用于脾虚久泻，妇女虚弱，血虚崩漏，老人五更泻。

8. 珠玉粥：生山药100g，生薏苡仁100g，龙眼肉15g，粳米100g。用于脾胃虚弱、心血不足引起的心悸、健忘、失眠、多梦。

9. 五香山药鸡：小公鸡1只，山药30g，生姜3g，肉桂3g，花椒3g，木香3g，砂仁3g，白芷3g。

10. 消食蛋羹（健脾消食蛋羹）：山药15g，麦芽15g，茯苓15g，山楂20g，莲子肉15g，槟榔15g，鸡内金30g，鸡蛋数枚。

11. 山药莲子养胃粥：山药50g，莲子50g，小米200g，大米200g，红枣30g。用于脾胃虚弱，年老体虚及病愈后调养。

12. 粟米山药糊：山药与粟米等量。用于小儿厌食、偏食、进食少伴见食后腹胀、泄泻等。

13. 薯蓣汤：山药30g，茯苓15g，神曲10g，红糖10g。用于脾虚湿困之泄泻证。

14. 复合淮山粉：山药、莲子、芡实。用于脾虚型泄泻。

15. 健脾益气粉：山药100g，薏苡仁100g，莲米100g，大枣100g，糯米500g，白糖适量。用于痔漏患者体质虚弱，气血不足者。

16. 山药红糖粥：山药25g，糯米50g，红糖25g。用于肺脾气虚，不能摄纳所致脱肛，又兼有倦怠乏力、短气懒言、语音低等症。

17. 山药芡实粥：山药50g，芡实50g，粳米50g，香油、食盐各适量。用于脾肾两虚或脾虚有湿所致的女子带下清稀、男子遗精滑泄，以及健忘失眠、纳少便溏、倦怠乏力、形体羸瘦等。

18. 夏朴蜜汁：山药30g，鸡内金10g，新鲜胡萝卜200g，红糖少许。用于脾胃虚弱之消化不良，纳食少，食后腹胀。

19. 山药芝麻糊：山药15g，黑芝麻120g，粳米60g，鲜牛奶200g，冰糖120g，玫瑰糖6g。

20. 山药茯苓包子：山药粉、茯苓粉、面粉、白砂糖。用于体虚，脾胃不健，尿频，遗精，遗尿，热病烦躁等症。

21. 山药甘蔗羹：鲜山药200g，甘蔗汁200g。用于咳嗽，气喘。

22. 山药扁豆茯苓炖瘦肉：山药20g，扁豆50g，茯苓20g，猪瘦肉500g，姜1片，蜜枣10g。用于脾虚有湿引起的乏力身困、不欲饮食等症状的调理；胃炎、消化道溃疡、肝炎等疾病的调治；气虚、痰湿体质者使用；为春夏季常用调理品。

23. 山药茯苓煲乳鸽：山药20g，茯苓20g，眉豆50g，乳鸽1只（约350g），猪瘦肉250g，桂圆5g，姜2片。用于脾虚有湿引起的纳呆乏力、面黄身困；慢性胃炎、消化道溃疡、慢性肠炎等疾病的调治；气虚体质；中、老年人四季尤其是春夏季常用调理品；阴虚体质者仍需慎用。

24. 山药冬瓜汤：山药50g，冬瓜150g。用于健脾，益气，利湿。

25. 山药粥：生山药15g（研为细末），大米50g。用于脾虚食少，腹泻，消瘦。

26. 山药糯米粥：糯米500g，山药50g。用于脾胃虚寒，久泻，饮食减少。

27. 山药炖猪胰：山药60g，猪胰1条，食盐适量。用于糖尿病。

28. 山药参枣炖肉：人参6g，山药30g，大枣10枚，猪瘦肉适量。用于再生障碍性贫血。

29. 山药汤圆：生山药150g，白砂糖150g，糯米粉250g，胡椒面适量。用于男子肾虚，肾寒精亏无嗣等症。

30．一品山药：生山药500g，面粉150g，蜂蜜1汤匙，白砂糖100g。用于肾虚体弱，尿频，遗精。

31．山药鹌鹑汤：山药20g，人参5g，鹌鹑1只，精盐少许。用于体质虚弱，脾胃不足，食欲不振，消化不良，四肢倦怠等证。

32．痛泻粥：山药120g，炒白芍12g，陈皮6g，防风6g，红糖适量。用于肝脾不和，脾虚失运之泄泻症。

33．山药鸽子汤：鲜山药350g，黄酒60ml，蜂蜜适量，鸽子1只。

34．山药芝麻粥：大米、山药、黑芝麻、梨汁、冰糖（或红糖）。用于眩晕症，弱视，耳鸣，头发早白。

35．山药面：面粉100g，豆粉6g，鲜山药50g，羊肉20g，鸡蛋清2个，姜、葱各适量。用于下元虚损的泄泻、遗尿。

36．瘦身排毒饮：苦瓜粉2匙，山药粉1匙。用于减肥，降血糖。

37．山药莲藕瘦肉汤：莲藕200g，山药100g，猪瘦肉200g。用于肾虚遗精。

38．山药羊肉汤：羊肉500g，山药100g，生姜25g。用于病后、产后经常肢冷，出冷汗，疲倦，气短，口干，烦热，失眠。

39．山药薏米萝卜粥：山药30g，薏苡仁30g，萝卜100g，粳米100g。用于痰浊闭阻型。症见胸闷，时有心痛，体胖多痰，肢体困重，眩晕心悸，舌胖淡，苔厚浊腻，脉弦滑。

40．山药薏仁炖汤：山药、白扁豆、薏苡仁、芡实、山楂、麦芽、陈皮、甘草，可搭配排骨、老鸡、猪肚、老鸭、鸽子等炖汤。用于健脾补肾，补肺润燥，利水祛湿等。

41．其他药膳：山药莲子粥（山药、莲子、芡实、薏米、粳米）；山药扁豆芡实汤（山药、芡实、扁豆）；山药扁豆粥（鲜山药、扁豆、糯米、红糖）；香炸山药圆（鲜山药、黑芝麻、糯米粉、鸡蛋、干豆粉、白糖）；山药大枣粥（山药、大枣、粳米、白糖）；山药炒虾仁（山药、枸杞子、百合、红枣、松子仁、芦笋、虾仁、腰果、大蒜）；山药薏米粥（山药、薏苡仁）；山药烧鱼肚（山药、鱼肚、姜、葱）；一品山药饼（山药、核桃仁）；山药薏米芡实粥、山药芡实扁豆茶。

【按语】湿盛中满或有实邪、积滞者禁服。

甘草 Gancao

本品为豆科植物甘草 *Glycyrrhiza uralensis* Fisch.、胀果甘草 *Glycyrrhiza inflata* Bat. 或光果甘草 *Glycyrrhiza glabra* L. 的干燥根和根茎。

【性味与归经】甘，平。归心、肺、脾、胃经。

【功能与主治】补脾益气，清热解毒，祛痰止咳，缓急止痛，调和诸药。用于脾胃虚弱，倦怠乏力，心悸气短，咳嗽痰多，脘腹、四肢挛急疼痛，痈肿疮毒，缓解药物毒性、烈性。

【用法与用量】2～10g。

【药膳食疗方】1．甘麦大枣汤：甘草9g，小麦50g，大枣10枚。用于妇人脏燥，喜悲伤欲哭，肝郁引起的心神不宁、精神恍惚、失眠等，亦治脾虚湿盛、食少乏力。

2．甘草绿豆汤：生甘草15g，绿豆90g。用于解多种药物中毒。

3．甘草芍药汤：甘草20g，杭芍30g。用于胃癌疼痛。

4．甘草生姜乌豆饮：甘草30g，乌豆80g，生姜15g。用于老人中风热毒，心闷。

5．甘草赤小豆饮：绿豆10g，赤小豆10g，黑豆10g，生甘草3g。用于小儿水痘。

6．甘麦枣藕汤：莲藕250g，小麦75g，甘草12g，红枣5颗。用于失眠心烦，气色不佳。

7．甘草肉桂牛肉汤：甘草6g，肉桂3g，牛肉500g。用于补益脾胃，温中散寒。

8．其他药膳：甘草桔梗茶（生甘草、桔梗）；甘草芪冬茶（生甘草、黄芪、麦冬）；甘草桑白茶（生甘草、百部、桔梗、鱼腥草、沙参、桑白皮、陈皮）。

【按语】不宜与海藻、红大戟、京大戟、甘遂、芫花同用。

白扁豆　Baibiandou

本品为豆科植物扁豆 *Dolichos lablab* L. 的干燥成熟种子。

【性味与归经】甘，微温。归脾、胃经。

【功能与主治】健脾化湿，和中消暑。用于脾胃虚弱，食欲不振，大便溏泻，白带过多，暑湿吐泻，胸闷腹胀。炒白扁豆，健脾化湿，用于脾虚泄泻、白带过多。

【用法与用量】9～15g。生品捣研，加水绞汁；或入丸，散。健脾止泻宜炒用；消暑养胃解毒宜生用。

【药膳食疗方】1．白扁豆粥：白扁豆炒黄为末，米饮调下。用于妇人赤白带下。

2．白扁豆红枣饮：扁豆30g，红枣20粒。用于慢性肾炎，贫血，小儿百日咳。

3．扁豆清暑汤：扁豆15g，香菇6g，鲜荷叶半张。用于清暑热，伤暑头痛，止泻。

4．扁豆益胃饮：炒扁豆、党参、玉竹、山楂、乌梅各等份。用于脾胃虚弱所致的厌食症。

5．参苓白术散：白扁豆750g（姜汁浸，去皮，微炒），人参（去芦）、白茯苓、白术、甘草（炒）、山药各1000g，莲子肉（去皮）、桔梗（炒令深黄色）、薏苡仁、缩砂仁各500g。用于脾胃虚弱，饮食不进而呕吐泄泻。

6．扁豆红糖煎：白扁豆、红糖、山药。用于脾虚白带增多。

7．扁豆瘦肉鸡脚汤：白扁豆、猪瘦肉、姜片适量，鸡脚2只。用于脾胃虚弱，食欲不振，大便溏泻。

8．扁荷粥：白扁豆50g，冰糖30g，荷叶1张，大米50g。用于暑热症。

9．双衣茶：绿豆衣、扁豆衣各5g。用于预防中暑或暑湿、暑温证，症见烦渴、尿赤、食欲不振、呕吐、泄泻等。

10．扁豆汤：白扁豆100g，白糖适量。用于小便不利，中暑发热。

【按语】不宜多食，以免壅气伤脾；忌生食或半生半熟食。

白扁豆花　Baibiandouhua

本品为豆科植物扁豆 *Dolichos lablab* L. 未完全开放的花。

【性味与归经】甘、淡，平。归脾、胃、大肠经。

【功能与主治】解暑化湿，和中健脾。用于暑湿吐泻，痢疾，赤白带下。

【用法与用量】内服：3～9g；煎汤或研末。

【药膳食疗方】1. 清络饮：鲜扁豆花1枝，西瓜翠衣6g，鲜银花6g，丝瓜皮6g，鲜荷叶边6g，鲜竹叶心6g。用于暑温症，见身热口渴、头目不清等症。

2. 白扁豆馄饨：白扁豆花、猪脊肉、葱、胡椒。用于泻痢。

3. 豆花煎鸡蛋：白扁豆花30g，鸡蛋2g，盐少许。用于暑湿发热，泄泻。

4. 三花防风茶：白扁豆花24g，茉莉花12g，玫瑰花12g，防风12g，红糖适量。用于抑肝扶脾止泻。

5. 扁豆花粥：白扁豆花15g，粳米100g。用于妇人白崩，暑湿感冒发热身重，胸脘满闷，恶心纳呆。

6. 扁豆花白糖饮：白扁豆花9朵，白糖9g。用于疟疾。

7. 其他药膳：白扁豆花陈皮茶（白扁豆花、陈皮和茯苓）。

沙棘　Shaji

本品系蒙古族、藏族习用药材。为胡颓子科植物沙棘 *Hippophae rhamnoides* L. 的干燥成熟果实。

【性味与归经】酸、涩，温。归脾、胃、肺、心经。

【功能与主治】健脾消食，止咳祛痰，活血散瘀。用于脾虚食少，食积腹痛，咳嗽痰多，胸痹心痛，瘀血经闭，跌扑瘀肿。

【用法与用量】3～10g。

【药膳食疗方】1. 沙棘饮：沙棘。用于胃痛，消化不良，胃溃疡，皮下出血，月经不调。

2. 沙棘葡萄饮：沙棘、甘草、白葡萄干、栀子、广木香各等份。用于咳嗽痰多。

大枣　Dazao

本品为鼠李科植物枣 *Ziziphus jujuba* Mill. 树上的干燥成熟果实。

【性味与归经】甘，温。归脾、胃、心经。

【功能与主治】补中益气，养血安神。用于脾虚食少，乏力便溏，妇人脏燥。

【用法与用量】6～15g。

【药膳食疗方】1. 枣参丸：大枣、人参。用于气虚，大出血后身体虚弱。

2. 补益大枣粥：大枣七枚（去核），青粱粟米二合。用于中风惊恐虚悸，四肢沉重。

3. 大枣葱白汤：大枣20枚，葱白7茎。用于心脾两虚、烦闷不得眠。

4. 大枣茯苓粥：大枣14枚，茯苓15g，粟米60g。用于脾胃虚弱。

5. 大枣陈醋饮：大枣120g，陈醋250g。用于脱肛日久不愈。

6. 大枣粥：大枣10枚（去核），糯米50g，白糖适量。用于体虚心悸，乏力，胃隐痛及胃溃疡。

7. 大枣羊骨汤：羊颈骨1～2根（捣破），大枣20枚（去核），糯米50～100g。用于再生障碍性贫血，血小板减少性紫癜。

8．大枣茵陈汤：大枣250g，茵陈60g。用于黄疸型肝炎。

9．银耳大枣羹：银耳20g，大枣400g，白糖适量。用于更年期综合征，阴虚火旺，低热失眠等。

10．枣莲绿豆粥：红枣15g，莲子20g，绿豆20g，粳米100g，白糖100g。用于心血虚型失眠症。

11．红枣养心煲：红枣5枚，桂圆10个，山药15g，瘦猪肉100g。用于失眠，健忘。

12．大枣木耳饮：黑木耳30g，大枣20枚，红糖20g。用于贫血，气虚所致的月经过多。

13．红枣首乌煮鸡蛋：红枣12枚，何首乌24g，鸡蛋2只，红糖适量。用于气血亏虚型眩晕。

14．大枣归胶饮：大枣10枚，棉花根30g，当归12g，阿胶15g。用于脾气虚，阴血亏，不孕症。

15．五果茶：大枣7枚，胡桃10个，银杏15个，生栗（留外皮）7个，生姜5g。用于年老体虚之人外感风邪所致咳嗽、气喘等症。

16．其他药膳：红枣菊花粥（红枣、粳米、菊花）；大枣姜糖茶（大枣、红糖、生姜）；糯米大枣粥（糯米、大枣）。

【按语】凡有湿痰、积滞、齿病虫病者，均不宜服。

蜂蜜 Fengmi

本品为蜜蜂科昆虫中华蜜蜂 *Apis cerana* Fabricius 或意大利蜂 *Apis mellifera* Linnaeus 所酿的蜜。

【性味与归经】甘，平。归肺、脾、大肠经。

【功能与主治】补中，润燥，止痛，解毒；外用生肌敛疮。用于脘腹虚痛，肺燥干咳，肠燥便秘，解乌头类药毒；外治疮疡不敛，水火烫伤。

【用法与用量】15～30g。外用适量。此外，并供制蜜丸之用。

【药膳食疗方】1．蜂蜜决明茶：生决明子20g，蜂蜜适量。用于肠燥便秘。

2．蜜蒸百合：百合30g，蜂蜜适量。用于肺阴不足所致的久咳，口干，痰少及肺热胸中烦闷。

3．蜂蜜甘草陈皮饮：蜂蜜54g，生甘草9g，陈皮6g。用于胃及十二指肠溃疡。

4．蜜饯柚肉：鲜柚肉（去核）1000g，蜂蜜250g，黄酒50～100g。用于和胃化痰。

5．蜜饯萝卜梨：白萝卜、梨、蜂蜜、胡椒。用于发散风寒，止咳化痰。

6．蜜饯萝卜：鲜白萝卜500g，蜂蜜150g。用于饮食停滞中焦所致呕吐。

7．蜜饯双仁方：甜杏仁、核桃仁各250g，蜂蜜500g。用于肺肾两虚性久咳、久喘等。

8．蜂蜜鸡蛋方：鸡蛋1个，蜂蜜30g。用于眩晕，失眠等。

9．蜜汁佛手果：佛手果1个，樱桃10粒，蜂蜜少许。用于因肝郁痰凝引起的乳中结核，伴有心烦、失眠、易怒。

10．蜂蜜蒸梨（或萝卜）：大梨1枚（挖去核）或白萝卜1个（挖空），蜂蜜30g。用于阴虚肺燥干咳，久咳痰少，咽干口燥，手足心热等症。

11. 首乌丹参蜂蜜汁：制首乌、丹参各15g，蜂蜜15g。用于动脉硬化，高血压，慢性肝炎。

12. 蜜饯丝瓜花：干丝瓜花10g，蜂蜜适量。用于肺热咳嗽。

【按语】痰湿内蕴、中满痞胀及肠滑泄泻者忌服。糖尿病患者宜少食。

人参　Renshen

本品为五加科植物人参 *Panax ginseng* C. A. Mey. 的干燥根和根茎。

【性味与归经】甘，微苦，微温。归脾、肺、心、肾经。

【功能与主治】大补元气，复脉固脱，补脾益肺，生津养血，安神益智。用于体虚欲脱，肢冷脉微，脾虚食少，肺虚喘咳，津伤口渴，内热消渴，气血亏虚，久病虚羸，惊悸失眠，阳痿宫冷。

【用法与用量】3~9g，另煎兑服；也可研粉吞服，一次2g，一日2次。

【药膳食疗方】1. 八珍糕：人参、山药、芡实、茯苓、莲子肉、糯米、粳米、白糖、蜂蜜。用于病后及年老、小儿体虚脾胃虚弱，神疲体倦，饮食无味，便溏腹泻者。

2. 十全大补汤：人参（或党参）、黄芪、白术、茯苓、熟地黄、白芍各10g，当归、肉桂各5g，川芎、甘草各3g，大枣12枚，生姜20g，墨鱼、肥母鸡、老鸭、净肚、肘子各250g，排骨500g，冬笋、蘑菇、花生米、葱各50g。用于气血两虚，面色萎黄，头晕目眩，四肢倦怠，气短懒言，心悸怔忡，饮食减少等。

3. 琼玉膏：人参60g，白茯苓200g，白蜜500g，生地黄汁800g。用于气阴不足所致的心悸，疲倦乏力，记忆力降低，注意力不集中等症。

4. 人参薄荷饮：鲜薄荷叶60片，生姜3g，人参5g，生石膏30g，麻黄2g。用于气虚之人外感风热所致的发热头痛，咽喉肿痛，咳嗽不爽等症。

5. 人参核桃茶：人参5g，核桃仁4枚。用于肺肾两虚所致之哮症缓解期，症见咳嗽气短、动则气促、腰酸耳鸣等。

6. 人参茯苓茶：人参5g（或党参20g），白茯苓20g，生姜5g。用于治肺脾气虚所致之哮症缓解期，症见自汗畏风、食少便溏、气短痰多、稀薄等。

7. 人参莲肉汤：人参10g，莲子10枚，冰糖30g。用于体虚气弱所致的神疲乏力，自汗脉虚，脾虚食少，大便腹泻，心悸失眠，夜眠多梦等。

8. 人参桂圆鹧鸪汤：鹧鸪2只，瘦肉150g，生晒人参10g，桂圆肉20g，盐、清水各适量。用于气血不足所致之头晕目眩，少气懒言，乏力自汗，心悸失眠，面色淡白或萎黄，唇爪甲淡白，舌淡苔白，脉细弱等症。也可用于肾阳不足所致的腰膝酸软，畏寒肢冷，面色萎白，小便清长或夜尿多，性欲减退等症。

9. 人参猪肚：人参10g，甜杏仁10g，茯苓15g，红枣12g，陈皮1片，糯米100g，猪肚1具，花椒7粒，姜1块，独头蒜4个，葱1根。用于脾胃虚弱，食欲不振，便溏，气短乏力，头晕眼花及浮肿诸症。

10. 人参大枣粥：人参6g，大枣15枚，粳米30g。用于脾胃虚弱各症状，尤适用于月经量多色淡质稀、神疲无力等症。

11．参归黄鳝汤：黄鳝200g，人参3g，当归15g。用于脾肾阳虚引起的贫血，面色㿠白，畏寒肢冷，腰膝或下肢冷痛，久泻或小便不利，面浮肢肿。

12．参茸炖鸡汤：人参10g，鹿茸2.4g，鸡肉150g。用于肾阳不足型阳痿。

13．人参鸡汤：人参15g，母鸡1只。用于各种劳伤虚损引起的心悸失眠。

14．人参茯苓粥：白参3g，茯苓10g，生姜10g，粳米100g，精盐适量。用于心血虚型失眠症。

15．参芪羊肉汤：人参6g，黄芪30g，羊肉250g，当归18g，生姜10g。用于气虚乏力，贫血，寒性胃炎，寒性胃溃疡。

16．人参黑芝麻饮：人参5～10g，黑芝麻15g，白糖适量。用于气虚便秘兼有头晕目眩，须发早白，腰膝酸软者。

17．参归白水猪心：人参60g，当归60g，猪心10枚。用于益气健脾，养血宁神。

18．人参茶：生晒人参5g。用于眩晕日久，气血两亏的重证。

19．人参鹿茸酒：人参30g，鹿茸20g，白酒1L。用于肾阳虚衰，腰酸腿软，畏寒肢冷，健忘失眠，食欲不振，阳痿早泄，性功能衰退，闭经。

20．其他药膳：人参枸杞酒（人参、枸杞子、熟地黄、冰糖、白酒）；人参蜜饯粥（人参、大米、蜜枣）；人参鲜蘑汤（人参根、鲜菇、口蘑、香菇、滑子蘑、枸杞子、大枣）；人参三七饮（鲜人参、三七末）；人参胡桃汤（人参、胡桃肉、生姜、大枣）；人参肉桂炖乳鸽（人参、肉桂、乳鸽、姜）；参茸枸杞炖乌龟（鹿茸片、枸杞子、乌龟、人参）；人参麦冬炖猪脑（人参、麦冬、五味子、枸杞子、猪脑）；参苏饮（人参、甘草、茯苓、苏叶、葛根、前胡、半夏、枳壳、桔梗、陈皮、木香）；人参葛根粥（人参、葛根、粳米）；参枣核桃粥（人参、红枣、桂圆、核桃、粳米）；人参茯苓枣仁饮（人参、茯苓、酸枣仁、红糖）；人参薄荷饮（鲜薄荷叶、生姜、人参、生石膏、麻黄）；人参鸡粥（人参、淮山、鸡、粳米）；人参枸杞酒、人参百合粥。

【按语】不宜与藜芦、五灵脂同用。

西洋参　Xiyangshen

本品为五加科植物西洋参*Panax quinquefolium* L.的干燥根。

【性味与归经】甘，微苦，凉。归心、肺、肾经。

【功能与主治】补气养阴，清热生津。用于气虚阴亏，虚热烦倦，咳喘痰血，内热消渴，口燥咽干。

【用法与用量】3～6g，另煎兑服。

【药膳食疗方】1．西洋参粥：西洋参3g，粳米50g，麦冬10g，淡竹叶10g。用于热病后气阴不足所致的口干，烦渴，气短，乏力。

2．西洋参蒸乌鸡：西洋参25g，乌骨鸡1只，盐3g，料酒10ml，葱15g，生姜8g，胡椒粉3g，鸡油30g。用于阴虚，口干舌燥，乏力等症。

3．参芪鸽汤：西洋参3～6g，乳鸽1只，黄芪15g。用于脾虚失摄引起的崩漏及肺虚咳嗽失血等症。

4. 洋参桂圆茶：西洋参3g，桂圆肉15g，白糖适量。用于心血虚型失眠症。

5. 洋参雪耳炖燕窝：西洋参片15g，雪耳15g，燕窝30g。用于阴虚肺燥，咳喘少气，或咳痰带血，咽干口燥等。

6. 花旗参猴头菇炖乳鸽：乳鸽1只（约250g），瘦肉250g，花旗参片10g，猴头菇30g，枸杞子5g，姜2片，大枣（去核）10g。用于气虚所致食少便溏、倦怠乏力、疮疡不敛等症状的调理；慢性消耗性疾病，手术后，癌症，贫血，脑动脉硬化等疾病的调治；气虚体质；中、老年人群四季常用调补。

7. 其他药膳：西洋参养生汤（西洋参片、排骨、山药）；西洋参鲫鱼汤（西洋参、鲫鱼、红枣、姜片）；西洋参瘦肉粥（西洋参、瘦肉、粳米）。

【按语】不宜与藜芦同用。

党参　Dangshen

本品为桔梗科植物党参*Codonopsis pilosula*（Franch.）Nannf.、素花党参*Codonopsis pilosula* Nannf. var. *modesta*（Nannf.）L. T. Shen 或川党参*Codonopsis tangshen* Oliv. 的干燥根。

【性味与归经】甘，平。归脾、肺经。

【功能与主治】健脾益肺，养血生津。用于脾肺气虚，食少倦怠，咳喘虚喘，气血不足，面色萎黄，心悸气短，津伤口渴，内热消渴。

【用法与用量】9～30g。

【药膳食疗方】1. 党参粥：党参30g，粳米100g。用于病后体弱，食少，乏力。

2. 党参首乌饮：党参15g，制首乌15g，蜂蜜15g。用于心血虚型失眠症。

3. 参归炖母鸡：母鸡1只，党参、当归各15g，葱、姜、黄酒、盐各少许。用于慢性胃炎之久病体弱者，症见上腹部隐痛、胃脘食少、疲乏少力、面色萎黄无光泽等。

4. 双补膏：党参、山药、桂圆肉、黄芪、茯苓各30g，甘草10g，白术、枸杞子各20g，山萸肉、当归各15g，大枣10枚。用于气血两虚型眩晕。

5. 党参枣仁膏：党参100g，枣仁100g，蜂蜜200g。用于益气健脾，养心安神。

6. 参芪精：党参250g，黄芪250g，白糖粉500g。用于肺气不足，气短自汗，动则气喘，易于感冒，以及内脏下垂等症。

7. 补中益气糕：鸡蛋10个，党参、黄芪、红枣各20g，炙甘草6g，当归9g，白术9g，升麻5g，柴胡5g，陈皮9g，生姜15g，白糖600g。用于气虚所致的月经先期，妇女子宫脱垂，疲倦乏力，久泻脱肛等。

8. 党参黄芪炖黄鳝：黄鳝750g，党参、黄芪各5g，枸杞子5g，生姜4片。用于脾不统血所致的月经过多。

9. 参苓白果粥：党参、茯苓各20g，白果仁15g，大米60g，红糖适量。用于脾气虚弱型带下。

10. 党参炒肚片：党参25g，生姜3g，肚片400g，葱12g，胡萝卜60g，盐4g，白木耳35g，料酒12ml。用于脾胃虚弱，气血两亏，体倦无力，食少，口渴，久泻，脱肛等症。

11．八宝鸡汤：党参10g，茯苓10g，炒白术10g，炙甘草3g，熟地黄10g，白芍10g，当归10g，川芎3g，母鸡1只（约1500g），猪肉750g，猪杂骨750g，葱、姜各适量。用于气血两虚，面色萎黄，食欲不振，四肢乏力等症。

12．参枣糯米饭（参枣米饭）：党参15g，大枣20g，糯米250g，白砂糖50g。用于体虚气弱，食欲不振，便溏浮肿等症。

13．党参白术炒肚片：党参30g，白术15g，猪肚300g，生姜5g，香葱头10g。用于体倦无力，厌食，消化不良，胃功能紊乱，结肠炎，贫血，小便频数。

14．健脾莲花糕：党参30g，白术、山楂各10g，麦芽、六曲各15g，陈皮12g，枳壳20g，鸡蛋500g，面粉350g，白糖450g，熟猪油50g，熟芝麻2g。用于脾胃虚弱所致的宿食积滞证，症见消化不良、脘腹饱胀、不思饮食、便秘等。

15．通乳猪蹄：猪蹄1对，党参10g，黄芪15g，当归15g，麦冬10g，木通6g，桔梗10g。用于气血两虚的缺乳证。

16．参麦甲鱼：甲鱼1只（500g），党参10g，麦冬10g，生姜5g，瘦火腿50g，鸡汤100g，葱、黄酒各适量。用于老年人阴虚、潮热、盗汗、神疲气短等，防止秋季燥邪伤阴。

17．其他药膳：参芪鸡丝冬瓜汤（鸡胸脯、党参、黄芪、冬瓜）；参附鸡汤（党参、附片、生姜、母鸡）；参药粥（党参、山药、薏米、大枣、大米）。

【按语】不宜与藜芦同用。

黄芪　Huangqi

本品为豆科植物蒙古黄芪 *Astragalus membranaceus*（Fisch.）Bge. var. *mongholicus*（Bge.）Hsiao 或膜荚黄芪 *Astragalus membranaceus*（Fisch.）Bge. 的干燥根。

【性味与归经】甘，微温。归肺、脾经。

【功能与主治】补气升阳，固表止汗，利水消肿，生津养血，行滞通痹，托毒排脓，敛疮生肌。用于气虚乏力，食少便溏，中气下陷，久泻脱肛，便血崩漏，表虚自汗，气虚水肿，内热消渴，血虚萎黄，半身不遂，痹痛麻木，痈疽难溃，久溃不敛。

【用法与用量】9～30g。或入丸、散、膏剂。

【药膳食疗方】1．黄芪粥：黄芪30g，粳米300g。用于妊娠胎动腹痛。

2．黄芪当归羊肉汤：当归15g，黄芪25g，羊肉500g，葱、姜各适量。用于各种贫血，血虚体弱，宫冷崩漏，脘腹冷痛。

3．黄芪党参乌鸡汤：乌鸡1只，黄芪、党参各20g，姜1片。用于面色无华。

4．黄芪桂圆童鸡汤（黄芪童子鸡）：童鸡1只，瘦肉150g，黄芪100g，桂圆肉10g，蜜枣6个，姜2片。用于脾气不足，症见面色苍白、纳差；心脾不足，症见心悸失眠等。

5．黄芪建中汤：桂枝20g，白芍20g，甘草12g，生姜20g，大枣12枚，黄芪20g，饴糖300g。用于脾胃虚寒型慢性胃炎，症见胃脘部隐隐作痛、喜热喜按、苔薄白等。

6．黄芪山药莲子粥：黄芪100g，山药100g，莲子肉（去心）100g。用于脾虚乏力，中气下陷，泄泻不止，食欲不振等症。

7．黄芪山药粥：黄芪30g，山药50g，粳米100g。用于脾虚不摄，崩漏患者。

8．芪香蜜膏：黄芪300g，木香45g，蜂蜜适量。用于气虚便秘或兼有气滞津亏者。

9．黄芪苏麻粥：黄芪10g，紫苏子50g，火麻仁50g，粳米250g。用于便秘证属气虚者。

10．黄芪鳝鱼粥：黄芪20g，鳝鱼100g，粳米50g。用于气血不足所致痔疮。

11．黄芪红花大枣粥：黄芪20g，红花15g，大枣5枚，粳米100g，冰糖适量。用于恶露不下证属气虚血瘀者。

12．黄芪炖乌鸡：黄芪30g，白术20g，莲子50g，乌骨鸡1只。用于脾气虚弱型带下，症见带下色白如涕，无臭味，绵绵不断，伴有面色淡白或萎黄、四肢不温、精神疲惫等。

13．黄芪杞子炖乳鸽：黄芪60g，乳鸽1只，枸杞子30g，葱、姜各适量。

14．黄芪人参粥：黄芪15g，人参6g，炮姜炭15g，大米100g。用于气虚型月经过多。

15．黄芪小米粥：黄芪、小米各50g。用于脾虚带下。

16．芪参消滞粥：黄芪10g，党参6g，粳米50g。用于脾虚气弱型疳积。

17．黄芪蒸鸡：嫩母鸡1只，黄芪30g，葱、生姜各10g，胡椒粉2g。用于脾虚食少，倦怠乏力，气虚自汗，易患感冒，血虚眩晕，肢体麻木及中气下陷所引起的久泻、脱肛、子宫下垂等。

18．固表粥：乌梅15g，黄芪20g，当归12，荆芥6g。用于风疹，喷嚏，流涕，咳嗽，过敏性鼻炎，过敏性荨麻疹；气虚体质者。

19．归芪鲤鱼汤：大鲤鱼1尾，当归15g，黄芪50g。用于气血虚乳汁不足。

20．芪肝汤：猪肝500g，黄芪60g。用于气血不足的缺乳。

21．黄芪猴头汤：猴头菌150g，黄芪30g，嫩母鸡250g，生姜15g，葱白20g。用于脾胃虚弱，食少乏力，气虚自汗，易患感冒者；或由于气血两虚所致眩晕心悸，健忘，面色无华等。

22．其他药膳：黄芪姜枣汤（黄芪、大枣、生姜）；补虚正气粥（黄芪、党参、粳米、白糖）；黄芪炖乳鸽（炙黄芪、乳鸽）；黄芪炖母鸡（生黄芪、母鸡）；黄芪母鸡粥（母鸡、粳米、黄芪、熟地黄）；黄芪乌枣鸡（黄芪、乌枣、鸡肉）；黄芪茴香鱼丝（青鱼丝、黄芪、茴香、韭黄）；芪枣羊骨粥（羊骨、黄芪、大枣、粳米）；益气鲫鱼膳（鲫鱼、黄芪、炒枳壳）；芪实大肠汤（黄芪、芡实、猪大肠）。

【按语】表实邪盛、气滞湿阻、食积停滞、痈疽初起或溃后热毒尚盛等实证，以及阴虚阳亢者，均需慎服。

二、补阳药

益智　Yizhi

本品为姜科植物益智 *Alpinia oxyphylla* Miq. 的干燥成熟果实。

【性味与归经】辛，温。归脾、肾经。

【功能与主治】暖肾固精缩尿，温脾止泻摄唾。用于肾虚遗尿，小便频数，遗精白浊，脾寒泄泻，腹中冷痛，口多垂涎。

【用法与用量】3～10g。

【药膳食疗方】1．益智仁粥：益智仁、白茯苓各30g，粳米50g。用于小儿遗尿，白浊。

2．益智仁砂仁汤：益智仁15g，缩砂仁30g。用于漏胎下血。

3．其他药膳：益智仁炖鸭（益智仁、龙眼肉、枸杞子、山药、鸭、姜、葱）；益智仁炖牛肉（益智仁、牛肉）。

杜仲叶　Duzhongye

本品为杜仲科植物杜仲 *Eucommia ulmoides* Oliv. 的干燥叶。

【性味与归经】微辛，温。归肝、肾经。

【功能与主治】补肝肾，强筋骨。用于肝肾不足，头晕目眩，腰膝酸痛，筋骨痿软。

【用法与用量】10 ~ 15g。

肉苁蓉　Roucongrong

本品为列当科植物肉苁蓉 *Cistanche deserticola* Y.C.Ma 或管花肉苁蓉 *Cistanche tubulosa*（Schrenk）Wight 的干燥带鳞叶的肉质茎。

【性味与归经】甘、咸，温。归肾、大肠经。

【功能与主治】补肾阳，益精血，润肠通便。用于肾阳不足，精血亏虚，阳痿不孕，腰膝酸软，筋骨无力，肠燥便秘。

【用法与用量】6 ~ 10g。或入丸、散；或浸酒。

【药膳食疗方】1．苁蓉羊肉粥（肉苁蓉粥）：肉苁蓉15g，羊肉200g，粳米50g。用于肾虚面黑，阳痿，遗精，腰痛。

2．肉苁蓉虾仁汤：肉苁蓉15g，小鱼干60g，虾仁60g，萝卜100g，豆腐250g，盐、胡椒粉、葱各适量。

3．土豆苁蓉蜜膏：鲜土豆1000g，肉苁蓉20g，蜂蜜适量。用于气虚便秘兼见形寒肢冷者。

4．羊脊骨汤：羊脊骨1具，肉苁蓉30g，菟丝子3g。用于遗精或滑精，阳痿早泄，头昏眼花，精神萎靡，记忆力下降，腰酸腿软，虚弱消瘦，胃寒肢冷，舌淡，脉沉弱。

5．猪肚苁蓉汤：猪肚1具，肉苁蓉15g，食盐适量。用于肾气不固型早泄。

6．白羊肾羹：白羊肾（切作片）2具，肉苁蓉（酒浸，切）30g，羊脂（切作片）120g，胡椒6g，陈皮（去白）3g，荜茇6g，草果6g，面粉150g，食盐、生姜、葱各适量。用于肾阳虚弱，阳痿不举，腰膝冷痛或风湿日久累及肝肾，筋骨痿弱。

7．羊脊骨粥：羊脊骨1具，肉苁蓉30g，菟丝子3g，粳米60g，葱、姜各适量。用于虚劳羸瘦，腰膝无力，头目昏暗。

8．其他药膳：肉苁蓉煲羊肾（肉苁蓉、羊肾）；羊肉苁蓉汤（肉苁蓉、羊肉）。

三、补血药

龙眼肉 Longyanrou

本品为无患子科植物龙眼 *Dimocarpus longan* Lour. 的假种皮。

【性味与归经】甘，温。归心、脾经。

【功能与主治】补益心脾，养血安神。用于气血不足，心悸怔忡，健忘失眠，血虚萎黄。

【用法与用量】9～15g。

【药膳食疗方】1. 龙眼莲子粥（龙眼粥）：龙眼肉5g，莲子肉10g，粳米100g。用于贫血。

2. 龙眼甜粥：龙眼肉、扁豆各15g，白莲子10g，白糖、粳米各60g。用于气血两虚，贫血及神经衰弱。

3. 龙眼莲子羹：龙眼肉20g，莲子20g，百合20g，冰糖20g。用于心脾血虚引起的失眠。

4. 龙眼枣仁饮：龙眼肉10g，炒枣仁10g，芡实12g。用于心脾血虚，心悸，怔忡，不寐，健忘，神疲，遗精。

5. 龙眼洋参饮：龙眼肉30g，西洋参6g，白糖10g。用于心脾气血亏虚而致心悸，不寐，健忘者。

6. 龙眼姜枣汤：龙眼肉5g，生姜10g，大枣10枚。用于脾胃虚弱所致水肿，产后失血过多，脾虚泄泻，心悸失眠，及妊娠水肿等。

7. 三仙酒：龙眼肉、桂花、白糖、白酒。用于心脾两虚所致面色无华，健忘，失眠多梦，心悸怔忡。

8. 龙眼花生：龙眼肉10g，连衣花生米15g。用于贫血。

9. 龙眼大枣：龙眼肉30g，大枣30g。用于贫血及神经衰弱。

10. 龙眼酸枣饮：龙眼肉15g，酸枣仁10g，白糖适量。用于失眠，多梦，健忘等心神不宁症。

11. 桂圆参蜜膏：桂圆肉120g，党参250g，沙参125g。用于体质虚弱消瘦，乏力疲倦，烦渴等症。

12. 归龙酒：桂圆900g，菊花、当归各150g，枸杞子300g，黄酒3000ml。用于脾胃虚弱，视物不清。

13. 龙眼莲子芡实汤：龙眼肉、莲子、芡实。用于贫血，神经衰弱，心悸怔忡，自汗盗汗。

14. 龙眼枣仁汤：龙眼、酸枣仁、莲子、茯苓、大枣、甘草，可搭配排骨、鲫鱼、乌鸡、鸽子等煲汤。用于养血安神，虚烦不眠，体虚多汗等。

15. 其他药膳：龙眼酒（龙眼肉、白酒）；桂圆鸡；桂圆鸡蛋汤（桂圆、鸡蛋、红糖）。

阿胶　Ejiao

本品为马科动物驴 *Equus asinus* L.的干燥皮或鲜皮经煎煮、浓缩制成的固体胶。

【性味与归经】甘，平。归肺、肝、肾经。

【功能与主治】补血滋阴，润燥，止血。用于血虚萎黄，眩晕心悸，肌痿无力，心烦不眠，虚风内动，肺燥咳嗽，劳嗽咯血，吐血尿血，便血崩漏，妊娠胎漏。

【用法与用量】3～9g，烊化兑服。

【药膳食疗方】1．鸡子羹：鸡子1枚，阿胶（炒令燥）30g。用于妊娠胎动不安。

2．胶蜜汤：阿胶6g，葱白3根，蜂蜜2匙。用水1碗煮葱白，沸后捞出，加入阿胶、蜂蜜，炖化，食前温服。用于老人阴血亏虚便秘。

3．阿胶炖肉：瘦猪肉100g，阿胶6g，加水适量。先炖猪肉，熟后入阿胶烊化，低盐调味，饮汤食肉。用于出血性贫血。

4．糯米阿胶粥：阿胶30g，糯米100g，红糖适量。用于阴血不足，虚劳咳嗽，吐血，衄血，便血，妇女月经不调，崩中，胎漏等。

5．阿胶鸡蛋汤：阿胶10g，鸡蛋1个。用于阴血不足，胎动不安，烦躁不宁。

6．阿胶羊肝：阿胶15g，鲜羊肝500g，水发银耳3g，青椒片3g，白糖5g，胡椒粉3g，绍酒10g，酱油3g，精盐2g，香油5g，淀粉10g，蒜末3g，姜3g，葱5g。用于肝血不足所致面色萎黄，头晕耳鸣，目暗昏花，两眼干涩，雀目夜盲等症。

7．其他药膳：乌鸡阿胶汤、阿胶山药羹。

【按语】1．脾胃虚弱者减量服用，饭后服用，出现不消化的表现暂停服用。2．三高人群慎用。3．咳嗽痰多时慎用。4．有炎症时暂停服用。5．感冒时不要服用。6．不要同时喝茶水和吃萝卜。7．女性月经期间服用如出现经量变化请停止服用或减量服用。

当归　Danggui

本品为伞形科植物当归 *Angelica sinensis*（Oliv.）Diels 的干燥根。

【性味与归经】甘，辛，温。归肝、心、脾经。

【功能与主治】补血活血，调经止痛，润肠通便。用于血虚萎黄，眩晕心悸，月经不调，经闭痛经，虚寒腹痛，风湿痹痛，跌扑损伤，痈疽疮疡，肠燥便秘。酒当归活血通经，用于经闭痛经、风湿痹痛、跌扑损伤。

【用法与用量】6～12g。或入丸、散；或浸酒；或敷膏。

【药膳食疗方】1．归花汤：当归、金银花。用于痈疽发背初起。

2．归地焖羊肉：当归5g，生地黄15g，干姜10g，羊肉500g，陈皮半只，黄酒适量。用于阳虚引起的瘦弱畏寒、面色无华、少腹冷痛、崩漏带下等症状的调理；慢性盆腔炎、宫颈炎、贫血及术后、产后等的调治；阳虚体质，产后体虚瘦弱；妇女及中、老年人群冬季常用调补品。本品温补气血，外感发热未愈及湿热体质者慎用。

3．当归生姜羊肉汤：当归90g，生姜150g，羊肉500g。用于"寒疝腹中痛，及胁痛里急者"及妇人"产后腹痛"。现有用当归15g、生姜5片、羊肉500g、食盐适量，用于寒凝气滞引起的脘腹冷痛、寒疝疼痛、产后腹痛、阳虚体质。

4．当归鳝鱼汤：鳝鱼500g，当归、党参各15g。用于久病体虚，倦怠乏力，消瘦。

5．当归柏仁粥：当归20g，柏子仁15g，粳米100g，冰糖适量。用于血虚便秘者。

6．牛肉当归蜜膏：牛膝50g，肉苁蓉500g，当归50g，蜂蜜适量。用于阳虚便秘症。

7．归参山药炖猪腰：猪腰500g，当归、党参、山药、熟地黄各10g，酱油、醋、姜丝、蒜末、香油各适量。用于气血两虚、经络瘀阻型颈椎病、腰椎病。

8．当归艾叶老姜汤：当归15g，艾叶15g，老生姜20g。用于月经后期属寒症。

9．当归花草汤：当归9g，月季花30g，草红花9g。用于月经不调，痛经。

10．归参炖母鸡：母鸡1只，当归15g，党参15g，葱、姜、黄酒、食盐各适量。用于久病体衰，反胃食少等症。

11．当归苁蓉猪血羹：当归15g，冬葵菜250g，肉苁蓉15g，猪血125g。用于血虚肠燥的大便秘结。

12．归芪蒸鸡：当归20g，炙黄芪100g，嫩母鸡1只（1500g），胡椒粉3g，葱、姜各适量。用于气血两虚，面色萎黄，神疲乏力，消瘦倦怠，心悸头晕，脉象虚大无力，或妇人产后大失血、崩漏、月经过多者。

13．当归羊肉羹：羊肉500g，当归、黄芪、党参各25g。用于病后、产后气血虚弱、营养不良、贫血等症。

14．当归米酒饮：当归60g，米酒1000ml。用于手臂久痛，痛位固定。

15．归参山药猪心：当归、姜丝各10g，党参30g，山药20g，猪心200g。用于心悸气短，困倦无力，健忘失眠，自汗证等。

16．当归炖猪蹄：当归、黄芪各10g，木通5g，猪蹄1对。用于气血两虚型缺乳。

17．其他药膳：当归生地黄茶（当归、生地黄、生首乌、肉苁蓉、蜂蜜）；归芪炖瘦肉（当归、黄芪、瘦肉、料酒）；当归牛肉汤（当归、川芎、生山楂、鲜牛肉）；当归羊肾汤（当归、泽兰、羊肾、生姜、葱）；逍遥粥（当归、柴胡、白芍、甘草、茯苓、白术、生姜、薄荷、粳米）；活血化瘀汤（归尾、赤芍、桃仁、红花、延胡索、丹皮）；当归黄鳝汤（当归、生姜、黄鳝、米酒）；当归黄芪竹丝鸡汤（竹丝鸡、当归、黄芪）。

【按语】月经过多、有出血倾向、阴虚内热、大便溏泄者均不宜服用。

四、补阴药

玉竹　Yuzhu

本品为百合科植物玉竹 *Polygonatum odoratum*（Mill.）Druce 的干燥根茎。

【性味与归经】甘，微寒。归肺、胃经。

【功能与主治】养阴润燥，生津止渴。用于肺胃阴伤，燥热咳嗽，咽干口渴，内热消渴。

【用法与用量】6～12g。

【药膳食疗方】1．玉竹麦冬汤：玉竹15g，麦冬15g，沙参10g，生甘草5g。用于秋燥伤胃阴。

2．玉竹薏米粥：玉竹20g，旱莲草15g，桃仁9g，薏米适量。用于胃肠息肉。

3．玉竹粥：玉竹15～20g（鲜品用30～60g），粳米100g，冰糖少许。用于高热病后的烦渴，口干舌燥，阴虚低热不退，及心脏病、心功能不全的辅助治疗。

4．加减玉竹汤：玉竹9g，生葱白3段，桔梗3g，淡豆豉9g，东白薇3g，苏薄荷3g，炙草2g，红枣2个。用于阴虚体弱，感冒风温，及冬温咳嗽、咽干痰结。

5．甘露汤：玉竹120g，薄荷2叶，生姜1片，蜜少许。用于眼见黑花，赤痛昏暗。

6．玉竹瘦肉汤：玉竹15～30g，瘦猪肉适量。用于肺阴虚久咳痰少。

7．玉竹卤猪心：玉竹50g，猪心1个，葱、姜、花椒等各适量。用于心阴不足引起的心悸，心烦，心神不宁，多梦失眠等。

8．玉竹麦冬粥：玉竹20g，麦冬15g，百合30g，糯米100g，冰糖适量。用于阴虚火旺症见心悸而烦，咽干或痛，手足心热，夜寐不安，神经衰弱。

9．玉参焖鸭：玉竹50g，沙参50g，鸭1只，葱、生姜各适量。用于咳喘。

10．玉竹沙参炖鹧鸪：鹧鸪1只，玉竹8g，沙参6g，百合6g，生姜2片，绍酒适量。用于胃有虚热，糖尿病。

11．玉竹薏米煲鸭：鸭1只，玉竹、沙参、薏米各50g，葱、姜各适量。用于肺阴虚咳喘，糖尿病，慢性胃炎，大便秘结。

12．玉竹红枣炖乌鸡：乌鸡1只，玉竹30g，红枣10颗，莲子30g，姜5片。用于阴虚燥热引起的干咳少痰，咽喉痒痛，口舌干燥，低热不退，食欲不振等。

13．其他药膳：玉竹乌梅茶（玉竹、北沙参、石斛、麦冬、大乌梅）；玉竹麦冬鸭（玉竹、麦冬、水鸭）。

【按语】胃有痰湿气滞者忌服。

百合 Baihe

本品为百合科植物卷丹 *Lilium lancifolium* Thunb.、百合 *Lilium brownii* F.E. Brown var. *viridulum* Baker 或细叶百合 *Lilium pumilum* DC.的干燥肉质鳞叶。

【性味与归经】甘，寒。归心、肺经。

【功能与主治】养阴润肺，清心安神。用于阴虚燥咳，劳嗽咳血，虚烦惊悸，失眠多梦，精神恍惚。

【用法与用量】6～12g。鲜品用量可加倍，也可作为食疗品应用。

【药膳食疗方】1．百合粥：百合12g，粳米50g，冰糖适量。用于阴虚燥咳，劳嗽咳血，虚烦惊悸，失眠多梦。

2．百合鸡子黄汤：百合45g，鸡蛋1枚，白糖或冰糖适量。用于大病后精神失常，妇女癔病及惊悸不宁，神经性呕吐。

3．蜜蒸百合：百合30g，蜂蜜适量。用于肺阴不足所致的久咳、口干、痰少及肺热胸中烦闷。

4．香菇烧百合：鲜香菇200g，鲜百合100g。用于阴虚肺燥所致的干咳少痰，心神不安，潮热出汗，难以入眠等。

5. 百合地黄汤：百合60g，生地黄30g。用于百合病，精神恍惚，虚烦不安。

6. 百合杏仁粥：鲜百合50g，杏仁（去皮尖）10g，粳米50 g。用于肺胃津伤液燥的干咳更为适宜。

7. 小麦百合生地汤：百合15g，小麦30g，生地黄20g，生龙齿15g。用于虚烦惊悸，失眠多梦。

8. 百合红枣汤：新鲜百合35g，红枣10颗，红糖适量。

9. 百合杷藕茶：百合（鲜良者）30g，枇杷（去核）30g，鲜藕（洗净，切片）30g。用于燥热伤肺，干咳声嘶，或咳唾带血，口干舌燥，舌苔薄干，脉细数无力等症。

10. 百合银耳羹：百合50g，去芯莲肉50g，银耳25g，冰糖50g。用于失眠，健忘，心悸等。

11. 百合枣龟汤：龟肉50g，百合15g，红枣10枚，调味料适量。用于心肾阴虚所致失眠、心烦、心悸等症。

12. 百合桔梗鸡蛋清：百合20个，桔梗8g，五味子4g，鸡蛋清2个。用于肺阴不足、虚火上炎的声音嘶哑。

13. 百合糯米粥：百合90g，糯米100g，红糖适量。用于胃痛心烦，失眠等症。

14. 百合玉竹山药炖甲鱼：百合20g，玉竹10g，桂圆10g，山药200g，甲鱼1只（约500g），瘦肉200g，鸡脚2对，生姜2片。用于滋补肺肾，止咳平喘。

15. 百合汤：鲜百合150g，白糖适量。用于肺阴不足，干咳少痰，咽干口渴，神经衰弱，疮痈红肿。

16. 其他药膳：百合银耳莲子羹（莲子、干银耳、鲜百合、枸杞子、冰糖）；百合麦冬粥（百合、麦冬、沙参、桑葚、桂圆肉）；银耳百合茶（银耳、百合、北沙参）；蛤肉百合玉竹汤（蛤蜊肉、百合、玉竹）；鸽蛋百莲汤（鸽蛋、百合、莲子肉）。

【按语】1.风寒咳嗽、虚寒出血、脾胃不佳者忌食。2.大量服食时宜慎。

枸杞子　Gouqizi

本品为茄科植物宁夏枸杞子 *Lycium barbarum* L. 的干燥成熟果实。

【性味与归经】甘，平。归肝、肾经。

【功能与主治】滋补肝肾，益精明目。用于虚劳精亏，腰膝酸痛，眩晕耳鸣，阳痿遗精，内热消渴，血虚萎黄，目昏不明。

【用法与用量】6～12g。或浸酒服。

【药膳食疗方】1. 枸杞酒：枸杞子300g，白酒500ml。用于补虚，长肌肉，益颜色，肝肾虚损所致的目暗、目涩、视弱、迎风流泪等。

2. 枸杞子散：枸杞子30g，黄芪45g，人参30g，桂心9g，当归30g，白芍药30g。用于虚劳，下焦虚伤，微渴，小便数。

3. 杞圆膏：枸杞子、龙眼肉各等份。用于肝肾不足，血不养心，腰膝酸软，头昏耳鸣，心悸健忘等症。

4．枸杞子五味子饮：枸杞子、五味子。用于素体或病后倦怠，乏力，虚汗，腰膝痛等肾气亏损。

5．枸杞丸：枸杞子（冬采者佳）、黄精各等份。用于补精气。

6．杞菊地黄粥：熟地黄15g，枸杞子20 g，菊花10 g，粳米100 g，冰糖适量。用于肝肾不足、精血不能上荣于脑的血虚头痛。

7．杞菊决明子茶：枸杞子10g，菊花3g，决明子20g。用于降压降脂，视物模糊等。

8．枸杞粥：枸杞子25g，大米50g，冰糖适量。用于老年体弱、病后体虚，久服可益寿。

9．枸杞炖兔肉：枸杞子15g，兔肉250g。用于糖尿病。

10．甲鱼滋肾汤：甲鱼1只，枸杞子30 g，熟地黄15 g。用于滋阴补肾，肾阴虚型头痛。

11．枸杞杜仲鹌鹑汤：鹌鹑1只，枸杞子30g，杜仲9g。用于肝肾亏虚，腰膝酸痛。

12．枸杞茯苓茶：枸杞子50g，茯苓100g，红茶适量。用于淋证久治不愈，耗伤脾肾，而成劳淋者。

13．核桃枸杞酒：核桃仁200g，枸杞子200g，红糖50g，黄酒500ml。用于肾虚痛经，腰酸疼痛，经来腹痛量少，月经后期。

14．羊肉杞子汤：羊腿肉1000g，枸杞子20g，生姜2g，料酒、葱段各适量。用于肾阳不足所致腰膝酸软、筋骨无力等症。

15．红杞田七鸡：枸杞子125g，三七10g，肥母鸡1只，猪瘦肉100g，小白菜心250g，面粉150g，绍酒30g，胡椒粉5g，生姜10g，葱白30g。用于年老体虚，病后未复，产后血虚，贫血及其他营血虚损证，见面色萎黄、心悸心慌、头晕眼花、经血量少及腰膝酸软等症。

16．枸杞子女贞炖乌鸡：枸杞子5g，女贞子10g，菟丝子5g，大枣5g（去核），乌鸡300g，猪瘦肉200g，姜2片。用于肝肾阴虚引起的目涩眼花、头晕目眩等症状的调理；高血压，更年期综合征，脑动脉硬化。

17．其他药膳：枸杞甲鱼汤；高粱枸杞粥（枸杞子、桑螵蛸、高粱米）；枸杞蒸蛋（鸡蛋、枸杞子）；降脂饮（枸杞子、首乌、决明子、山楂、丹参）。

【按语】1．外邪实热，脾虚有湿及泄泻者忌服。

2．枸杞叶药膳

（1）枸杞羊肾粥：枸杞叶500g，羊肾1对（细切），粳米50g，葱白14茎。用于阳气衰，腰腿疼痛，五劳七伤。

（2）枸杞叶炒蛋：枸杞尖做菜，同鸡蛋炒食。用于妇女白带异常。

（3）枸杞叶猪肝汤：枸杞叶60g，柄猪草30g，夜明砂9g，猪肝120g。用于视力减退及夜盲。

桑葚　Sangshen

本品为桑科植物桑 *Morus alba* L.的干燥果穗。

【性味与归经】甘、酸，寒。归心、肝、肾经。

【功能与主治】滋阴补血，生津润燥。用于肝肾阴虚，眩晕耳鸣，心悸失眠，须发早白，津伤口渴，内热消渴，肠燥便秘。

【用法与用量】9 ～ 15g。

【药膳食疗方】1. 桑葚煎：鲜桑葚30 ～ 60g。用于心肾不寐，习惯性便秘。

2. 桑葚酒：鲜桑葚1000g洗净捣汁（或以上干品300g煎汁去渣），将药汁和糯米500g共同酿成酒。用于肝肾阴亏，消渴，便秘，耳鸣，目暗等症。

3. 桑葚膏：鲜桑葚1000g（干品500g），白糖200g。用于神经衰弱失眠，习惯性便秘，目暗，耳鸣，以及须发早白。

4. 桑葚地黄蜜膏：桑葚500g，生地黄200g，蜂蜜适量。用于阴虚肠燥便秘者。

5. 桑葚菠菜猪血汤：桑葚、菠菜、熟猪血。用于老年血虚便秘。

6. 桑葚粥：桑葚30g，糯米60 g，冰糖适量。用于头晕目眩，视力减弱，耳聋耳鸣，腰膝酸软，须发早白，以及肠燥便秘。

7. 桑葚酒：鲜桑葚100g，枸杞子100g，白酒500ml。用于肝肾亏虚、气化不利、水湿内蕴引起的下肢浮肿、小便不利、关节作痛及耳鸣、目眩、口渴、发白。

8. 其他药膳：桑葚山药粥；桑葚芝麻糕（桑葚、黑芝麻、麻仁、糯米粉、白糖、粳米粉）；桑葚蛋糕（桑葚、女贞子、旱莲草、鸡蛋、白糖、面粉）；桑葚百合膏；桑葚薏米炖鸽子。

黄精 Huangjīng

本品为百合科植物滇黄精 *Polygonatum kingianum* Coll. et Hemsl.、黄精 *Polygonatum sibiricum* Red. 或多花黄精 *Polygonatum cyrtonema* Hua 的干燥根茎。按性状不同，习称"大黄精""鸡头黄精""姜形黄精"。

【性味与归经】甘，平。归脾、肺、肾经。

【功能与主治】补气养阴，健脾，润肺，益肾。用于脾胃气虚，体倦乏力，胃阴不足，口干食少，肺虚燥咳，劳嗽咳血，精血不足，腰膝酸软，须发早白，内热消渴。

【用法与用量】9 ～ 15g，鲜品30 ～ 60g；或入丸、散、熬膏。外用适量，煎汤洗；熬膏涂；或浸酒搽。

【药膳食疗方】1. 黄精烧鸡：黄精50g，党参25g，山药25g，鸡1只，生姜、葱、川椒、食盐各适量。用于脾胃虚弱，便溏，消瘦，纳少，带下等。

2. 黄精煨肘：猪肘500g，黄精10g，桑葚10g，玉竹10g，调料适量。用于气血津液不足、肌肤不荣、血虚生风所致的皮肤干燥粗涩，瘙痒皮屑，易生褐斑等。

3. 黄精冰糖饮（黄精冰糖煎）：黄精30g，冰糖50g。用于肺结核，或支气管扩张低热，咳血，妇女低热，白带异常。

4. 黄精益寿鸽蛋汤：枸杞子10g，龙眼肉10g，制黄精10g，鸽蛋4个，冰糖50g。用于肺燥咳嗽，气血虚弱，智力衰退。

5. 黄精炖猪肉：黄精30g，瘦猪肉500g。用于病后体虚，失眠，肺结核等症。

6. 黄精鸽子汤：黄精50g，枸杞子25g，白鸽1只，精盐适量。用于肾气不固型早泄。

7. 瑶柱黄精煲海刺龟：海刺龟200g，猪瘦肉400g，江瑶柱20g，黄精10g，陈皮3g，桂圆5g，姜2片。用于肾阴不足引起的潮热盗汗，乏力消瘦，腰酸尿频等症状的调理；糖尿病、高血压、前列腺肥大；阴虚体质者；中、老年人群冬季调补。

8．黄精天冬龟肉汤：乌龟1只（约240g），黄精30g，天冬24g，五味子9g，红枣少许。用于肾精不足年老耳聋，伴耳鸣失眠，神疲乏力，头目眩晕，腰酸腿软，盗汗咽干，形体消瘦。

9．黄精当归鸡蛋：黄精20g，当归12g，鸡蛋2个。用于血虚体弱，面色无华。

10．黄精炒鳝丝：黄精6g，黄鳝肉50g，冬笋30g，姜、葱各适量。用于高血压，体虚乏力，心悸气短，肺燥干咳，糖尿病等症。

11．黄精蒸茄子：黄精15g，茄子300g，料酒10g，姜5g，葱10g，盐3g，鸡精2g，植物油35g。用于肠淋下血，热毒疮痈，皮肤溃疡等症。

12．其他药膳：黄精鸡（黄精、鸡肉、山药）；黄精玉竹牛肉汤（牛腿精肉、黄精、玉竹、龙眼肉、生姜）；黄精鸡蛋汤（黄精、鸡蛋）；黄精紫菜汤（黄精、枸杞子、紫菜、鸡蛋）；黄精枸杞炖牛尾；黄精炒香菇。

黑芝麻　Heizhima

本品为脂麻科植物脂麻 *Sesamum indicum* L. 的干燥成熟种子。

【性味与归经】甘，平。归肝、肾、大肠经。

【功能与主治】补肝肾，益精血，润肠燥。用于精血亏虚，头晕眼花，耳鸣耳聋，须发早白，病后脱发，肠燥便秘。

【用法与用量】9～15g。或研粉单服；或入丸、散剂服。

【药膳食疗方】1．黑芝麻红糖饮：黑芝麻50g，红糖150g，米酒20ml。用于脾胃虚寒，月经延期患者，产后虚寒，血虚患者，肾虚腰痛便秘。

2．芝麻粥：黑芝麻30g，粳米60g。用于精血亏虚，头晕眼花，耳鸣耳聋，须发早白，病后脱发，肠燥便秘。

3．芝麻枸杞饮：黑芝麻、枸杞子、何首乌各15g，杭菊花9g。用于肝肾亏虚所致的眩晕，头发早白等。

4．芝麻核桃糊：黑芝麻、胡桃肉（捣烂）、桑葚子（研末）各等量。用于肝肾不足所引起的头晕、眼花、便秘等。

5．其他药膳：黑芝麻核桃粥（黑芝麻、糯米、核桃仁、大米）；黑芝麻山药米糕。

【按语】患有慢性肠炎、便溏腹泻者忌食。

铁皮石斛　Tiepishihu

本品为兰科植物铁皮石斛 *Dendrobium officinale* Kimura et Migo 的干燥茎。11月至翌年3月采收，除去杂质，剪去部分须根，边加热边扭成螺旋形或弹簧状，烘干；或切成段，干燥或低温烘干。前者习称"铁皮枫斗"（耳环石斛）；后者习称"铁皮石斛"。

【性味与归经】甘，微寒。归胃、肾经。

【功能与主治】益胃生津，滋阴清热。用于热病津伤，口干烦渴，胃阴不足，食少干呕，病后虚热不退，阴虚火旺，骨蒸劳热，目暗不明，筋骨痿软。

【用法与用量】6 ~ 12g；鲜品15 ~ 30g。或入丸、散；或熬膏。鲜石斛清热生津力强，热津伤者宜之；干石斛适用于胃虚夹热伤阴者。

【药膳食疗方】1. 水鱼石斛老鸭汤：铁皮石斛5g，水鱼1只，老鸭1只，盐、生姜块各适量。用于脾胃气虚引起的食欲不振、肢体乏力或胃阴不足引起的舌干口渴、湿热不退、肺痨虚热干咳。

2. 石斛玉竹瘦肉汤：铁皮石斛15g，玉竹10g，瘦肉150g，调料适量。用于养阴润肺，生津益胃。

3. 柏叶猪鼻汤：猪鼻肉60g，生柏叶30g，铁皮石斛6g，柴胡10g，蜂蜜60g，黄酒30g。用于鼻渊，脑漏，鼻流鼻涕等症。

4. 其他药膳：铁皮石斛炖猪肺（石斛、沙参、猪肺、盐、料酒、胡椒粉、葱段、姜片适量）；铁皮石斛甘蔗茶（鲜铁皮石斛、甘蔗汁）；石斛杞菊茶（铁皮石斛、枸杞子、杭白菊、熟地黄、山药、山萸肉）；石斛麦冬茶（铁皮石斛、沙参、麦冬）。

第十七节　收涩药

概念　凡以收敛固涩为主要功效的药物，称为收涩药，亦称收敛药或固涩药。

性能功效　本类药味多酸涩，主入肺、脾、肾、大肠经，能收涩固脱，具有固表止汗、敛肺止咳、涩肠止泻、固精缩尿止带、收敛止血等作用。

适用范围　本类药适用于久病体虚、正气不固所致的自汗、盗汗、久泻、久痢、遗精、滑精、遗尿、尿频、久咳、虚喘，以及崩带不止等滑脱不禁之证。

配伍方法　本类药为治标之品，由于引发滑脱不禁之证的根本原因为正气虚弱，故临证应用时，常与相应的补虚药配伍，以补涩并举、标本兼顾。如气虚自汗、阴虚盗汗者，当分别与补气药、补阴药配伍；肺虚或肺肾两虚的久咳虚喘者，当配补肺气或补肺益肾之品；脾肾阳虚的久泻、久痢者，当配温补脾肾药；肾虚遗精滑精、遗尿尿频者，当配补肾药；冲任不固、崩漏下血者，当配补肝肾、固冲任药。

使用注意　本类药涩而恋邪，凡表邪未解，湿热所致的泻痢、血热出血，以及郁热未清者不宜应用，以免"闭门留寇"。

乌梅　Wumei

本品为蔷薇科植物梅 *Prunus mume*（Sieb.）Sieb.et Zucc.的干燥近成熟果实。

【性味与归经】酸、涩，平。归肝、脾、肺、大肠经。

【功能与主治】敛肺，涩肠，生津，安蛔。用于肺虚久咳，久泻久痢，虚热消渴，蛔厥呕吐腹痛。

【用法与用量】6 ~ 12g。或入丸、散。

【药膳食疗方】1. 乌梅饮：乌梅30g，蜂蜜适量。用于久痢不止，肠垢已出。

2. 乌梅生姜茶：乌梅肉20 ~ 30g，生姜5g，绿茶3 ~ 5g，红糖适量。用于肺胃津伤之干咳少痰，久治不愈；或口燥咽干，大渴喜；或胃中嘈杂，干呕呃逆；或暴注下泻，久泄久痢。

3. 乌梅粥：乌梅（去核，捶碎）7颗，粟米（淘净）100g。用于气津两伤，久咳久泄，消渴引饮，小便清长，肠风下血。

4. 麦冬乌梅汤：乌梅30g，麦冬15g。用于泻痢，口渴。

5. 乌梅生姜红糖汤：乌梅24g，生姜10g，红糖30g。用于肝胃不和型妊娠呕吐，症见嗳气、反酸、胁痛。

6. 其他药膳：乌梅二豆汤（乌梅、黑豆、绿豆）；乌梅茵陈蜜（乌梅肉、茵陈、蜂蜜）。

【按语】有实邪者忌服。外有表邪或内有实热积滞者均不宜服。

肉豆蔻 Roudoukou

本品为肉豆蔻科植物肉豆蔻 *Myristica fragrans* Houtt.的干燥种仁。

【性味与归经】辛，温。归脾、胃、大肠经。

【功能与主治】温中行气，涩肠止泻。用于脾胃虚寒，久泻不止，脘腹胀痛，食少呕吐。

【用法与用量】3 ~ 10g。

【药膳食疗方】1. 肉豆蔻散：肉豆蔻1枚，乳香3小块，以面裹煨，面熟为度，去面。用于脾虚泄泻，肠鸣不食。

2. 肉豆蔻饼：肉豆蔻30g，面粉100g，生姜120g，红糖100g。用于脾虚腹泻或受凉后所致的泄泻。

3. 肉豆蔻粥：肉豆蔻1. 5 ~ 3g，粳米30 ~ 60g，生姜2片。用于脾胃虚寒型胃炎，症见胃脘冷痛，得热舒，遇寒重，或有腹泻，小便清长等。

【按语】湿热积滞泻痢者忌服；过量可致中毒，产生幻觉。

芡实 Qianshi

本品为睡莲科植物芡 *Euryale ferox* Salisb.的干燥成熟种仁。

【性味与归经】甘、涩，平。归脾、肾经。

【功能与主治】益肾固精，补脾止泻，除湿止带。用于遗精滑精，遗尿尿频，脾虚久泻，白浊，带下。

【用法与用量】9 ~ 15g。

【药膳食疗方】1. 芡实粥：芡实、粳米各30g。用于遗精滑精，遗尿尿频，脾虚久泻，白浊，带下。

2．芡实茯苓粥：芡实15g，茯苓10g（捣碎），大米30g。用于肾虚小便不利、尿液浑浊。

3．芡实八珍糕：芡实、山药、茯苓、白术、莲肉、薏苡仁、扁豆各30g，人参8g，米粉500g。用于脾虚食少、乏力、便溏、消瘦等症，亦可做糕食用。

4．八宝粥：芡实、薏苡仁、白扁豆、莲肉、山药、红枣、桂圆、百合各6g，大米150g。用于神经衰弱引起的失眠，体虚乏力，虚肿等症。

5．八仙糕：芡实、山药、茯苓、白术、莲子、薏苡仁、白扁豆各150g，党参50g，糯米粉1000g，白糖250g，麻油100g。用于小儿脾胃虚弱所致的厌食、泄泻、消化不良、腹胀便溏、面色萎黄、形体瘦弱等。

6．期颐饼：芡实180g，鸡内金90g，白面250g，白砂糖适量。用于老年气虚，脾虚不运，食少久泄，痰饮气逆等症。

7．芡实点心：芡实、莲子、山药、白扁豆各等份，白糖适量。用于脾肾两虚之泄泻，腰膝酸软，食欲不振等症。

8．芡实煮老鸭：芡实200g，老鸭1只（约1000g），葱、姜各适量。用于脾肾亏虚、下元不固而致的腰膝酸软、脘闷纳少、肠鸣便溏、久泻久痢以及遗精、带下等。

9．其他药膳：芡实核桃粥（芡实粉、核桃肉、红枣）；芡实马齿苋瘦肉汤（芡实、马齿苋、瘦猪肉）；芡实饺子。

【按语】1.易滞气，忌多食。2.便秘和腹胀患者忌食。

莲子　Lianzi

本品为睡莲科莲 *Nelumbo nucifera* Gaertn. 的干燥成熟种子。

【性味与归经】甘、涩，平。归脾、肾、心经。

【功能与主治】补脾止泻，止带，益肾涩精，养心安神。用于脾虚泄泻，带下，遗精，心悸失眠。

【用法与用量】6～15g。

【药膳食疗方】1．莲子六一汤：石莲肉（连心）180g，炙甘草30g。用于心经虚热，小便亦浊。

2．莲肉散：莲肉、益智仁、龙骨各等份。用于小便白浊，梦遗泄精。

3．莲肉糕：莲肉、粳米各炒120g，茯苓60g，砂糖适量。用于病后胃弱，不消水谷。

4．莲肉蜂蜜饮：莲肉500g，蜂蜜适量。用于五更泻，久泄。

5．莲肉粥：莲肉、粳米各炒60g，白糖适量。用于病后胃弱，不能饮食。

6．莲肉糕：莲肉125g，粳米125g，茯苓60g，砂糖适量。用于脾胃虚弱，消化不良，便溏泄泻。

7．莲子甘草饮：干莲子500g，甘草10g。用于心脾两虚，食少心悸、不寐。

8．莲子莲心猪心汤：猪心1个，莲子（不去心）60g，芡实60g，麦冬（不去心）30g，枸杞子15g，蜜枣适量。用于心肾不交症见心烦失眠，心悸怔忡，梦多遗精，精神萎靡，腰酸乏力，形体消瘦，舌嫩红，脉细数等。亦可用于老人夜尿，小儿遗尿，妇女带下清稀色白无臭，神经衰弱，甲状腺功能亢进，高血压病，心脏神经官能症，脑动脉硬化等属于心肾不交见有上症者。

9. 莲子茯苓糕：莲子肉、茯苓各30g，白糖10g，桂花适量。用于心脾不足，多梦难寐者。

10. 莲子百合煲瘦肉：莲子20g，百合20g，猪瘦肉100g。用于阴虚质见干咳、失眠、心烦、心悸等症者食用。

11. 莲子芡实荷叶粥：莲子60g，芡实60g，鲜荷叶1张，粳米100g。用于脾虚便溏、体质虚弱、失眠心悸、妇女带下、遗精、早泄等证。

12. 其他药膳：莲子猪肚（去心莲子、猪肚）；莲萸粥（莲子、山茱萸、粳米）；莲心栀子甘草茶（莲子心、栀子、甘草）；莲子黑米粥（莲子、茯苓、黑米、糯米、白糖）；莲子桂圆粥（桂圆、莲子、红枣、糯米、白糖）；莲子龙眼汤（去心莲子、龙眼肉、白糖）；桂花莲子羹（桂花、莲子、红糖）；莲子芡实茶（莲子、芡实、茯苓）；莲子茯苓汤（莲子、茯苓、白术、桂花、白糖）；莲子猪心汤（猪心、莲子、太子参、桂圆肉）；莲子炖乌鸡（莲子、白果、乌骨鸡）；莲子红枣桂圆羹（莲子、红枣、桂圆、冰糖）。

【按语】莲子心又名苦薏。莲子心苦寒，功效清新去热、止血涩精。《本草再新》认为其："清心火，平肝风，泻胃火，降肺火。"

覆盆子　Fupenzi

本品为蔷薇科华东覆盆子 *Rubus chingii* Hu 的干燥果实。

【性味与归经】甘、酸，温。归肝、肾、膀胱经。

【功能与主治】益肾固精缩尿，养肝明目。用于遗精滑精，遗尿尿频，阳痿早泄，目暗昏花。

【用法与用量】6～12g。或入丸、散，亦可浸酒或熬膏。

【药膳食疗方】覆盆子酒：覆盆子，酒浸，焙研为末，每天酒服9g。用于治阳事不起。

【按语】阴虚火旺，小便短赤者禁服。

山茱萸　Shanzhuyu

本品为山茱萸科植物山茱萸 *Cornus officinalis* Sieb.et Zucc.的干燥成熟果肉。

【性味与归经】酸、涩，微温。归肝、肾经。

【功能与主治】补益肝肾，收涩固脱。用于眩晕耳鸣，腰膝酸痛，阳痿遗精，遗尿尿频，崩漏带下，大汗虚脱，内热消渴。

【用法与用量】6～12g。

【药膳食疗方】1. 山萸肉粥：山茱萸15～20g，粳米100g，白糖适量。用于肝肾不足所致带下、遗尿、小便频数。

2. 山萸肉何首乌鸡蛋汤：山茱萸9g，何首乌30g，鸡蛋3个。用于中气不足所致子宫脱垂。

3. 其他药膳：萸肉苁蓉羊肉汤（羊肉、山茱萸、肉苁蓉、桂圆肉、姜各适量）；山萸肉枸杞炖鸭。

【按语】命门火炽，素有湿热、小便淋涩者禁服。

第五章

中国居民膳食指导

膳食指南（dietary guideline，DG）是根据营养科学原则和百姓健康需要，结合当地食物生产供应情况及人群生活实践，给出的食物选择和身体活动的指导意见。中国营养学会1989年、1997年、2007年、2016年、2022年制定并修改了《中国居民膳食指南》。《中国居民膳食指南》由一般人群膳食指南、特定人群膳食指南和平衡膳食模式及实践3部分组成。膳食指南可以引导食物生产和消费；保障人群膳食平衡，满足其营养素需求，提高生活质量和身体素质；指导运动或体力活动，纠正不良行为和习惯；预防营养素缺乏和过量，预防营养相关慢性疾病发生。本章对中国营养学会的《中国居民膳食指南》（2022）主要内容摘引如下：

第一节　中国居民一般人群膳食指南

我国《黄帝内经》提出"五谷为养，五果为助，五畜为益，五菜为充"的食物多样化饮食原则，这是我国传统文化饮食的基础，也是为我国倡导膳食平衡模式的开端。中国居民一般人群膳食指南适用于2岁以上的健康人群，共有8条核心推荐条目：食物多样，合理搭配；吃动平衡，健康体重；多吃蔬果、奶类、全谷、大豆；适量吃鱼、禽、蛋、瘦肉；少盐少油，控糖限酒；规律进餐，足量饮水；会烹会选，会看标签；公筷分餐，杜绝浪费。

一、食物多样，合理搭配

平衡膳食模式是最大程度上保障人体营养需要和健康的基础，食物多样是平衡膳食模式的基本原则，食物多样能满足人体的营养需求。谷类为主是指谷薯类食物所提供的能量占膳食总能量的一半以上。坚持谷类为主，避免高能量、高脂肪和低碳水化合物膳食的弊端。要注意食物的粗细搭配，经常吃一些粗粮、杂粮和全谷类，稻米、小麦不要研磨得太精。

关键推荐：

① 坚持谷类为主的平衡膳食模式。

② 每天的膳食应包括谷薯类、蔬菜水果、畜禽鱼蛋奶和豆类食物。

③ 平均每天摄入12种以上食物，每周25种以上，合理搭配。

④ 每天摄入谷类食物200 ~ 300g，其中包含全谷物和杂豆类50 ~ 150g；薯类50 ~ 100g。

二、吃动平衡，健康体重

体重是评价人体营养和健康状况的重要指标，吃和动是保持健康体重的关键。体重过低和过高均易增加疾病的发生风险。健康体重用国际通用的体质指数（BMI）来衡量，以权衡身高对体重的影响。BMI=体重（kg）/身高²（m²）。我国健康成年人体重：18.5 ≤ BMI < 24.0。

关键推荐：

① 各年龄段人群都应天天进行身体活动，保持健康体重。

② 食不过量，保持能量平衡。

③ 坚持日常身体活动，每周至少进行5天中等强度身体活动(运动强度方式见表5-1)，累计150min以上；主动身体活动最好每天6000步。

④ 鼓励适当进行高强度有氧运动，加强抗阻运动，每周2 ~ 3天。

⑤ 减少久坐时间，每小时起来动一动。

表5-1　运动强度方式表

运动强度	代谢当量/MET	运动特征	运动方式
低强度	1~2	你可以很轻松地一边活动一边与人聊天	慢走，坐着工作，轻家务劳动如铺床、洗碗、做饭等
中强度	3~6	运动的同时需要费点力才能与人说话	快步行走（时速4~6km），中等强度劳动如拖地、吸尘、洗车等，休闲运动如非比赛性质的羽毛球、排球、投篮、跳舞、平地自行车、乒乓球、慢速游泳等
高强度	7~10	运动的同时很难与人说话	极速行走（时速7km以上），负重越野，跑步，重体力劳动如铲雪、搬运重物，体育运动如篮/排球比赛、足球、网球单打、中速以上游泳、滑雪等

注：1MET=1kcal/（kg·h）。

美国运动医学学院和美国肥胖医学会推荐的锻炼标准是：

中等强度有氧锻炼150min/周（30min×每周5次）；或高强度有氧锻炼75min/周（25min×每周3次）；或中、高强度有氧锻炼的混合；力量训练，每周两次。

有氧运动：也称耐力运动，如慢跑、游泳、自行车等，是一种身体大肌肉群参与的持续性节律运动，运动中的能量来源主要由有氧代谢供给，是提高人体心肺耐力的重要方法，也是减少机体脂肪堆积的重要手段，有氧运动可防治高血压、高血脂和高血糖。有氧运动时间可以累积，但每次持续时间应不少于10min，运动频率至多隔一天，最好每天运动。

抗阻力运动：也称力量型运动，利用哑铃、水瓶、沙袋、弹力带和健身器械等进行的抗阻力的运动形式。抗阻力运动是增加肌肉力量和质量、延缓运动功能丢失、增加瘦体重、强壮骨骼和关节、预防慢性病的良方。

柔性运动：太极拳、瑜伽、舞蹈等轻柔、伸展的运动形式等。可增加关节活动度，放松肌肉，防止肌肉劳损，消除肌肉疲劳，预防肌肉损伤，提高运动效率。

骨质增强型运动：又称负重运动，是使身体各部分肌肉收缩用力，肌肉和骨骼抵抗自身重力的运动。如举重、伏地挺身、仰卧起坐及引体向上等。

国家鼓励日常健身活动1h。切实保障中小学体育课课时，确保学生校内每天体育活动时间不少于1h。

三、多吃蔬果、奶类、全谷、大豆

蔬菜、水果、奶类和大豆及制品是平衡膳食的重要组成部分，坚果是膳食的有益补充。蔬菜和水果是维生素、矿物质、膳食纤维和植物化学物的重要来源，奶类和大豆类富含钙、优质蛋白质和B族维生素，对降低慢性病的发病风险具有重要作用。

关键推荐：

① 蔬菜水果、全谷物和奶制品是平衡膳食的重要组成部分。

② 餐餐有蔬菜，保证每天摄入不少于300g的新鲜蔬菜，深色蔬菜应占1/2。

③ 天天吃水果，保证每天摄入200 ~ 350g的新鲜水果，果汁不能代替鲜果。

④ 吃各种各样的奶制品，摄入量相当于每天300ml以上液态奶。

⑤ 经常吃全谷物、大豆制品，适量吃坚果。

深色蔬菜指深绿色、红色、橘红色和紫红色蔬菜，具有营养优势，尤其是富含β-胡萝卜素，是我国居民膳食维生素A的主要来源，应特别注意多摄入。深绿色蔬菜如菠菜、油菜、芹菜叶、空心菜、莴笋叶、韭菜、西兰花、茼蒿、萝卜缨、芥菜、西洋菜、冬寒菜；橘红色菜如胡萝卜、西红柿；紫色菜如紫甘蓝、红苋菜等。

膳食指南强调吃新鲜水果，"果汁不能代替鲜果"。美国哈佛大学和美国癌症协会的研究都发现，饮用果汁并不比吃新鲜水果更健康。美国公共卫生杂志甚至建议，不要给小孩喝果汁，以减少儿童肥胖的发生。

乳制品按照与鲜奶的蛋白质比折算：100g鲜牛奶＝酸奶100g＝奶粉12.5g＝奶酪10g。乳糖不耐受的人，可首选酸奶或者低乳糖奶产品，如低乳糖牛奶、酸奶、奶酪等。

四、适量吃鱼、禽、蛋、瘦肉

鱼、禽、蛋和瘦肉可提供人体所需的优质蛋白质、维生素A、B族维生素等，有些也含有较高的脂肪和胆固醇。鱼和禽类脂肪含量相对较低，鱼类含有较多的不饱和脂肪酸；蛋类各种营养成分齐全；吃畜肉应选择瘦肉，瘦肉脂肪含量较低。过多食用烟熏和腌制肉类可增加肿瘤的发生风险，应当少吃。

关键推荐：

① 鱼、禽、蛋类和瘦肉摄入要适量，平均每天120 ~ 200g。

② 每周最好吃鱼2次或300～500g，蛋类300～350g，畜禽肉300～500g。

③ 少吃深加工肉制品。

④ 鸡蛋营养丰富，吃鸡蛋不弃蛋黄。

⑤ 优先选择鱼，少吃肥肉、烟熏和腌制肉制品。

蛋黄是蛋类中维生素和矿物质的主要集中部位，并且富含磷脂和胆固醇，对健康十分有益，因此吃鸡蛋不要丢弃蛋黄。煮蛋一般在水烧开后小火继续煮5～6min即可。

广东煲汤，养成喝汤弃肉的习惯，这种吃法不能使食物中的营养得到充分利用，造成食物资源的极大浪费，实际上，鸡肉部分的营养价值比鸡汤高得多。

关于腌制肉品：世界卫生组织2015年10月公布了一份报告，长期食用深加工或腌制的肉类增加发生结直肠癌的风险。

五、少盐少油，控糖限酒

我国多数居民目前食盐、烹调油和脂肪摄入过多，这是高血压、肥胖和心脑血管疾病等慢性病发病率居高不下的重要因素。过多摄入添加糖可增加龋齿和超重发生的风险。水在生命活动中发挥重要作用，应当足量饮水。

关键推荐：

① 培养清淡饮食习惯，少吃高盐和油炸食品，成年人每天摄入食盐不超过5g，烹调油25～30g。

② 控制添加糖的摄入量，每天不超过50g，最好控制在25g以下。

③ 反式脂肪酸每天摄入量不超过2g。

④ 不喝或少喝含糖饮料。

⑤ 儿童、青少年、孕妇、乳母以及慢性病患者不应饮酒。成年人如饮酒，一天饮用的酒精量不超过15g。

以酒精量计算，成年男性和女性每日饮酒应该分别不超过25g和15g。换算成不同酒类，25g酒精相当于啤酒750ml、葡萄酒250ml、38%（体积分数）白酒75g、高度白酒50g，15g酒精相当于啤酒450ml、葡萄酒150ml、38%（体积分数）白酒50g、高度白酒30g。

六、规律进餐，足量饮水

① 合理安排一日三餐，定时定量，不漏餐，每天吃早餐。

② 规律进餐、饮食适度，不暴饮暴食、不偏食挑食、不过度节食。

③ 足量饮水，少量多次。在温和气候条件下，低身体活动水平成年男性每天喝水1700ml，成年女性每天喝水1500ml。

④ 推荐喝白水或茶水，少喝或不喝含糖饮料，不用饮料代替白水。

七、会烹会选，会看标签

① 在生命的各个阶段都应做好健康膳食规划。

② 认识食物，选择新鲜的、营养素密度高的食物。

③ 学会阅读食品标签，合理选择预包装食品。

④ 学习烹饪、传承传统饮食，享受食物天然美味。

⑤ 在外就餐，不忘适量与平衡。

八、公筷分餐，杜绝浪费

① 选择新鲜卫生的食物，不食用野生动物。

② 食物制备生熟分开，熟食二次加热要热透。

③ 讲究卫生，从分餐公筷做起。

④ 珍惜食物，按需备餐，提倡分餐不浪费。

⑤ 做可持续食物系统发展的践行者。

第二节　中国居民平衡膳食结构与实践

一、膳食结构

膳食结构是指膳食中各类食物的数量及其在膳食中所占的比重。可以根据各类食物提供的能量和各种营养素的数量及比例来衡量膳食结构的组成是否合理。膳食结构的形成与所在地区的生产力发展水平、自然环境条件、经济发展、饮食习惯、科学知识和文化水平等多方面因素有关。

按动物性、植物性食物来源不同，世界上的膳食模式可分为以下类型：

（1）动物性食物为主型　以欧美等发达国家和地区为代表。特点是高能量、高脂肪、高蛋白质、低膳食纤维，属于营养过剩型的膳食，容易诱发肥胖症、心脑血管疾病、糖尿病、脂肪肝等慢性病。

（2）植物性食物为主型　以大部分亚非发展中国家和地区为代表。特点是优质蛋白质比例较低，某些矿物质和维生素常显不足，易患营养缺乏病。

（3）动植物性食物均衡型　以日本的膳食为代表。植物性食物比重较大，动物性食物比重适宜，膳食蛋白质中的优质蛋白质比例约占50%以上。这种膳食既能满足人体对营养素的需要，又可预防与饮食相关的慢性病。

（4）东方健康膳食模式　东南沿海一带（浙江、上海、江苏、福建、广东）膳食模式，具有蔬菜水果丰富，常吃鱼虾等水产品、大豆制品和奶类，烹调清淡少盐等优点，且该地区居民高血压及心血管疾病发生和死亡率较低、预期寿命较高。

（5）其他　如以意大利、希腊等地中海沿岸国家为代表的地中海式膳食模式。以使用橄榄油为主，动物性食物以鱼类最多，其次是牛肉、鸡肉，水果、蔬菜、薯类摄入量最高；饮酒量高，但以红葡萄酒为主。饮食结构特点是高纤维、高维生素、低饱和脂肪，可降低心脑血管疾病及某些癌症的发病率。

二、中国居民平衡膳食宝塔

中国居民平衡膳食宝塔共分五层，包含人们每天应吃的主要食物种类，各层位置和面积不同，反映出各类食物在膳食中的地位和比重。膳食宝塔在能量1600 ~ 2400kcal之间，旁边的文字注释标明了在一段时间内，成人每人每天各类食物摄入量的平均范围。中国居民平衡膳食宝塔见图5-1。

1. 第一层谷薯类食物

谷薯类是膳食能量的主要来源（碳水化合物提供总能量50% ~ 65%），也是多种微量营养素和膳食纤维的良好来源。一段时间内，成人每人每天应摄入谷类200 ~ 300g，其中包括全谷物和杂豆类50 ~ 150g；薯类50 ~ 100g。每周5 ~ 7次粗粮或全谷物，每次50 ~ 100g。

谷类包括小麦、稻米、玉米、高粱等及其制品。薯类包括：红薯和马铃薯等，可替代主食部分。杂豆包括大豆以外的其他干豆类，如红小豆、绿豆、芸豆等。全谷类保留了天然谷物的全部成分，是理想膳食模式的重要选择。

2. 第二层蔬菜水果

每人每天蔬菜摄入量应在300 ~ 500g（深色占一半）、水果200 ~ 350g。推荐每天深色蔬菜的摄入量占蔬菜摄入量的1/2以上。

3. 第三层鱼、禽、肉、蛋等动物性食物

动物性食物120 ~ 200g，每周至少2次水产品，每天一个鸡蛋。推荐每天摄入鱼虾类40 ~ 75g，畜禽肉40 ~ 75g，蛋类40 ~ 50g（1个鸡蛋），每天鱼、禽、肉、蛋摄入量共计120 ~ 200g。食用肉类时应尽量选择瘦肉或禽肉，少吃加工类肉制品。常见的水产品是鱼、虾、蟹和贝类，有条件可以多吃鱼类替代肉类。

4. 第四层乳类、大豆和坚果

乳类、大豆和坚果是蛋白质和钙的良好来源，营养素密度高。推荐每天摄入奶及奶制品300 ~ 500g、大豆坚果类25 ~ 35g。

大豆包括黄豆、黑豆、青豆，其常见的制品包括豆腐、豆浆、豆腐干和千张等。坚果包括花生、葵花子、核桃、杏仁、榛子等，建议每周食用坚果70g左右（每天10g左右）。10g重量的坚果仁约2 ~ 3个核桃、4 ~ 5个板栗、一把松子仁（相当于一把带皮松子30 ~ 35g）。

5. 第五层烹调油和盐

盐、油作为烹饪调料，是建议尽量少用的食物。推荐成人每天烹调油不超过25 ~ 30g，盐<5g。烹调油包括动物油和植物油，植物油包括花生油、豆油、菜籽油、芝麻油、调和油等，动物油包括猪油、牛油、黄油等。烹调油要多样化，经常更换种类，食用多种植物油可满足人体对脂肪的需要。

6. 运动和水

轻体力活动的成人每天至少饮水1500 ~ 1700ml（约7 ~ 8杯），白开水是最好的饮料，少喝含糖饮料。在高温或者强体力活动的条件下，应适当增加饮水。推荐成人每天进行至少相当于快步走6000步以上的身体活动，每周最好进行150min中等强度的运动。一般轻体力活动的能力消耗通常占总能量消耗的1/3左右，而重体力活动者可高达1/2。

平衡膳食宝塔说明：膳食宝塔建议的各类食物摄入量都是指食物可食部分的生重；各类

食物的重量不是指某一种具体食物的重量，而是一类食物的总量；各食物建议量的下限为能量水平1600kcal，上限为能量水平2400kcal的建议量；宝塔中建议的各类食物适宜摄入量范围适用于一般健康成人，实际应用时要根据个人年龄、性别、身高、体重、劳动强度、季节等情况适当调整；体重是判定能量平衡的最好指标，每个人应根据自身的体重及变化适当调整食物的摄入，主要应调整的是含能量较多的食物；每日膳食中应尽量包含膳食宝塔中的各类食物，但无须每日都严格照着膳食宝塔建议的各类食物的量吃，在一段时间内，比如一周，各类食物摄入量的平均值符合即可。

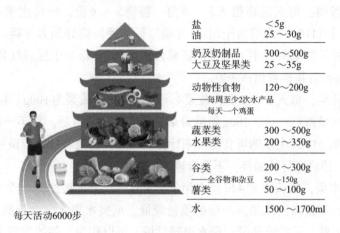

图5-1 中国居民平衡膳食宝塔

三、中国居民平衡膳食餐盘

中国居民平衡膳食餐盘是按照平衡膳食原则，在不考虑烹饪用油盐的前提下，描述了一个人一餐中膳食的食物组成和大致比例。餐盘更加直观，一餐膳食的食物组合搭配轮廓清晰明了。

膳食餐盘分成四部分，分别是谷薯类、鱼肉蛋豆类、水果类、蔬菜类，餐盘旁边的一杯牛奶提示其重要性。此餐盘适用于2岁以上人群，是一餐中的食物基本构成的描述。中国居民平衡膳食餐盘见图5-2。

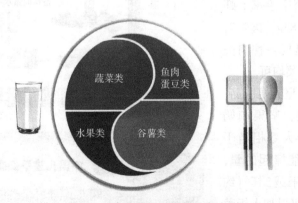

图5-2 中国居民平衡膳食餐盘

四、中国居民平衡膳食算盘

平衡膳食算盘是根据平衡膳食的原则转化各类食物的份量图形化的表示，算盘主要是针对儿童（中国儿童平衡膳食餐盘见图5-3）。算盘覆盖了六大类儿童必需的基本食物，包括谷薯类、蔬菜类、水果类、动物制品类、大豆坚果奶类和油盐，以提供充足的营养素和能量；同时，算盘结构以植物性食物为主、动物性食物为辅，并建议少油盐，提出了每餐大致食物组成及食物份数，以保障儿童正常的生长发育，促进健康。

第一层代表谷物，每天应该摄入5～6份。谷物5～6份，一份生重谷物约50～60g，做熟后，一份米饭（110g）约相当于用3.3寸碗（标准碗）盛好后为半碗，一份馒头（80g）约为一个成人中号手的拳头大小；土豆、红薯含水量高，1份生土豆或红薯切块放标准碗约为大半碗。每天各种谷物换着给孩子吃。

第二层代表蔬菜，每天4～5份。蔬菜4～5份，一份蔬菜为100g，像菠菜和芹菜，大约可以轻松抓起的量就是一份。100g新鲜青菜、菠菜洗净切过后，双手一捧的量约为100g。所有蔬菜的份量都按100g生重的可食部分来计算。青菜、菠菜等叶菜类烫熟之后，只剩下半碗多。各种蔬菜，适合凉拌的凉拌，不适合凉拌的可清炒。

第三层代表水果，每天3～4份。水果3～4份，一份水果约为半个中等大小的苹果、梨。香蕉、枣等含糖量高的水果，一份的重量较低。瓜类水果水分含量高，一份的重量大。孩子如在学校吃午餐，不妨给他带一份水果到学校，可以作为下午的加餐来吃，晚上饭后半小时也可以再吃点含糖低的水果。

第四层代表动物性食物，每天2～3份。动物性食品2～3份，一份肉为50g，相当于普通成年人手掌心（不包括手指）的大小及厚度，包括猪肉、鸡肉、鸭肉、鱼肉类。考虑到鱼骨等不能吃的部分，带刺的鱼段（65g）比鱼肉的量多一些，约占整个手掌；虾贝类脂肪较少，一份85g。肉类首选鱼虾、禽肉，也是要各种肉类换着吃，或做汤或炒菜均可。

第五层代表大豆坚果奶制品，每天2～3份。大豆、坚果和奶制品2～3份，一份大豆相当于一位成年女性单手能捧起的量，约等同于半小碗豆干或2杯（约400ml）豆浆，豆干可以加入饭菜中，豆浆可以早上喝。一份奶制品约一杯牛奶或两小盒（每盒

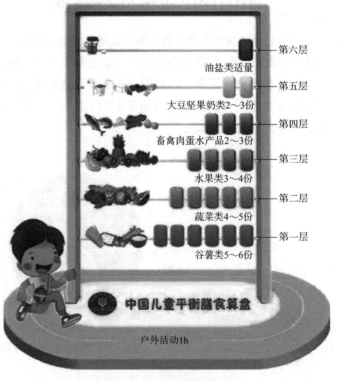

第六层
油盐类适量
第五层
大豆坚果奶类2～3份
第四层
畜禽肉蛋水产品2～3份
第三层
水果类3～4份
第二层
蔬菜类4～5份
第一层
谷薯类5～6份

中国儿童平衡膳食算盘

户外活动1h

图5-3　中国儿童平衡膳食餐盘

250ml）酸奶，牛奶早上或晚上睡前喝兼可，而酸奶用来拌水果沙拉不错。坚果的话，一份葵花子和花生仁，约为中等成年女性单手捧的量，可为孩子准备一个专门放坚果的小盒，防止坚果摄入过量。

第六层代表油盐，每天1份。

儿童跨水壶跑步，表达了鼓励喝白开水，不忘天天运动、积极锻炼身体的推荐。

第六章

不同年龄段人群药膳与饮食营养

第一节 婴幼儿、学龄前儿童药膳与饮食营养

出生后12个月为婴儿期，包括新生儿期（断脐至出生后28天），这是人一生中生长发育最快的时期。6～12月龄的婴儿生长发育快，需求增加，此时期婴儿常见的营养缺乏性疾病主要有维生素D缺乏引起的佝偻病、营养性缺铁性贫血和生长迟缓等。从6月龄起，逐渐给婴儿补充一些非乳类食品，增加唾液分泌量，增加消化酶的活性，促进牙齿的发育和增强消化机能，训练婴儿的咀嚼吞咽能力，有助于婴儿精神发育，刺激味觉、嗅觉、触觉和培养良好的饮食习惯。幼儿的生长发育不如出生后第1年迅速。幼儿牙齿已发育，2岁时共出18～20颗牙，全部20颗乳牙长齐不应迟于2.5岁。由于幼儿的牙齿数目有限，而且还处于生长过程，故咀嚼功能尚未发育完善。幼儿消化器官逐渐完善，但胃肠功能尚未发育完全，容量较小，营养摄取能力相对不足。因此，这个时期的幼儿需要供给营养丰富且易消化的食物。满3周岁后到入小学前（6～7岁）称为学龄前期。学龄前儿童四肢的增长较快，肌肉组织发育加快，需要较高的蛋白质和营养素来构成机体组织。生长发育速度相对减慢，但仍保持稳步增长。学龄前期儿童咀嚼能力仅达到成人的40%，消化能力仍有限，尤其是对固体食物的消化需要较长时间。因此不能过早进食家庭成人膳食，以免导致消化吸收紊乱，造成营养不良。

传统中医学提出"小儿稚阴稚阳、纯阳之体""脏腑柔弱、易虚易实、易寒易热"的观点。稚阴稚阳指的是小儿机体柔弱，阴精阳气和成人相比均属不足。纯阳之体指的是小儿机体在生长发育过程中，由于生机蓬勃，往往呈现"阳气相对有余，阴精相对不足"的状态。脏腑柔弱指的是小儿脏器发育尚不成熟，气血未充，内脏精气不足，肺、脾、肾三脏功能发育尚未完善。

一、婴幼儿、学龄前儿童营养指南

（一）6月龄内婴儿母乳喂养指南

0 ~ 6月龄婴儿处于1000日机遇窗口期的第二个阶段。来自母体的乳汁是完成这一过渡最好的食物，基于任何其他食物的喂养方式都不能与母乳喂养相媲美。

1. 产后尽早开奶，坚持新生儿第一口食物是母乳

初乳富含营养和免疫活性物质，有助于肠道功能发展，并提供免疫保护；婴儿出生后第一口食物应是母乳，有利于预防婴儿过敏，并减轻新生儿黄疸、体重下降和低血糖的发生；分娩后尽早开始让婴儿反复吸吮乳头；出生后体重下降只要不超过出生体重的7%就应坚持纯母乳喂养；温馨环境、愉悦心情、精神鼓励、乳腺按摩等因素，有助于顺利成功开奶。

2. 坚持6月龄内纯母乳喂养

纯母乳喂养能满足婴儿6月龄以内所需要的全部液体、能量和营养素，应坚持纯母乳喂养6个月；母乳喂养的婴儿最聪明，母乳喂养经济、安全又方便；按需喂奶，两侧乳房交替喂养；每天喂奶6 ~ 8次或更多；坚持让婴儿直接吸吮母乳，尽可能不使用奶瓶间接喂哺人工挤出的母乳；特殊情况需要在满6月龄前添加辅食的，应咨询医生或其他专业人员后谨慎做出决定。

3. 顺应喂养，培养良好的生活习惯

母乳喂养应从按需喂养模式到规律喂养模式递进；一般每天可喂奶6 ~ 8次或更多，不要强求喂奶次数和时间；随着婴儿月龄增加，逐渐减少喂奶次数，形成规律哺喂的良好饮食习惯；婴儿异常哭闹时，应考虑非饥饿原因，应积极就医。

4. 出生后数日开始补充维生素D、不需补钙

婴儿出生后数日开始每日补充维生素D 310μg（400IU）；纯母乳喂养的婴儿不需要补钙；新生儿出生后应肌内注射维生素K_1 1mg。

5. 婴儿配方奶是不能纯母乳喂养时的无奈选择

任何婴儿配方奶都不能与母乳相媲美，只能作为母乳喂养失败后的无奈选择，或母乳不足时对母乳的补充；由于婴儿患有某些代谢性疾病、乳母患有某些传染性或精神性疾病，乳汁分泌不足或无乳汁分泌等原因，不能用纯母乳喂养婴儿时，建议首选适合0 ~ 6月龄婴儿的配方奶喂养；不宜直接用普通液态奶、成人奶粉、蛋白粉等喂养婴儿。

6. 监测体格指标，保持健康生长

（二）7 ~ 24月龄内婴幼儿喂养指南

1. 继续母乳喂养，满6月龄起添加辅食

婴儿满6月龄后仍需继续母乳喂养，并逐渐引入各种食物；辅食是指除母乳和/或配方奶以外的其他各种性状的食物；有特殊需要时须在医生的指导下调整辅食添加时间；不能母乳喂养或母乳不足的婴幼儿，应选择配方奶作为母乳的补充。

2. 从富铁泥糊状食物开始，逐步添加达到食物多样

7 ~ 12月龄婴儿所需能量约1/3 ~ 1/2来自辅食，13 ~ 24月龄幼儿约1/2 ~ 2/3的能量来自辅食，而母乳喂养的婴幼儿来自辅食的铁更高达99%。因而婴儿最先添加的辅食应该是富铁的高能量食物，如强化铁的婴儿米粉、肉泥等。辅食添加的原则：每次只添加一种新食物，由少到多、由稀到稠、由细到粗，循序渐进。从一种富铁泥糊状食物开始，如强化铁的

婴儿米粉、肉泥等，逐渐增加食物种类，逐渐过渡到半固体或固体食物，如烂面、肉末、碎菜、水果粒等。每引入一种新的食物应适应2～3天，密切观察是否出现呕吐、腹泻、皮疹等不良反应，适应后再添加其他新的食物。辅食应适量添加植物油。

3. 提倡顺应喂养，鼓励但不强迫进食

耐心喂养，鼓励进食，但决不强迫喂养。鼓励并协助婴幼儿自己进食，培养进餐兴趣。进餐时不看电视、玩玩具，每次进餐时间不超过20min。进餐时喂养者与婴幼儿应有充分的交流，不以食物作为奖励或惩罚。父母应保持自身良好的进食习惯，成为婴幼儿的榜样。

4. 辅食不加调味品，尽量减少糖和盐的摄入

婴幼儿辅食应单独制作；保持食物原味，不需要额外加糖、盐及各种调味品；1岁以后逐渐尝试淡口味的家庭膳食。

5. 注重饮食卫生和进食安全

选择安全、优质、新鲜的食材。制作过程始终保持清洁卫生，生熟分开。不吃剩饭，妥善保存和处理剩余食物。饭前洗手，进食时应有成人看护，并注意进食环境安全。

6. 定期监测体格指标，追求健康生长

体重、身长是反映婴幼儿营养状况的直观指标。每3个月一次，定期测量身长、体重、头围等体格生长指标。平稳生长是最佳的生长模式。

7. 7～24月龄婴幼儿平衡膳食宝塔

（1）7～12月龄婴幼儿平衡膳食宝塔

第一层：继续母乳喂养，逐步过渡到谷类为主食，母乳700～500ml，谷类20～75g。

第二层：蔬菜水果，蔬菜类25～100g，水果类25～100g。

第三层：肉蛋禽鱼类，鸡蛋15～50g（至少一个蛋黄），肉禽鱼25～75g。

第四层：油和盐，不建议额外添加盐，油0～10g。

（2）13～24月龄婴幼儿平衡膳食宝塔

第一层：继续母乳喂养，逐步过渡到谷类为主食，母乳600～400ml，谷类50～100g。

第二层：蔬菜水果，蔬菜类50～150g，水果类50～150g。

第三层：肉蛋禽鱼类，鸡蛋25～50g，肉禽鱼50～75g。

第四层：油和盐，盐0～1.5g，油5～15g。

（三）学龄前儿童营养指南

2周岁以后至未满6周岁为学龄前儿童。学龄前儿童摄入的食物种类和膳食结构已开始接近成人，是饮食行为和生活方式形成的关键时期。

其膳食指南应在一般人群膳食指南基础上增加以下5条关键推荐：①规律就餐，自主进食不挑食，培养良好饮食习惯。②每天饮奶，足量饮水，正确选择零食。③食物应合理烹调，易于消化，少调料、少油炸。④参与食物选择与制作，增进对食物的认知与喜爱。⑤经常户外活动，保障健康生长。

1. 2～3岁中国学龄前儿童平衡膳食宝塔

第一层：谷薯类食物，谷类75～125g，薯类适量。

第二层：蔬菜水果，蔬菜类100～200g，水果类100～200g。

第三层：鱼、禽、肉、蛋等动物性食物，鸡蛋50g，肉禽鱼50～75g。

第四层：乳类、大豆和坚果，奶类350 ~ 500g，大豆（适当加工）5 ~ 15g。

第五层：烹调油和盐，盐＜2g，油10 ~ 20g。

2. 4 ~ 5岁中国学龄前儿童平衡膳食宝塔

第一层：谷薯类食物，谷类100 ~ 150g，薯类适量。

第二层：蔬菜水果，蔬菜类150 ~ 300g，水果类150 ~ 250g。

第三层：鱼、禽、肉、蛋等动物性食物，鸡蛋50g，肉禽鱼50 ~ 75g。

第四层：乳类、大豆和坚果，奶类350 ~ 500g，大豆（适当加工）10 ~ 20g，坚果适量。

第五层：烹调油和盐，盐＜3g，油20 ~ 25g。

二、药膳应用特点

根据小儿稚阴稚阳、纯阳之体，在食用药膳调理时，以清淡为主，温补之法尽量少用。小儿脏腑柔弱，肺、脾、肾三脏功能发育尚未完善，胃肠功能尚未发育完全，气血未充，内脏精气不足，需要培补后天，健脾益胃，益肺固表。小儿容易出现疳积症状，所以在应用小儿药膳时加一些消食导滞之品。不易食用滋腻厚味之品，以免影响脾胃功能。

常用药食原料：山药、茯苓、莲子、芡实、白扁豆、白术、鸡内金、麦芽、山楂、莱菔子、川贝、陈皮等。

常用药膳举例：八珍糕、猪肚粥、川贝炖梨、砂仁鸡内金煲鲫鱼、茯苓饼、一品山药等。

第二节　学龄儿童药膳与饮食营养

本书中学龄儿童是指从6岁到不满18岁的未成年人。学龄儿童正处于在校学习阶段，生长发育迅速，对能量和营养素的需要量相对高于成年人。充足的营养是学龄儿童智力和体格正常发育，乃至一生健康的物质保障，更需要强调合理膳食、均衡营养。青少年时期身高体重的突增是其重要特征，骨骼生长迅速对矿物质尤其是钙的需要量甚大，需要摄入足够量的钙、锌、铁、磷、碘等。此时期生殖系统也迅速发育，第二性征逐渐明显，女性青少年月经初潮，铁丢失增加，铁的供给不足可引起青春期缺铁性贫血。

一、膳食指南

1. 学龄儿童膳食指南

学龄儿童膳食指南应在一般人群膳食指南基础上增加以下5条核心推荐：①认识食物，学习烹饪，提高营养科学素养。②三餐合理，规律进餐，培养健康饮食行为。③合理选择零食，足量饮水，不喝含糖饮料。④不偏食节食，不暴饮暴食，保持适宜体重增长。⑤保证每天至少活动60min，增加户外活动时间。

2. 每人全天的食物种类及数量

一日三餐应提供谷薯类、新鲜蔬菜水果、鱼禽肉蛋类、奶类及大豆类等四类食物中的三类及以上，尤其是早餐。不同年龄段学生的全天各类食物的供给量见表6-1。

表6-1 不同年龄段学生的全天各类食物的供给量 单位：g

食物种类		6~8岁	9~11岁	12~14岁	15~17岁
谷薯类	谷薯类	250~300	300~350	350~400	350~400
蔬菜水果类	蔬菜类	300~350	350~400	400~450	450~500
	水果类	150~200	200~250	250~300	300~350
鱼禽肉蛋类	畜禽肉类	30~40	40~50	50~60	60~70
	鱼虾类	30~40	40~50	50~60	50~60
	蛋类	50	50	75	75
奶、大豆类及坚果	奶及奶制品	200	200	250	250
	大豆类及其制品和坚果	30	35	40	50
植物油		25	25	30	30
盐		5	5	5	6

注：均为可食部分生重；谷薯类包括各种米、面、杂粮、杂豆及薯类等；大豆包括黄豆、青豆和黑豆，大豆制品以干黄豆计。

3. 三餐比例

早餐、午餐、晚餐提供的能量和营养素应分别占全天总量的25% ~ 30%、35% ~ 40%、30% ~ 35%。

4. 每人每天早餐的食物种类和数量

不同年龄段学生每人每天早餐的食物种类和数量见表6-2。

表6-2 每人每天早餐的食物种类及数量 单位：g

食物种类		6~8岁	9~11岁	12~14岁	15~17岁
谷薯类	谷薯类	75~90	90~105	105~120	105~120
蔬菜水果类	蔬菜类	90~105	105~120	120~135	130~150
	水果类	45~60	60~75	75~90	90~105
鱼禽肉蛋类	畜禽肉类	9~12	12~15	15~18	18~21
	鱼虾类	9~12	12~15	15~18	15~18
	蛋类	15	15	25	25
奶、大豆类及坚果	奶及奶制品	60	60	75	75
	大豆类及其制品和坚果	9	11	12	15
植物油		5	5	5	5
盐		1.5	1.5	1.5	2

5．每人每天午餐、晚餐的食物种类和数量

不同年龄段学生每人每天午餐、晚餐的食物种类和数量见表6-3。

表6-3 每人每天午餐、晚餐的食物种类及数量 单位：g

食物种类		6~8岁	9~11岁	12~14岁	15~17岁
谷薯类	谷薯类	100~120	120~140	140~160	140~160
蔬菜水果类	蔬菜类	120~140	140~160	160~180	180~200
	水果类	60~80	80~100	100~120	120~140
鱼禽肉蛋类	畜禽肉类	12~16	16~20	20~24	24~28
	鱼虾类	12~16	16~20	20~24	20~24
	蛋类	20	20	30	30
奶、大豆类及坚果	奶及奶制品	80	80	100	100
	大豆类及其制品和坚果	30	35	40	50
植物油		10	10	10	15
盐		2	2	2	2.5

6．配餐原则

（1）谷薯类 包括米、面、杂粮和薯类等，可用杂粮或薯类部分替代米或面，避免长期提供一种主食。

（2）蔬菜水果类 每天提供至少三种以上新鲜蔬菜，一半以上为深绿色、红色、橙色、紫色等深色蔬菜，适量提供菌藻类。有条件的地区每天提供至少一种新鲜水果。

（3）鱼禽肉蛋类 禽肉与畜肉互换，鱼与虾、蟹等互换，各种蛋类互换。优先选择水产类或禽类；畜肉以瘦肉为主，少提供肥肉。每周提供1次动物肝脏，每人每次20g～25g。蛋类可分一日三餐提供，也可集中于某一餐提供。

（4）奶类及大豆 平均每人每天提供200～300g（一袋或盒）牛奶或相当量的奶制品，如酸奶。每天提供各种大豆或大豆制品，如黄豆、豆腐、豆腐干、腐竹、豆腐脑等。奶及奶制品可分一日三餐提供，也可集中于某一餐提供。

7．三餐时间及合理烹调

以早餐安排在6：30～8：30、午餐11：30～13：30、晚餐17：30～19：30之间进行为宜。蔬菜应先洗后切。烹调以蒸、炖、烩、炒为主；尽量减少煎、炸等可能产生有毒有害物质的烹调方式。烹调好的食品不应存放过久。

二、药膳应用特点

学龄儿童生长发育、增强体魄、获取知识，需要健脾养胃、益气养血、提高机体免疫力、益智健脑、清肝明目等。

常用药食原料：山药、茯苓、芡实、莲子、核桃仁、桂圆、红枣、百合、银耳、菊花、桑葚、枸杞子、鳖甲、龟板麻等。

常用药膳举例：枸杞菊花煲排骨、芡实核桃瘦肉汤等。

第三节　备孕、孕期、哺乳期妇女药膳与饮食营养

一、备孕妇女药膳与饮食营养

备孕是指育龄妇女有计划地怀孕，并为优孕做必要的前期准备，是优孕与优生优育的重要前提。合理膳食和均衡营养是成功妊娠所必需的物质基础。为降低出生缺陷、提高生育质量、保证妊娠的成功，夫妻双方都应做好孕前的营养准备。

1. 膳食指南

备孕妇女膳食指南在一般人群膳食指南基础上特别补充以下3条内容：①调整孕前体质量至适宜水平；②常吃含铁丰富的食物，选用碘盐，孕前3个月开始补充叶酸；③禁烟酒，保持健康生活方式。

中国备孕妇女平衡膳食宝塔：

第一层：谷薯类250～300g，全谷物和杂豆50～75g，薯类50～75g。

第二层：蔬菜类300～500g（每周一次含碘海产品），水果类200～350g。

第三层：鱼禽蛋肉类130～180g，瘦畜禽肉40～65g，每周一次动物血或畜禽肝脏，鱼虾类40～65g，蛋类50g。

第四层：奶类300g，大豆15g，坚果10g。

第五层：油25～30g，加碘食盐6g。

2．药膳应用特点

中医认为"女子以肝为先天，以血为主"。备孕妇女膳食选用，以补血活血、补气舒肝调经为原则，对身体进行基本的调理。

常用药食原料：当归、黄芪、熟地黄、川芎、白芍、白术、人参、甘草、茯苓、香附、柴胡、薄荷、乌鸡、排骨等。

常用药膳举例：四物汤、八珍汤、十全大补汤等。

二、孕期妇女药膳与饮食营养

妊娠期是生命早期1000天机遇窗口的起始阶段，营养作为最重要的环境因素，对母子双方的近期和远期健康都将产生至关重要的影响。孕早期（孕1～12周）胎儿生长发育速度相对缓慢，多数妇女怀孕早期可出现恶心、呕吐、食欲下降等症状。怀孕早期的膳食应富营养、少油腻、易消化及适口。妊娠的头4周是胎儿神经管分化形成的重要时期，重视预防胎儿神经管畸形也极为重要。从孕中期开始至分娩，胎儿进入快速生长发育期。与胎儿的生长发育相适应，母体的子宫、乳腺等生殖器官也逐渐发育，并且母体还需要为产后泌乳开始储备能量和营养素。孕中期（孕13～27周）、孕末期（孕28周～分娩）均需要相应增加食物

量，以满足孕妇显著增加的营养素需要。

中医认为，孕妇由于养育胎儿和特殊生理反应，较易出现气血亏虚、阴阳失衡的生理病理状态。

1. 膳食指南

（1）孕期妇女膳食指南　应在一般人群膳食指南的基础上补充以下5条内容：①补充叶酸，常吃含铁丰富的食物，选用碘盐；②孕吐严重者，可少量多餐，保证摄入含必要量碳水化合物的食物；③孕中晚期适量增加奶、鱼、禽、蛋、瘦肉的摄入；④适量身体活动，维持孕期适宜增重；⑤禁烟酒，愉快孕育新生命，积极准备母乳喂养。

（2）孕中、末期妇女平衡膳食宝塔

① 中国孕中期妇女平衡膳食宝塔

第一层：谷薯类275 ～ 325g，全谷物和杂豆75 ～ 100g，薯类75 ～ 100g。

第二层：蔬菜类300 ～ 500g（每周至少一次海藻类蔬菜），水果类200 ～ 400g。

第三层：鱼禽蛋肉类150 ～ 200g，瘦畜禽肉50 ～ 75g，每周1 ～ 2次动物血或肝脏，鱼虾类50 ～ 75g，蛋类50g。

第四层：奶类300 ～ 500g，大豆20g，坚果10g。

第五层：油25 ～ 30g，加碘食盐＜6g。

② 中国孕晚期妇女平衡膳食宝塔

第一层：谷薯类300 ～ 350g，全谷物和杂豆75 ～ 100g，薯类75 ～ 100g。

第二层：蔬菜类300 ～ 500g（每周至少一次海藻类蔬菜），水果类200 ～ 400g。

第三层：鱼禽蛋肉类200 ～ 250g，瘦畜禽肉75 ～ 100g，每周1 ～ 2次动物血或肝脏，鱼虾类75 ～ 100g，蛋类50g。

第四层：奶类300 ～ 500g，大豆20g，坚果10g。

第五层：油25 ～ 30g，加碘食盐＜6g。

2. 药膳应用特点

孕期妇女药膳主要是为了安胎，促进胎儿生长、母体健康等，常用一些补气养血安胎、健脾养心方面的药膳。由于孕期的特殊性，妊娠禁忌或慎用：剧毒、性能峻猛、活血祛瘀、破气行滞、攻下通便、辛热及滑利类的膳食。中医也素有"产前一盆火"的说法。如孕妇出现口干、口苦或者青春痘等时，可暂缓药膳滋补，或改用一些具有清火作用的药膳以及水果、蔬菜等。

常用药食原料：杜仲、砂仁、茯苓、大枣、枸杞子、山药、黄精、莲子、白术等。

常用药膳举例：枸杞红枣蒸鲫鱼、固胎鸡汤、养血安胎汤等。

三、哺乳期妇女药膳与饮食营养

哺乳期是母体用乳汁哺育新生子代，使其获得最佳生长发育并奠定一生健康基础的特殊生理阶段。哺乳期妇女（乳母）既要分泌乳汁、哺育婴儿，还需要逐步补偿妊娠、分娩时的营养素损耗并促进各器官、系统功能的恢复，因此比非哺乳妇女需要更多的营养。

中医认为，哺乳期妇女营养需求量大，易于气血亏虚，气血不足是这一时期的主要特点。

1. 膳食指南

（1）哺乳期妇女膳食指南　在一般人群膳食指南基础上增加以下5条内容：①增加富含优质蛋白质及维生素A的动物性食物和海产品，选用碘盐；②产褥期食物多样不过量，重视整个哺乳期营养；③愉悦心情，充足睡眠，促进乳汁分泌；④坚持哺乳，适度运动，逐步恢复适宜体质量；⑤忌烟酒，避免浓茶和咖啡。

（2）中国哺乳期妇女平衡膳食宝塔

第一层：谷薯类300 ~ 350g，全谷物和杂豆75 ~ 150g，薯类75 ~ 100g。

第二层：蔬菜类400 ~ 500g（绿叶蔬菜和红黄色等有色蔬菜占2/3以上），水果类200 ~ 400g。

第三层：鱼禽蛋肉类200 ~ 250g，瘦畜禽肉75 ~ 100g，每周1 ~ 2次动物肝脏，总量达85g猪肝或40g鸡肝，鱼虾类75 ~ 100g，蛋类50g。

第四层：奶类300 ~ 500g，大豆25g，坚果10g。

第五层：油25 ~ 30g，加碘食盐＜6g。

2. 药膳应用特点

药膳应用，以补益气血、通经下乳为主。但补勿过偏；忌食寒凉生冷油腻之物，以免影响气血流通，影响消化功能。

常用药食原料：当归、黄芪、阿胶、茯苓、山药、鲫鱼、鲤鱼、猪蹄、乌骨鸡、虾仁、通草等。

常用药膳：当归猪蹄、花旗参炖竹丝鸡、花生焖猪手、甜姜醋等。

第四节　老年人药膳与饮食营养

老年人为65岁及以上人群。老年人随着年龄的增加，生理功能减退和气血津液不足，出现不同程度免疫功能和抗氧化功能的降低，器官功能下降，身体成分发生改变，代谢功能降低，加之青壮年时期所遗留的一些病根，往往虚实夹杂，以虚为主，易导致神疲乏力、失眠健忘、头晕目眩、腰酸腿软、便秘、腹胀、骨质疏松等；又夹有实证，血脉不通畅，痰湿内阻，出现骨质增生、动脉硬化、组织增生等。

中医认为，老年人五脏功能出现衰退，气血精液也逐步虚损，尤以脾气虚弱、肾阳不足最为突出。临床常见头晕失眠、腰酸乏力、纳差神疲、性欲减退等，都是老年人脏腑功能减退、脾肾亏虚、气血精液不足的具体表现。老年人年高体弱，常伴有高血压、糖尿病、高脂血症等多种疾病。

一、膳食指南

（一）老年人膳食指导原则

① 食物多样、搭配合理，符合平衡膳食要求。不同能量需求老年人推荐的食物摄入量见表6-4。

② 能量供给与机体需要相适应，吃动平衡，维持健康体重。

③ 保证优质蛋白质、矿物质、维生素的供给。

④ 烹制食物适合老人咀嚼、吞咽和消化。

⑤ 饮食清淡，注意食品卫生。

⑥ 食物摄入无法满足需要时，合理进行营养素的补充。

（二）老年人食物选择

1. 谷类为主，粗细搭配，适量摄入全谷物食品

保证粮谷类和薯类食物的摄入量。根据身体活动水平不同，每日摄入谷类男性250g～300g，女性200g～250g，其中全谷物食品或粗粮摄入量每日50g～100g，粗细搭配。

2. 常吃鱼、禽、蛋和瘦肉类，保证优质蛋白质供应

平均每日摄入鱼虾及禽肉类食物50～100g，蛋类25～50g，畜肉（瘦）40～50g。保证优质蛋白质占膳食总蛋白质供应量50%及以上。

3. 适量摄入奶类、大豆及其制品

每日应摄入250～300g鲜牛奶或相当量的奶制品。同时每日应摄入30～50g的大豆或相当量的豆制品（如豆浆、豆腐、豆腐干等）。

4. 摄入足量蔬菜、水果，多吃深色蔬菜

保证每日摄入足量的新鲜蔬菜和水果，注意选择种类的多样化，多吃深色的蔬菜以及十字花科蔬菜（如白菜、甘蓝、芥菜等）。每日蔬菜摄入推荐量为300～400g，其中深色蔬菜占一半；每日水果摄入推荐量为100～200g。

5. 饮食清淡，少油、限盐

饮食宜清淡，平均每日烹调油食用量控制在20～25g，尽量使用多种植物油。减少腌制食品，每日食盐摄入量不超过5.0g。

6. 主动饮水，以白开水为主

主动、少量多次饮水，以维持机体的正常需求。饮水量应随着年龄的增长有所降低，推荐每日饮水量在1.5～1.7L，以温热的白开水为主。具体饮水量应该根据个人状况调整，在高温或进行中等以上身体活动时，应适当增加饮水量。

7. 如饮酒，应限量

每日饮酒的酒精含量，男性不超过25g，相当于啤酒750ml，或葡萄酒250ml，或38°白酒75g，或高度白酒（38°以上）50g；女性不超过15g，相当于啤酒450ml，或葡萄酒150ml，或38°白酒50g。患肝病、肿瘤、心脑血管疾病等老年人不宜饮酒，疾病治疗期间不应饮酒。

8. 食物细软，少量多餐，保证充足食物摄入

食物应细软，切碎煮烂，不宜提供过硬、大块、过脆、骨/刺多的食物。通过烹调和加工改变食物的质地和性状，易于咀嚼吞咽。进餐次数宜采用三餐两点制，每餐食物占全天总能量：早餐20% ~ 25%，上午加餐5% ~ 10%，午餐30% ~ 35%，下午加餐5% ~ 10%，晚餐25% ~ 30%。保证充足的食物摄入，每日非液体食物摄入总量不少于800g。

9. 愉快进餐，饭菜新鲜卫生

营造温馨愉快的进餐环境和氛围，助餐点和养老院的老年人应集中用餐。需要时由家人、养护人员辅助或陪伴进餐。食物新鲜卫生。

10. 合理补充营养，预防营养不足

膳食摄入不足时，合理使用营养补充剂。对于存在营养不良或营养风险的老年人，在临床营养师或医生指导下，选用合适的特殊医学用途配方食品（医用食品），每日1 ~ 2次，每次提供能量200 ~ 300kcal、蛋白质10 ~ 12g。

不同能量需求老年人推荐的食物摄入量见表6-4。

表6-4　不同能量需求老年人推荐的食物摄入量　　　　　单位：g/天

能量	5.86MJ（1400kcal）	6.70MJ（1600kcal）	7.53MJ（1800kcal）	8.37MJ（2000kcal）	9.20MJ（2200kcal）
谷类	200	225	250	300	300
大豆类	30	30	30	40	40
蔬菜	300	400	400	450	500
水果	200	200	200	300	350
肉类	25	50	50	50	50
乳类	300	300	300	300	300
蛋类	25	25	25	25	50
水产品	50	50	50	75	100
烹调油	20	20	25	25	25
食盐	5	5	5	5	5

二、药膳应用特点

药膳应用，应以补肾助阳、健脾益气为根本，多补少泻，多温少寒，注重脾肾，五脏兼顾，益气养血，调补阴阳。即使因便秘而用药时，也多选用如火麻仁、郁李仁、柏子仁及蜂蜜、芝麻油等缓下、润下之品。

常用药食原料：巴戟天、杜仲、肉苁蓉、人参、黄芪、党参、白术、山药、当归、桂圆、黄精、百合、枸杞子等。

常用药膳举例：当归生姜羊肉汤、生熟地煲煮猪脊骨、人参百合粥、黄精枸杞炖牛尾、桂圆参蜜膏、阿胶大枣炖乌鸡、何首乌蜜枣炖瘦肉等。

第七章

慢性病患者及超重肥胖者药膳与饮食营养

慢性病是慢性非传染性疾病的简称，是对一类起病隐匿、病程长且病情迁延不愈、缺乏明确的传染性生物病因证据、病因复杂或病因尚未完全确认的疾病的概括性总称。我国居民常见慢性病主要有：心脑血管疾病、糖尿病、恶性肿瘤、慢性呼吸系统疾病等。共同特点：常见多发，起病缓、病程长，经常反复发作，治疗效果不显著，有些几乎不能治愈，增长幅度快、发病年龄呈年轻化趋势。慢性病同时也是可预防、可控制的疾病。慢性病的发病率、致残率和死亡率高。慢性病导致的死亡已经占到我国总死亡的85%，导致的疾病负担已占总疾病负担的70%。慢性病危险因素控制内容和方法主要包括：合理膳食、健康生活方式行动、烟草控制、身体活动促进。

第一节　恶性肿瘤患者药膳与饮食营养

恶性肿瘤（malignant neoplasms）：恶性细胞不受控制地进行性增长和扩散，浸润和破坏周围正常组织，可以经血管、淋巴管和体腔扩散转移到身体其他部位的疾病。通常将所有的恶性肿瘤统称为癌症。

一、恶性肿瘤患者膳食指导原则

① 合理膳食，适当运动。合理饮食可以减少结肠癌、乳腺癌、食管癌、肝癌和胃癌的发生。少吃熏、腌、泡、炸食品，如亚硝酸盐处理过的肉类、熏制食物及泡菜等；少吃过烫、过咸、过硬食物，限制盐的摄入（包括盐腌或用盐加工的食品）；避免含糖饮料，限制高糖、低纤维、高脂肪、肉类食物的摄入；避免过量进食红肉（如牛肉、猪肉和羊肉）和加工的肉制品；少喝含酒精饮料（预防喉癌、食管癌、肝癌等的发生）；不吃霉变食物，如霉变的花生

米、玉米、黄豆等；少用辛辣调味品，如肉桂、茴香、花椒、肉蔻等（过量食用这些食物有可能促进癌细胞的增生，从而加速癌症的恶化）；强调通过膳食本身满足营养需要，不要使用营养补充剂来预防癌症；多吃不同种类的新鲜蔬菜、水果、豆类、菇类食物，增加体内的维生素，抑制癌细胞的繁殖；多吃富含膳食纤维的食物，如胡萝卜、芹菜、莴苣等蔬菜。

② 保持适宜的、相对稳定的体重。

③ 食物的选择应多样化。

④ 适当多摄入富含蛋白质的食物。

⑤ 多吃蔬菜、水果和其他植物性食物。

⑥ 多吃富含矿物质和维生素的食物。

⑦ 限制精制糖摄入。

⑧ 肿瘤患者抗肿瘤治疗期和康复期膳食摄入不足，在经膳食指导仍不能满足目标需要量时，建议给予肠内、肠外营养支持治疗。

二、恶性肿瘤患者的食物选择

（1）谷类和薯类　保持每天适量的谷类食物摄入，成人每天摄入200～400g为宜。在胃肠道功能正常的情况下，注意粗细搭配。

（2）动物性食物　适当多吃鱼、禽肉、蛋类，减少红肉摄入。对于放化疗胃肠道损伤患者，推荐制作软烂细碎的动物性食品。

（3）豆类及豆制品　每日适量食用大豆及豆制品。推荐每日摄入约50g等量大豆，其他豆制品按水分含量折算。

（4）蔬菜和水果　推荐蔬菜摄入量300～500g，建议食用各种颜色蔬菜、叶类蔬菜。水果摄入量200～300g。

（5）油脂　使用多种植物油作为烹调油，每天在25～40g。

（6）其他　避免酒精摄入；限制烧烤（火烧、炭烧）/腌制和煎炸的动物性食物。

三、恶性肿瘤患者的药膳应用

癌症的中医分型，癌症本虚标实，病情复杂，应用药膳时，注意辨证施膳；不宜过补，以免加重病情；不宜伤及正气。

1. 邪实型（疾病初期、中期）

有气滞血瘀、痰湿内阻、热毒内蕴等不同表现。

药膳应用特点：以活血化瘀，祛痰利湿，清热解毒为主。

常用药膳原料：黄芪、枸杞子、当归、阿胶、甲鱼、黄精、山药、海藻、浙贝母等。

常用药膳举例：田七芡实龟肉汤（田七12g，芡实50g，草龟1只约500g）、清蒸桃树胶（桃树胶10g，玉米须30g，冰糖适量）、山楂大枣三七粥（山楂20g，大枣12g，三七粉3g，粳米100g，蜂蜜适量）。

2. 正虚型（疾病的晚期）

常表现为气、血、阴、阳的亏虚，治疗以扶正为主，是药膳应用的最佳时机。

药膳应用特点：以益气健脾，滋阴补血，养阴生津为主。

常用药膳原料：灵芝、黄芪、党参、白术、茯苓、熟地黄、当归、阿胶、白芍、生地黄、麦冬、冬虫夏草、香菇、猴头菇等。

常用药膳举例：参苓粥（人参5g或用党参15g，茯苓15g，生姜三片，粳米100g）、灵芝黄芪汤（菌灵芝15g，黄芪15g，瘦猪肉100g）、冬虫夏草鸭、十全大补汤、参菇土鸡煲、花旗参猴头菇炖乳鸽等。

3. 其他

癌症推荐食物：胡萝卜、酸奶、黄豆、鸡蛋、大蒜、猴头菇、冬菇、香菇、草莓、葡萄、樱桃、菠菜、杏子、玉米、荞麦、莜麦、芦笋、墨鱼、海藻、海带、蜂蜜、薏米、马铃薯、甘蓝、苦瓜、莴苣、百合、黑木耳、茄子、大白菜、萝卜、灵芝等。

肝癌患者推荐绿叶蔬菜、竹笋、莴笋、芦笋、胡萝卜、土豆、柑橘类水果、牛奶、酸奶。可用食疗方：枸杞甲鱼、茯苓清蒸鳜鱼、芡实炖肉、猕猴桃根炖肉、马齿苋卤鸡蛋、山药扁豆粥、茵陈大枣苡仁粥。

肺癌推荐食疗方：方珠玉二宝粥（生山药60g，生薏苡仁60g，柿饼30g）、虫草胎盘、桃仁粥、枸杞核桃枇杷膏（枸杞子、枇杷果、黑芝麻、核桃仁各50g，蜂蜜适量）。

鼻咽癌推荐食疗方：百合银耳羹（鲜百合100g，银耳20g，冰糖30g）、胡萝卜银耳羹（胡萝卜50g，银耳20g，冰糖25g）、灵芝冰糖蒸藕片（灵芝10g，鲜莲藕200g，冰糖15g）、海带蘑菇藕片汤（海带50g切小片，蘑菇100g，鲜莲藕片150g）、海带木耳蛋汤（海带30g，木耳15g，鸡蛋2只）、甘草雪梨煲猪肺（甘草10g，雪梨2个、猪肺约250g）、银杏蒸鸭（银杏适量，白鸭1只）、五味子炖肉。

第二节 高血压患者药膳与饮食营养

高血压病（hypertension）：由遗传因素、生活方式或膳食不平衡等致病因子作用，导致的一种以血压升高为主要特征，伴有血管、心脑、肾等器官生理性或病理性改变的全身性疾病。高血压指收缩期和（或）舒张期血压持续增高，在未用抗高血压药的情况下，非同日3次测量上臂血压，收缩压≥140mmHg（1mmHg=0.133kPa）和/或舒张压≥90mmHg，诊断为高血压。收缩压≥140mmHg和舒张压<90mmHg单列为单纯性收缩期高血压。患者既往有高血压史，目前正在用抗高血压药，血压虽然低于140/90mmHg，也诊断为高血压。高血压病为心血管疾病主要死亡之一，持续性高血压主要影响心、脑、肾以及视网膜等重要脏器生理功能，最终会导致这些器官的功能衰竭。超过半数的心血管病发病与高血压有关。65岁以上人群的高血压患病率达50%左右。70%～80%高血压发生与不健康的生活方式有关。

一、高血压患者膳食指导原则

高血压患者每天的进食量要适当，以保持适宜的体重（BMI=18.5～23.9）。每日食盐摄入量不超过5g，推荐低盐膳食和高钾膳食，适当增加钙和镁的摄入量，戒酒，每天摄入充足的膳食纤维和维生素。在食物的选择上，遵循食物多样化及平衡膳食的原则，尽量减少摄入富含油脂和精制糖的食物，限量食用烹调油。在饮食习惯上，进食应有规律，不宜进食过饱，也不宜漏餐。

二、高血压患者的食物选择

1. 谷类和薯类

增加全谷类和薯类食物的摄入，粗细搭配。视体力活动的不同，每日谷类和薯类的摄入量不同，轻、中度体力活动的高血压患者，推荐每日摄入谷类150 ~ 400g，其中1/3 ~ 1/2为粗粮和杂粮。少食用或者不食用加入钠盐的谷类制品如面包、方便面、挂面等。

2. 动物性食品

（1）选择鱼、虾、禽、蛋和瘦肉类食品，每日摄入鱼虾类约25 ~ 50g、禽肉25 ~ 50g、蛋类25 ~ 50g、畜肉25 ~ 50g。少食用或不食用高钠盐、高脂肪、高胆固醇的动物性食品。

（2）优先选择脱脂乳或低脂牛奶、酸奶，推荐每日摄入奶类200 ~ 300g。

3. 豆制品

每日适量食用豆制品，例如豆腐、豆浆、豆腐脑、豆腐干、豆腐丝等，推荐每日摄入豆腐干50g，其他豆制品按水分含量折算。不宜食用豆豉、豆瓣酱、腐乳、臭豆腐、咸豆汁等。

4. 蔬菜和水果

每日蔬菜摄入量为500g，至少3个品种，最好5个品种以上，且每日摄入的蔬菜中要有深色蔬菜、叶类蔬菜等；推荐食用富钾蔬菜，如菠菜、芥蓝、莴笋叶、空心菜、苋菜等。水果摄入量至少200g，每天至少1个品种，最好2个品种以上。

5. 坚果

可适量食用坚果，每周50g。食用坚果时应注意控制摄入的总能量，合并肥胖和超重者应注意防止摄入过多的脂肪，以免增加体重或者导致减重失败。

6. 油脂

优先选择富含单不饱和脂肪酸的橄榄油、菜籽油、茶籽油以及含多不饱和脂肪酸的大豆油、玉米油、花生油等。尽量不食用动物油、椰子油、棕榈油。推荐交替食用不同种类的植物油，每天烹调油控制在20 ~ 30g。少食用或不食用油炸和富含油脂的食品以及含反式脂肪酸的食品（如蛋糕、点心、人造黄油等）。

7. 酒

不宜饮酒，尽量戒酒。

8. 水、饮料

不宜饮用含糖饮料和碳酸饮料，可适量饮用白开水、茶水（红茶和绿茶）、矿泉水、低糖和无糖的水果汁和蔬菜汁，保证摄入充足的水分。

三、高血压患者的药膳应用

1. 肝阳上亢型

眩晕耳鸣，头目胀痛，面红目赤，急躁易怒，心悸健忘，失眠多梦，腰膝酸软，口渴咽干，舌红，脉弦细数等。为早期高血压病的一种常见类型。

药膳应用特点：以平肝潜阳，滋阴降火为主。

常用药膳原料：菊花、桑叶、枸杞子、山楂、决明子、牡蛎、海带、夏枯草、天麻、罗布麻、芹菜等。

常用药膳举例：桑菊银花茶、桑叶菊花山楂茶（见桑叶药膳食疗方）；菊楂决明饮、菊槐龙胆茶、菊花乌龙茶、菊花决明子粥、菊花枸杞茶（见菊花药膳食疗方）；决明海带汤、决明子绿茶、决明子粥、决明子夏枯草瘦肉汤（见决明子药膳食疗方）；夏枯草决明茶（见夏枯草药膳食疗方）；槐花豆腐汤（见槐花药膳食疗方）；海带决明子汤、海带绿豆糖水（见昆布药膳食疗方）；天麻降压饮、天麻木耳汤（见天麻药膳食疗方）；天麻炖鹧鸪；芹菜炒肉丝；菊花绿茶饮等。

2. 肝肾阴虚型

头晕目眩，耳鸣健忘，失眠多梦，腰膝酸软，胁肋灼痛，口燥咽干，五心烦热，颧红盗汗，男子遗精，女子经少，舌红少苔，脉细数。

药膳应用特点：以滋补肝肾，养阴填精为主。

常用药膳原料：生地黄、熟地黄、枸杞子、女贞子、黄精、玉竹、桑葚、牛膝、甲鱼、瑶柱等。

常用药膳举例：生熟地煲脊骨、山楂包、山楂冰糖煎（见山楂药膳食疗方）；荷叶鸭子（见荷叶药膳食疗方）；首乌丹参蜂蜜汁（见蜂蜜药膳食疗方）；瑶柱黄精煲海刺龟、黄精炒鳝丝（见黄精药膳食疗方）；枸杞子女贞子炖乌鸡（见枸杞子药膳食疗方）；桑寄生煲鸡蛋。

3. 阴阳两虚型

眩晕头痛，视物模糊，心悸失眠，腰酸耳鸣，尿频肢冷，遗精阳痿，舌质淡红，苔薄白或少苔，脉沉弦或沉而细数。

药膳应用特点：以补肾益精，育阴助阳为主。

常用药膳原料：杜仲、熟地黄、黄精、鳖甲、巴戟天、鹿茸、桑葚、枸杞子、莲子、芡实等。

常用药膳举例：黄精炒鳝丝（见黄精药膳食疗方）；莲子莲心猪心汤（见莲子药膳食疗方）；杜仲腰花；发菜蚝豉粥。

第三节　糖尿病患者药膳与饮食营养

糖尿病（diabetes mellitus，DM）：由遗传因素、内分泌功能紊乱或膳食不平衡等各种致病因子作用，导致胰岛功能减退、胰岛素抵抗等而引发的糖、蛋白质、脂肪、水和电解质等一系列代谢紊乱综合征。临床上以高血糖为主要特点。分为1型糖尿病、2型糖尿病、妊娠糖尿病以及其他特殊类型糖尿病四种类型。糖尿病对人体的危害主要体现在并发症上。患者常伴有脂肪、蛋白质代谢异常，长期高血糖可引起多种器官，尤其是眼、心、血管、肾、神经损害或器官功能不全或衰竭，导致残废或者早亡。《中国居民营养与慢性病状况报告（2020年)》显示，18岁及以上成年人糖尿病患病率为11.9%。

正常空腹血糖：3.90 ~ 6.10mmol/L。

高血糖：空腹血糖≥7.0mmol/L。

低血糖：血糖<2.8mmol/L，功能性低血糖可能发生于葡萄糖来源减少或需要量增加时。有时由于内分泌失调或某些重要器官发生损害时可引起病理性低血糖。血糖浓度过低，脑组织可因能源短缺而出现头晕、心悸、出冷汗并有饥饿感。

一、糖尿病的诊断与分型

糖尿病：有典型的糖尿病症状（多饮、多尿、多食、体重减轻等），并符合以下任何一条者。

①空腹血糖≥7.0mmol/L。

②随机血糖或餐后2h血糖≥11.1mmol/L。

我国糖尿病患病人群中，2型糖尿病占90.0%以上，1型糖尿病约占5.0%，其他类型糖尿病（8个亚型）仅占0.7%，城市妊娠糖尿病的患病率接近5.0%。

二、糖尿病患者膳食指导原则

1．平衡膳食

选择多样化、营养合理的食物。做到主食粗细搭配，全谷类食物占谷类一半；副食荤素搭配。

2．合理计划餐次及能量分配

定时定量进餐，早、中、晚三餐的能量应分别控制在总能量的20% ~ 30%、30% ~ 35%、30% ~ 35%。分餐能量占总能量10%以上，以防止低血糖发生。

3．膳食计划个体化及营养教育

根据文化背景、生活方式、血糖控制方法及状况、经济条件和教育程度进行合理的个体化膳食安排和相对应的营养教育。

4．食物选择

① 结合患者的饮食习惯和食物喜好，以GI（血糖生成指数）/GL（血糖负荷）值以及营养特点为参考，选择并交换食物，其中优选食物包括低脂肪食物、高膳食纤维食物、低GI/GL食物。需限制性选择的食物包括中等GI食物、较低膳食纤维食物。不宜多选的食物包括高脂肪高胆固醇食物、高盐食物、精制糖食物或者高GI食物以及低膳食纤维食物。

② 不推荐糖尿病患者饮酒。如要饮酒建议每周不超过2次。推荐女（男）性饮用酒的酒精量不超过15g/天（25g/天）。15g酒精相当于450ml啤酒、150ml葡萄酒或者50ml低度白酒。

③ 甜味剂。糖尿病患者适量摄入糖醇类和非营养性甜味剂是安全的，但应注意由甜味剂制作的高脂肪食品如冰激凌、点心等对血糖仍有影响。

5．烹调方法

选择少油烹调方式，不建议选择煎、炒、炸等多油烹调方式。每日烹调用盐限量5g以内，合并高血压或肾脏疾病的患者应限制在3g每日。

6. 膳食摄入与体力活动相配合，吃动平衡

保持运动前、中、后适宜的心率，维持运动中心率在（170-年龄）左右。保持进食能量与消耗量相匹配，减轻胰岛素抵抗，改善代谢状态。

三、糖尿病患者的药膳应用

消渴是以多饮、多食、多尿、形体消瘦，或尿有甜味为特征的一种病证。其中以口渴多饮为主者称为"上消"；消谷善饥为主者称为"中消"；小溲多而频，或浑浊为特点的称为"下消"；但三者也可并见。

1. 阴虚燥热型

烦渴多饮，消谷善饥，多尿，小便频数而多，尿浑而黄，形体消瘦。舌红苔薄黄，脉滑数。

药膳应用特点：以养阴润燥为主。

常用药膳原料：山药、黄精、玉竹、百合、熟地黄、北沙参、麦冬、知母、天冬等。

常用药膳举例：玉竹粥、玉竹沙参炖鹧鸪、玉竹薏米煲鸭（见玉竹药膳食疗方）；沙参玉竹焖老鸭（见南沙参药膳食疗方）；薏米山药粥（见薏苡仁药膳食疗方）；山药炖猪胰（见山药药膳食疗方）；黄精炒鳝丝（见黄精药膳食疗方）；芦根粟米粥（见鲜芦根药膳食疗方）；天冬粳米粥（见天冬药膳食疗方）；乌梅粥（见乌梅药膳食疗方）；淮山枸杞苦瓜煲瘦肉；天花粉粥；五汁饮；麦冬生地茶；玉竹麦冬鸭；百合玉竹鲜淮山炖甲鱼；山药粉薏米粥等。

2. 脾胃气虚型

口渴引饮，能食与便溏并见，或饮食减少，精神不振，四肢乏力。舌淡，苔薄白而干，脉细弱无力。

药膳应用特点：以健脾益气为主。

常用药膳原料：山药、黄精、玉竹、茯苓、薏米、葛根、黄芪、知母等。

常用药膳举例：山药面、一品山药、山药炖猪胰（见山药药膳食疗方）；葛根粥、葛根粉粥（见葛根药膳食疗方）；玉竹乌梅茶（见玉竹药膳食疗方）；猪胰粥、薏米山药粥、薏苡仁粥（见薏苡仁药膳食疗方）；山药粉薏米粥。

3. 肾阴亏虚型

尿频量多，浊如膏脂，腰膝酸软，头晕耳鸣，多梦遗精，乏力肤燥。舌红少苔，脉细数。多见于老年糖尿病人，人生以肾气为本，老年人肾水已亏或久病不愈，精血暗耗，肾气亏伤，又有热邪伤津者所谓"热邪不燥胃津，必耗肾液"。

药膳应用特点：以滋养肾阴为主。

常用药膳原料：枸杞子、黄精、玉竹、山药、百合、熟地黄等。

常用药膳举例：菠菜鸡内金山药汤（见鸡内金药膳食疗方）；一品山药、山药炖猪胰（见山药药膳食疗方）；芡实煮老鸭（见芡实药膳食疗方）；百合玉竹鲜淮山炖甲鱼（见百合药膳食疗方）；枸杞炖兔肉（见枸杞子药膳食疗方）；瑶柱黄精煲海刺龟（见黄精药膳食疗方）；枸杞叶粥；山药粉薏米粥。

4. 阴阳两虚型

小便频数，甚则饮一溲一，手足心热，咽干舌燥，面容憔悴，耳轮干枯，腰膝酸软，畏寒肢冷。舌淡苔白乏津，脉沉细无力。

药膳应用特点：以温阳滋肾为主。

常用药膳原料：肉桂、山药、黄精、核桃仁、枸杞子、玉竹等。

常用药膳举例：山药炒虾仁（见山药药膳食疗方）；黄鳝汤、姜附烧狗肉（见生姜药膳食疗方）；高粱枸杞粥（见枸杞子药膳食疗方）；核桃仁鸡丁；山药粉薏米粥；海参粥。

第四节　高脂血症患者药膳与饮食营养

高脂血症（hyperlipidemia，HLP）称脂质代谢紊乱或异常，泛指人体内脂肪代谢或运转异常使血浆一种或多种脂质高于正常指标。其临床主要表现为血清总胆固醇（total cholesterol，TC）、甘油三酯（triglyceride，TG）和低密度脂蛋白胆固醇（low density lipoprotein-cholesterol，LDL-C）水平高于正常范围或高密度脂蛋白胆固醇（high density lipoproteins，HDL-C）水平过低。

一、血脂异常分型

血脂异常简易的临床分型：高胆固醇血症（仅TC增高）、高甘油三酯血症（仅TG增高）、混合型高脂血症（TC、TG均增高）、低高密度脂蛋白血症（HDL-C降低）。血脂水平分层标准见表7-1。

表7-1　血脂水平分层标准表

分层	血脂项目/（mmol/L）			
	TC	LDL-C	HDL-C	TG
合适范围	<5.18（200）	<3.37（130）	≥1.04（40）	<1.70（150）
边缘升高	5.18~6.19（200~239）	3.37~4.12（130~159）		1.70~2.25（150~199）
升高	≥6.22（240）	≥4.14（160）	≥1.55（60）	≥2.26（200）
降低			<1.04（40）	

注：括号内数据单位为mg/dl。

二、高脂血症患者饮食指南

1. 控制总能量

保持理想体重。蛋白质占总能量15%左右、总脂肪≤30%、碳水化合物≥55%。主食每天200g（女）、300g（男），以全麦面包、燕麦、糙米、土豆、南瓜为佳，少吃点心，不吃油炸食品。

2. 减少饱和脂肪酸的摄入

摄入量占总能量≤7%，反式脂肪酸＜1%。少吃肥肉，每人每天瘦肉＜100g，烹调油＜25g，不食用棕榈油、猪油、黄油、奶油等，少吃奶油糕点及冰激凌、雪糕等甜食。

3. 增加不饱和脂肪酸的摄入

多不饱和脂肪酸为总能量的8%～10%，单不饱和脂肪酸为12%～14%。每周吃2次鱼，用橄榄油或茶籽油代替其他烹调油。

4. 控制胆固醇的摄入

摄入量＜200mg/天。不吃动物内脏，蛋黄每周不超过2个，建议用脱脂奶代替全脂奶。

5. 选择能够降低低密度脂蛋白胆固醇（LDL-C）的食物

建议植物固醇2g/天，可溶性纤维素10～25g/天。每天蔬菜500g、水果1～2个，适量豆制品。

三、高脂血症患者的药膳应用

1. 脾胃失调、痰湿内壅型

形体丰满，头昏胸闷，脘痞胀满，恶心欲吐，食少纳呆，肢体倦怠乏力，甚则肢麻沉重，大便溏薄。舌体肥大，多有齿痕，苔腻，脉弦滑。

药膳应用特点：以健脾，豁痰，消食，化湿为主。

常用药膳原料：荷叶、山楂、昆布、莱菔子、薏米、陈皮等。

常用药膳举例：荷叶茶、健脾饮、降脂减肥茶、荷叶减肥茶（见荷叶药膳食疗方）；三花橘皮粥（见玫瑰花药膳食疗方）；昆布海藻汤、海带冬瓜苡米汤（见昆布药膳食疗方）；莱菔子粥（见莱菔子药膳食疗方）；海带炖豆腐；冬瓜瓤汤；鸡蛋炒马齿苋；白菜海带汤；萝卜冬瓜皮汤。

2. 肝肾不足、虚阳上亢型

头晕目眩，口苦耳鸣，腰酸肢软，足膝无力，失眠健忘，须发早白，形神萎靡，行动迟钝。舌质淡红，少苔，脉沉细而弱。

药膳应用特点：以滋养肝肾，敛阴潜阳为主。

常用药膳原料：桑叶、枸杞子、菊花、决明子、夏枯草等。

常用药膳举例：菊花决明子粥、菊花枸杞茶、山楂菊花茶、菊楂决明饮（见菊花药膳食疗方）；夏枯草茶（见夏枯草药膳食疗方）；枸杞粥（见枸杞子药膳食疗方）；决明海带汤、决明子绿茶、决明子夏枯草瘦肉汤、决明子粥（见决明子药膳食疗方）；桑叶菊花山楂茶（见桑叶药膳食疗方）；降脂茶（见陈皮药膳食疗方）；桃仁白参粥（见核桃仁药膳食疗方）；桑葚泽泻蛋糕；芹菜黑枣汤；制首乌茶；女贞子蜂蜜饮等。

3. 气滞血瘀型

面色晦暗，心烦胸闷，失眠健忘，善太息，胸胁胀满，肌肤甲错，痛有定处，肢端麻木。舌质紫暗，舌尖边多有瘀点或瘀斑，脉细涩或沉涩而缓。

药膳应用特点：以理气解郁，活血化瘀为主。

常用药膳原料：山楂、佛手、陈皮、玫瑰花、桃仁等。

常用药膳举例：玫瑰茉莉茶（见玫瑰花药膳食疗方）；佛手山楂饮（见佛手药膳食疗方）；山楂合欢粥、韭菜楂仁汤、木耳山楂汤、冬青山楂茶、山楂包、山楂荷叶饮（见山楂药膳食疗方）；绿豆萝卜灌大藕；茉莉花茶；山楂核桃茶；山楂乌梅饮；凉拌佛手。

第五节　高尿酸血症与痛风患者药膳与饮食营养

高尿酸血症（hyperuricemia）是嘌呤代谢障碍引起的代谢性疾病，与痛风密切相关，并且是糖尿病、代谢综合征、血脂异常、慢性肾脏病和脑卒中等疾病发生的独立危险因素。其诊断标准为：通常饮食状态下，2次采集非同日的空腹血，以尿酸酶法测定血尿酸值，男性高于420μmol/L者或女性高于360μmol/L者。

痛风（gout）是一种由单钠尿酸盐沉积所致的晶体相关性关节病，与嘌呤代谢紊乱及/或尿酸排泄减少所致的高尿酸血症直接相关，属代谢性疾病范畴。常表现为急性发作性关节炎、痛风石形成、痛风石性慢性关节炎、尿酸盐肾病和尿酸性尿路结石等，重者可出现关节残疾和肾功能不全。也常伴发代谢综合征的其他表现，如腹型肥胖、血脂异常、2型糖尿病及心血管疾病等。

尿酸在血中的水平取决于尿酸的产生和排泄之间的平衡，5% ~ 12%的高尿酸血症患者会发展为痛风。对于痛风合并3种以上危险因素（肥胖、高血压、高胆固醇血症、高甘油三酯血症、低高密度脂蛋白血症）的比例而言，男性和女性分别高达76.92%和67.64%。

一、高尿酸血症与痛风患者膳食指导原则

通过医学营养治疗，减少外源性嘌呤摄入，减轻血尿酸负荷，降低痛风发生的风险或减少痛风急性发作的次数；延缓相关并发症的发生与发展；促进并维持机体适宜的营养状态，预防及配合治疗相关疾病，改善临床结局。

1. 总体原则

应基于个体化原则，建立合理的饮食习惯及良好的生活方式，限制高嘌呤动物性食物，控制能量及营养素供能比例，保持健康体重，配合规律降尿酸药物治疗，并定期监测随诊。

2. 建议避免的食物

应避免食用肝脏和肾脏等动物内脏，贝类、牡蛎和龙虾等带甲壳的海产品及浓肉汤和肉汁等。对于急性痛风发作、药物控制不佳或慢性痛风石性关节炎的患者，还应禁用含酒精饮料。

3. 建议限制食用的食物

① 高嘌呤含量的动物性食品，如牛肉、羊肉、猪肉等。常见动物性、植物性食物嘌呤含量见表7-2、表7-3。

② 鱼类食品。

③ 含较多果糖和蔗糖的食品。

④ 各种含酒精饮料，尤其是啤酒和蒸馏酒（白酒）。总体饮酒量男性不宜超过2个酒精单位/日，女性不宜超过1个酒精单位/日（1个酒精单位约合14g纯酒精）。1个酒精单位相当于ABV（酒中乙醇的体积分数）12%的红葡萄酒145ml、ABV 3.5%的啤酒497ml或ABV 40%的蒸馏酒43ml。

4. 建议选择的食物

① 脱脂或低脂乳类及其制品，每日300ml。

② 蛋类，鸡蛋每日1个。

③ 足量的新鲜蔬菜，每日应达到500g或更多。

④ 鼓励摄入低GI的谷类食物。

⑤ 充足饮水（包括茶水和咖啡等），每日至少2000ml。

5. 建立良好的饮食习惯

进食要定时定量或少食多餐，不要暴饮暴食或一餐中进食大量肉类。少用刺激性调味料。海产品、肉类及高嘌呤植物性食物煮后弃汤可减少嘌呤量。

表7-2　常见动物性食物嘌呤含量

食物名称	嘌呤含量/（mg/kg）	食物名称	嘌呤含量/（mg/kg）
鸭肝	3979	河蟹	1470
鹅肝	3769	猪肉（后臀尖）	1378.4
鸡肝	3170	草鱼	1344.4
猪肝	2752.1	牛肉干	1274
牛肝	2506	黄花鱼	1242.6
羊肝	2278	驴肉加工制品	1174
鸡胸肉	2079.7	羊肉	1090.9
扇贝	1934.4	肥瘦牛肉	1047
基围虾	1874	猪肉松	762.5

表7-3　常见植物性食物嘌呤含量

食物名称	嘌呤含量/（mg/kg）	食物名称	嘌呤含量/（mg/kg）
紫菜（干）	4153.4	豆浆	631.7
黄豆	2181.9	南瓜子	607.6
绿豆	1957.8	糯米	503.8
榛蘑（干）	1859.7	山核桃	404.4
猴头菇（干）	1776.6	普通大米	346.7
豆粉	1674.9	香米	343.7

食物名称	嘌呤含量/（mg/kg）	食物名称	嘌呤含量/（mg/kg）
黑木耳（干）	1662.1	大葱	306.5
腐竹	1598.7	四季豆	232.5
豆皮	1572.8	小米	200.6
红小豆	1564.5	甘薯	186.2
红芸豆	1263.7	红萝卜	132.3
内酯豆腐	1001.1	菠萝	114.8
花生	854.8	白萝卜	109.8
腰果	713.4	木薯	104.5
豆腐块	686.3	柚子	83.7
水豆腐	675.7	橘子	41.3

二、高尿酸血症与痛风患者的药膳应用

痛风相当于中医的"痛痹""历节"等病症，其形成的原因分为内因和外因两个方面。外因是风寒湿邪侵袭；内因为湿热浊毒或脾虚湿盛、肝肾亏虚，内外之邪相合，壅闭关节气血经络而成。

1. 急性发作期

中医治疗以除湿泄浊、清热活血通络为主，药膳调理用之较少。在痛风急性期，每日的嘌呤量应严格限制在150mg以内。

2. 慢性发作期（缓解期）

虚实相兼，多为脾虚湿盛、痰瘀阻络或兼见肝肾亏虚，表现为关节和腱索周围或耳郭硬结，皮色不红，根盘散漫，坚硬如石或硬结破溃，流出白膏状物，无臭味、不收口；或兼见骨节疼痛、筋脉拘急，牵引活动后加剧等。

药膳应用特点：以健脾益气或补益肝肾，活血通络除湿为主。

常用药食原料：木棉花、土茯苓、苍术、薏米、白术、木瓜、田三七、乌梢蛇等。

常用药膳举例：老黄瓜土茯苓煲乌梢蛇（老黄瓜500g，土茯苓200g，赤小豆60g，乌梢蛇400g，姜块15g，大枣5g）；木棉花土茯苓煲猪腱（猪腱肉500g，土茯苓150g，干木棉花2朵，大枣10g，姜2片）等。

第六节　脑卒中患者药膳与饮食营养

脑卒中（stroke）是脑血管阻塞或破裂引起的脑血流循环障碍和脑组织功能或结构损害的疾病。可分为两大类，即缺血性脑卒中和出血性脑卒中，包括脑出血、脑血栓形成、脑栓塞、脑血管痉挛等。急性脑卒中（中风）症状有：一侧肢体（伴或不伴面部）无力或麻木；一侧面部麻木或口角歪斜；说话不清或理解语言困难；双眼向一侧凝视；一侧或双眼视力丧失或模糊；眩晕伴呕吐；既往少见的严重头痛、呕吐；意识障碍或抽搐。

一、脑卒中患者膳食指导原则

1. 平衡膳食

选择多种食物，达到营养合理，以保证充足的营养和适宜的体重（$18.5 \leqslant BMI < 24.0$）。每日推荐摄入谷薯类，蔬菜、水果类，肉、禽、鱼、乳、蛋类，豆类，油脂类共五大类食品。做到主食粗细搭配。

2. 个体化膳食指导

针对脑卒中的不同人群，进行相应的医学营养治疗，满足其在特定时期的营养需求。对于年轻的脑卒中患者，养成良好的饮食习惯，减轻高血脂、高血压、高血糖症状。对于老年脑卒中患者，提供适宜的能量和营养素并考虑其心理社会因素。

3. 烹调方法

多用蒸、煮、炖、拌、氽、水溜、煨、烩等少盐少油烹调方式。减少咀嚼，易于消化和吸收。

4. 食物质量与性状的改变

针对吞咽障碍的患者将固体食物改成泥状或糊状。固体食物经过机械处理使其柔软，质地更趋于一致，不容易松散，从而降低吞咽难度。脑卒中后大部分吞咽障碍患者最容易误吸的是稀液体，将稀液内加入增稠剂以增加黏度，可减少误吸，增加摄入量。注意在结构改变的食物中强化可能丢失了的营养成分，尽量使食物能引起患者食欲。

二、脑卒中患者的食物选择

1. 谷类和薯类

保证粮谷类和薯类食物的摄入量在200～300g。优选低糖高膳食纤维的种类，如莜麦、荞麦、玉米面、小米、燕麦、麦麸、糙米等。

2. 动物性食品

（1）禽畜肉类　建议每日禽肉类食物的摄入量在50～75g。优选低脂肪高优质蛋白质的种类，如鸽肉、火鸡腿、鸡胸肉、牛里脊、猪里脊等。

(2) 鱼虾类　建议每日鱼虾类食物的摄入量在75 ~ 100g。优选低脂肪高优质蛋白质，且含丰富多不饱和脂肪酸的食物，如海参、鲢鱼、青鱼、鲤鱼、带鱼、鳗鱼、鳕鱼等。

(3) 蛋类　建议每日蛋类的摄入量在25 ~ 50g。对伴有高血压、血脂异常、糖尿病的脑卒中患者，应少吃蛋黄，可2 ~ 3天吃一个。

(4) 奶类及奶制品　建议每天饮300g奶或相当量的奶制品。优选低脂肪、脱脂奶及其制品。

3．豆类及其制品

建议每天摄入30 ~ 50g大豆或相当量的豆制品。优选绿豆、黑豆、红小豆、黄豆、豆浆、豆腐、豆汁等。

4．蔬菜

脑血管疾病患者每日蔬菜摄入量为500g以上，以新鲜绿叶类蔬菜为主，如菠菜、油菜、空心菜、生菜、莴笋叶等。

5．水果

不伴有高血糖的脑血管疾病患者每日水果摄入量为150 g左右。可优选西瓜、橙子、柚子、柠檬、桃子、杏、猕猴桃、枇杷、菠萝、草莓、樱桃、火龙果等。

6．坚果

坚果含丰富的蛋白质、脂肪、维生素、矿物质，建议每周可摄入50g左右。优选开心果、大杏仁、白瓜籽、核桃等。

7．油脂

以植物油为主，不宜吃含油脂过高及油炸类食物，如肥肉、动物油等。

8．调味品

不宜吃含盐高的菜品或腌制品，如咸肉、咸菜、熏酱食物等。食盐应不超过每日5g，如果合并高血压，每日应不超过3g。不宜吃辛辣调味品及咖啡、浓茶等刺激食物。

9．酒

脑卒中患者应限制饮酒。康复后如要饮酒，推荐女性一天饮用酒的酒精量不超过15g，男性一天饮用酒的酒精量不超过25g。15g酒精相当于450ml啤酒、150ml葡萄酒或50ml低度白酒。

三、脑卒中患者的药膳应用

（一）脑卒中急性期

常以突然昏扑，半身不遂，语言謇涩或失语，口舌歪斜，偏身麻木为主要表现。此阶段病情比较危重，以药物或手术为主要治疗手段，药膳调理用之较少。

（二）脑卒中后遗症期

常以半身不遂，麻木不仁，口舌歪斜，言语不利等为主要表现。

药膳应用特点：以益气养血，滋补肝肾，活血通络为主。

常用药食原料：黄芪、田三七、当归、天麻、山药、山萸肉、甲鱼、红花等。

常用药膳举例：田参鸡肉汤等。

第七节 超重肥胖者药膳与饮食营养

超重和肥胖是由于体内脂肪的体积和（或）脂肪细胞数量的增加导致的体重增加，或体脂占体重的百分比异常增高，并在某些局部过多沉积脂肪。肥胖症是一种慢性代谢性疾病。根据全身脂肪组织分布部位的不同可将肥胖分为中心型肥胖和周围型肥胖。超重和肥胖是全球引起死亡的第六大风险，每年至少有340万成人死于超重或肥胖。

一、肥胖程度的评价和分类

估计肥胖程度常用的人体测量学指标是体重指数和腰围。

1. 体重指数（BMI）

体重指数又称为体质指数，通常用来判断体重是否正常。计算公式为：

体重指数（BMI）＝体重/身高^2（kg/m^2）

WS/T428《成人体重判定》标准规定了我国18岁及以上成人（除运动员、孕产妇等特殊人群）超重及中心型肥胖的判定。以BMI为依据对成人体重分类：BMI≥28为肥胖，24.0≤BMI<28.0为超重，18.5≤BMI<24.0为体重正常，BMI<18.5为体重过低。

2. 腰围

腰围可以直接判定中心型肥胖。同样体重指数，腰围可能不同，腰粗危害更大，其患相关慢性病的风险增加。成年人中心型肥胖的分类标准是：

肥胖前期：85cm≤男性腰围<90cm、80cm≤女性腰围<85cm；

中心型肥胖：男性腰围≥90cm、女性腰围≥85cm。

超重和肥胖症是成人罹患非传染性疾病的重大风险因素，可增加高血压、2型糖尿病、血脂异常、冠心病、动脉粥样硬化、缺血型脑卒中、某些癌症（子宫内膜癌、乳腺癌和结肠癌）、睡眠呼吸暂停综合征、内分泌及代谢紊乱、胆结石、脂肪肝、骨关节病和痛风的患病风险。

二、超重肥胖者的食物选择

① 减重膳食构成基本原则：低能量、低脂肪、适量优质蛋白质、含复杂碳水化合物（如谷类），增加新鲜蔬菜和水果。蛋白质、碳水化合物和脂肪提供的能量比分别占总能量的15%～20%、60%～65%和25%左右。

② 做到合理饮食。

③ 超重肥胖者每天膳食能量最好减少约1/3，这是达到每周能降低体重0.5kg目标的一个重要步骤。低能量减重膳食一般为每天女性1000～1200kcal，男性1200～1600kcal，或比原来摄入的能量低300～500kcal。

三、超重肥胖者的药膳应用

中医认为，肥胖（高脂血症）与痰湿有着密切的关系。如元代著名医家朱丹溪云："肥白人多湿""肥白人必多痰"。痰湿的产生有内外二因，内因与脾失健运有关，脾恶湿喜燥，如脾虚中阳不振，运化失司，则水湿凝聚不化，留中滞膈，化而成痰；外因与饮食有关，多因过食油腻厚味、酒肉肥甘，致使痰湿浊邪积聚体内等形成。

肥胖症可以分为虚、实两大证型：胃热痰浊、气滞血瘀等为主要表现的为实证；以脾气亏虚，脾虚湿阻，脾肾两虚，阳气不足为主要表现的属于虚证。临床上虚实夹杂的患者亦较常见。

1. 脾虚痰湿型

形体臃肿、面色无华、心悸气短、神疲自汗、纳呆脘痞、腹大胀满，体虚易感风寒。舌质淡红、舌体胖大、边有齿痕，舌苔白腻或白滑，脉沉细弱。

药膳应用特点：以健脾益气，化痰祛湿为主。

常用药食原料：茯苓、山药、白术、人参、党参、白扁豆、海带、豆腐、冬瓜仁、陈皮、枳实、炒麦芽等。

常用药膳举例：荷叶茯苓粥（见荷叶药膳食疗方）；海带炖豆腐（海带50g，豆腐300g，瘦肉250g，姜1片）；冬瓜粥（新鲜连皮冬瓜100g，粳米100g）；三花减肥茶（玫瑰花、代代花、茉莉花、川芎、荷叶各等份）；陈皮粥等。

2. 脾肾两虚型

形体肥胖、虚浮肿胀、疲乏无力、少气懒言、动而喘息、头晕畏寒、食少纳差、腰膝冷痛、大便溏薄或五更泄泻、男性阳痿。舌质淡、苔薄白，脉沉细。重度肥胖症患者多为此型。

药膳应用特点：以温阳化气利水为主。

常用药食原料：益智仁、高良姜、巴戟天、肉桂、生姜、杜仲、茯苓、黄芪、羊肉、羊肾、猪肾、鸽蛋、牛肉、韭菜、菟丝子等。

常用药膳举例：干姜粥、当归生姜羊肉汤（当归老姜羊肉汤）；人参胡桃汤等。

3. 痰热壅盛型

形体丰满、多食易饥、面赤心烦、口干喜饮、脘腹胀满、大便干结或胃脘灼痛。舌质红，苔黄腻或厚腻，脉弦滑或滑数。

药膳应用特点：以化痰和胃，通腑邪热为主。

常用药食原料：荷叶、决明子、茯苓、昆布、罗汉果、冬瓜仁、山楂、麦芽、薏苡仁、陈皮、鸡骨草、土茯苓等。

常用药膳举例：昆布海藻汤、海带冬瓜薏米汤（见昆布药膳食疗方）；莱菔子粥（见莱菔子药膳食疗方）；冬瓜莲蓬薏米煲瘦肉［冬瓜1000g，莲蓬2只，薏米30g，木棉花2朵，大枣（去核）10g，瘦肉500g］等。

4. 气滞血瘀型

形体肥胖、两胁胀满、胃脘痞满、烦躁易怒、口干舌燥、头晕目眩、失眠多梦、月经不调或闭经。舌质暗有瘀斑，脉弦数或细弦。肥胖日久者可见此型。

　　药膳应用特点：以疏肝理气，活血化瘀为主。

　　常用药食原料：柴胡、山楂、当归、桃仁、川芎、佛手、代代花、枳壳、青皮、香附、郁金、槟榔、玫瑰花、大麦、荞麦、高粱、萝卜、陈皮等。

　　常用药膳举例：茉莉花茶；山楂饮；三花减肥茶。

第八章

美容营养膳食

一、营养素与美容

蛋白质是构成皮肤、毛发的主要物质，若蛋白质不充足，不但会引起人体生长发育迟缓、体重减轻、肌肉萎缩、抵抗力下降，还会导致皮肤粗糙、弹性下降及头发稀疏、干枯易断及脱落。但是蛋白质摄入过量也会对机体不利，蛋白质在体内代谢后会产生过量的磷酸根、硫酸根等酸性物质，对皮肤有较强的刺激作用，容易诱发过敏性皮炎的发生，以及引起皮肤的早衰。胶原蛋白是人体中一种非常重要的高分子蛋白质，主要存在于人体皮肤、骨骼、牙齿、肌腱等部位，其主要的生理功能是作为结缔组织的黏合物质。对于皮肤而言，它与弹力纤维共同构成网状支撑体，为真皮提供稳定、有力的支撑。随着年龄的增长，人体内的胶原蛋白会逐渐消失，网状支撑体也会变厚变硬、失去弹性，当真皮的弹性与保水度降低时，表皮即会形成松垮的皱纹。

机体储存适量的脂肪可以保持体形健美、增加皮肤弹性、延缓皱纹生成，使皮肤细腻、白皙、有光泽。如果脂肪长期摄入不足，会出现脂溶性维生素的缺乏、蛋白质和糖类代谢障碍，引起发育迟缓、免疫功能下降、内分泌系统异常等，还会使皮肤干燥粗糙、毛孔粗大、失去弹性等。如果脂肪摄入过多，过量的脂肪会从皮肤的皮脂腺导管排出至皮肤表面或者储存于毛孔内，诱发痤疮、毛周角化、毛囊炎、脂溢性皮炎及酒渣鼻的形成；过量的脂肪还会加重皮脂溢出、加速皮肤衰老。

碳水化合物的供给充足，能促进蛋白质的合成和利用，并能维持脂肪的正常代谢，从而间接地起到美容的作用。如果碳水化合物摄入不足，体内的脂肪被分解，会产生大量的酸性代谢物酮体，因酮体积累过多而发生酮症酸中毒现象，会使皮肤失去光泽，变得灰暗、干燥、失去弹性。如果碳水化合物摄入过多，又会引起肥胖和血脂升高，不利于体形健美。

维生素A被誉为"健美维生素"，能够维持皮肤和黏膜的完整性及弹性，使皮肤保持正常的新陈代谢；具有强化皮肤和黏膜的作用，也是能捕捉自由基的抗氧化剂，可使皮肤柔软细嫩、去皱纹、淡化皮肤斑点、预防皮肤癌等。如果长期缺乏维生素A，可使上皮细胞的功能减退，导致皮肤弹性下降、成鳞片状、角化、失去光泽、异常粗糙及皱缩，皮肤容易长痤疮，影响皮肤的美观。

维生素B_1能促进皮肤的新陈代谢，使血液循环畅通，因而被称为"美容维生素"。维生素B_1能润泽皮肤和防止皮肤老化。缺乏维生素B_1容易导致疲劳、食欲不佳、便秘等，使皮肤暗黄、过早衰老、产生皱纹。当体内维生素B_1不足时，会引起心脏功能衰弱，使体内水分的代谢发生障碍而导致水肿，使皮肤变黄且易过敏和破损。

维生素B_2有"抗炎维生素"之称。参与体内许多氧化还原反应，能促进皮肤新陈代谢和血液循环。因此维生素B_2有保持皮肤健美，使皮肤皱纹变浅，消除皮肤斑点及防治末梢神经炎的作用，为抗皮炎、白内障、口腔炎症的特效物质。维生素B_2是美肤不可少的营养素，供给不足时，可引起皮肤粗糙、皱纹形成、脱屑及色素沉着等，影响皮肤的平滑、光泽。还可导致脂溢性皮炎、口角炎、唇炎、痤疮、白发、白癜风、斑秃、酒渣鼻及结膜炎等各种皮肤性疾病。维生素B_2能够帮助皮肤抵抗日光的损害，机体缺乏维生素B_2时，皮肤对日光比较敏感，容易出现光化性皮炎。人体脂肪分解时也需要大量的维生素B_2，缺乏维生素B_2脂肪就会留滞于毛孔内，使皮肤分泌物增加，引起痤疮等。

维生素B_6可促进人体脂肪代谢、滋润皮肤、抑制皮脂腺活动、减少皮脂的分泌，可用于治疗脂溢性皮炎和暗疮，对扁平疣、带状疱疹等有辅助治疗作用。维生素B_6缺乏时，会导致蛋白质的代谢异常，而使皮肤粗糙、弹性下降等；另外还与荨麻疹、湿疹、冻疮等皮肤疾病有关。人们之所以将维生素B_6同维生素B_2称为"美容维生素"，就是因为它们能防治各种皮肤疾患，使皮肤光洁柔润。

维生素B_{12}是一种抗贫血维生素，能促进铁红蛋白的合成，是重要的"造血原料"之一，可用于治疗缺铁性贫血。它能营养皮肤，使容颜红润，还能影响性功能和性激素分泌，所以具有美容功效。维生素B_{12}还能参与血红蛋白的生成和核酸代谢，增进神经和皮肤健康，有助于保持和恢复毛发和颜色。缺乏时，可发生各种贫血症状。

烟酸缺乏时可发生癞皮病，临床以皮炎、腹泻和痴呆为典型症状。典型的皮肤表现似烫伤或麻风样病变。

维生素C能增加毛细血管的致密性，降低其通透性和脆性，使皮肤保持弹性，并促进损伤皮肤的康复。它能抑制皮肤内多巴胺的氧化作用，能将皮肤内深层氧化的色素还原成浅色，保持皮肤白嫩，抑制色素沉着，从而防治黄褐斑、雀斑、皮肤瘀斑和头发枯黄等，具有美白的效果。同时它能增强皮肤对日光的抵抗力，维护皮肤的白皙。

维生素D可促进皮肤表皮细胞的分化，可参与体内免疫调节，对皮肤疾病具有潜在治疗作用。服用维生素D可抑制皮肤红斑形成，具有治疗银屑病、斑秃、皮肤结核等功效。维生素D能够促进钙的吸收，有利于骨骼的生长发育，使人体体形健美。

维生素E被人们誉为"抗衰老维生素"，是非酶抗氧化系统中重要的抗氧化剂，对保持皮肤代谢、防止皮肤衰老有着至关重要的作用。维生素E具有抗氧化作用并改善微循环，可抑制脂褐质，有利于减少色斑产生，延缓皮肤衰老；对皮肤中的胶原纤维和弹力纤维起保护作用，使皮肤细嫩光洁，富有弹性，减少皱纹；维生素E可改善头发毛囊的微循环，保证毛囊有充分的营养供应，使头发再生。坚果、橄榄油、葵花籽油、菜籽油、卷心菜、胡萝卜、茄子、鸡肝等富含维生素E。

中药化妆品发挥的美容功效主要与所含中药成分有关，例如茯苓含有三萜类、多聚糖、卵磷脂、钾、镁等，这些物质具有提高机体免疫力、增强细胞组织活性等作用；杏仁富含的不饱和脂肪酸和维生素 E 可控制血液中胆固醇含量，同时具有抗氧化功能；何首乌中含有的大黄酸、大黄素、卵磷脂等具有加速血液循环、延缓细胞衰老的作用；含有生物碱的中药通常具有抗菌作用，例如黄连、黄柏中含有的小檗碱，可用于痤疮、粉刺。功能性化妆品通过加入中药有效提取物以达到抗氧化、祛痘、保湿等作用。

补虚药主要是增加营养成分，如碳水化合物、蛋白质、氨基酸、维生素和无机盐等，在调整整体的同时，能改善皮肤营养，增强皮肤生理功能。如白术、何首乌、麦冬、黄精之类，且甘味药多富含油脂，可润泽肌肤，悦人容颜，如瓜蒌仁、冬瓜仁、杏仁、柏子仁、桃仁等。

对于脱发白发人群，体内缺乏维生素A和维生素B_1、维生素B_2、维生素B_6、维生素B_{12}及叶酸、钙、锌、铁等物质，就会妨碍头发的生长。所以，平时要注意科学饮食，不偏食，不挑食，适当多吃些营养丰富的食物。补充植物蛋白，多食大豆、黑芝麻、玉米等食品；补充铁质，多食黄豆、黑豆、蛋类、禽类、带鱼、虾、熟花生、菠菜、鲤鱼、香蕉、胡萝卜、马铃薯等；宜食含碘高的食物；宜多食含维生素E丰富的食物，如芹菜、苋菜、菠菜、芥菜、枸杞菜、金针菜、黑芝麻等；宜多吃含黏蛋白的骨胶质多的食物，如牛骨汤、排骨汤等。

二、食物与美容

1. 蔬菜

蔬菜使皮肤柔软、润泽、富有弹性。

甜椒：美白皮肤、防止衰老。

白萝卜：抑制黑色素的形成，减轻皮肤色素的沉积，使肌肤白净细腻。

金针菜（又名黄花菜）：抗氧化效果好，可防止皮肤老化。

丝瓜：含有丰富的维生素，可减少皱纹的出现。

大白菜：防止过氧化脂质引起的皮肤色素沉着，抗皮肤衰老，减缓老年斑的出现。

香菇：含丰富的维生素B_2、维生素D及维生素A原，起到容颜悦色、护发养发的作用。

2. 水果和坚果

冬枣：美白皮肤，对雀斑、口角炎及脂溢性皮炎等影响面部美容的疾病均有一定的治疗作用。

樱桃：提高人体免疫力、促进血红蛋白再生，使肤色红润。

荔枝：红润肤色。

苹果：美容护肤。

柠檬：天然"漂白剂"作用，使皮肤增白，防止色素沉着，使皮肤光滑细腻。

西瓜：帮助皮肤保持水分，使皮肤丰满，有抚平皱纹的作用。

草莓：保护皮肤的胶原组织及弹性组织，使皮肤润泽而有弹性。

木瓜：促进血液循环，延缓皮肤衰老，柔韧皮肤。

花生：养颜美容作用，尤其适用于干性皮肤。

黑芝麻：含有卵磷脂和维生素B_1、维生素B_2、尼克酸等，延缓皮肤衰老，还可以防止头发过早变白和脱落，保持发乌秀美。

松子仁：脂肪含量丰富，大部分为油酸、亚麻酸等不饱和脂肪酸。松子仁具有较好的润肤作用。《名医别录》载：松子仁"可以润泽皮肤，驱除死肌"。

3. 海产品

鱼类、虾类、牡蛎等含有丰富的核酸。核酸是一种生命信息物质，不仅在蛋白质合成中起重要作用，而且对各种代谢方式和速度也有一定影响。皮肤细胞是新陈代谢最快的细胞之一，每15日左右就得更新一次。实验证明，每日摄入一定数量的核酸，可以减轻面部细微的皱纹，使粗糙的皮肤变得光滑细嫩。虾可使皮肤颜色、张力和弹力均匀。海藻有助于保持皮肤光泽与滑润。带鱼含丰富的维生素A，对减少皮肤皱纹和柔嫩肌肤有较好的作用。鲢鱼滋润皮肤，尤其对皮肤粗糙、无光泽的人，常吃鲢鱼可使皮肤变得细嫩，富有光泽。

4. 豆类

黄豆：延缓女性细胞衰老，使皮肤保持弹性，减少骨丢失、促成骨生成，调节血脂、保护心血管，稳定情绪并美化皮肤。

三、中药与美容

早在春秋战国时期，《山海经》中有荀草等几种中药的记载，"荀草一服之美人色""天婴，可以已痤"。秦汉时期《神农本草经》中对中药记载："蜂子，味甘平，久服使人光泽，好颜色""白瓜子，味甘平，主使人悦泽，好颜色""白僵蚕，味咸平，灭黑，使人面色好""白芷长肌肤润泽，可作面脂"。《本草汇言》载："枸杞能使气可充，血可补，阳可生，阴可长，火可降，风湿可去，有十全之妙用焉。"我国第一部本草专著《神农本草经》上，就载有具美容作用的中药 25 种，如柏子仁久服令人悦则美色，还有人参、黄芪、杜仲、黑芝麻等具美容功效的中药被称为"上品"。五脏与中药的关系如下。①心，心血充盈，面部红润；心气不足，脸色苍白；心血瘀阻，面色青紫。常用中药：莲子。②肝，气机舒畅，红润；气机不调，黄褐斑、黧黑斑；肝血不足，面色无华。常用中药：菊花、丹参、赤芍、川芎。③脾，健运正常，面色红润；脾失健运，面色淡白、痤疮、酒渣鼻。常用中药：红枣、茯苓。脾胃为气血生化之源，脾胃健运，化源充足，气血旺盛，营卫调和，则颜面得以濡润，方能使皮肤健康润泽，富于弹性而不易衰老。④肺，功能正常，皮肤温润；肺功能不足，皮肤干燥，粉刺。常用中药：玉竹、百合、麦冬、罗汉果、杏仁。⑤肾，肾精充足，毛发润泽；肾精不足，毛发枯萎、脱落。常用中药：鹿茸、山药、何首乌。培元固本滋生气血，悦泽容颜，抗老除皱。

中药美容方剂1000多首，其中涉及药物约300种之多，出现频率最高的有白芷、白术、白僵蚕、白檀香、白蒺藜、人参、当归、三七、白附子、茯苓、川芎、细辛、藁本、杏仁、白蔹、防风、麝香、玉竹、丁香、桃仁、商陆、青木香、白瓜子、白及、核桃仁、大枣、辛夷、黑豆、绿豆、冬瓜仁、鹿角胶、羊脂、猪胰等。这些大都具有补益气血、活血行瘀、祛风清热、凉血散血、消肿散结、燥湿止痒功效的美容药物或食物，通过内服、外用，而使机体从内部平衡脏腑阴阳、调和气血经络，提高生理机能，达到整体美容效果。

雀斑：多因痰饮浸渍，饮食安坐导致积聚不清，复因风邪客于皮肤而致。治疗当以祛风散邪，润肤洁面。白芷、细辛、陈皮、白及、知母、远志、当归、天冬、杏仁、白附子、车前子等可达祛风行痰散郁、养血润肤之功。

粉刺：因肤腠虚弱，感受风邪所致，或由久食辛辣肥腻而致。治当祛风固表，清肺凉血，散结洁肤为主。可内服枇杷清肺饮，药如枇杷叶、紫地丁、淡黄芩、侧柏叶、丹参、杏仁、桔梗、大黄、丹皮、连翘等。

黄褐斑：黄褐斑与妊娠、月经紊乱、日晒或药物等多种因素有关。祖国医学认为，气血充濡，经脉通利，则面部光泽有华。若气机郁结或邪入经络，则经脉阻遏、气滞血瘀；或脾失所运或体虚，血弱不华，肌肤失营；或肾气不足，肾水亏损，其色形于外；或脾为湿困，湿浊凝滞经络受阻，均可见面部黄褐斑片。根据这些理论，临床常用行气活血、舒通经络、养血和营、温散解托或化浊养颜之法治疗。常用药如丹参、当归、生/熟地黄、川芎、桂枝、赤白芍、丹皮、桃仁、何首乌、党参、黄芪、白附片、白术、茯苓、山药、芡实、薏苡仁、枸杞子、防风、知母、白及、白芷、花粉、芦荟、藁本、败酱草、三七、珍珠等。

面色微黄：砂仁、当归、何首乌、枸杞子、黄芪、山药。

扁平疣：可由风邪入于经络，气血凝滞、郁于肌肤而致。治疗当以行气活血散瘀为法。药如生地黄、当归、银花、旱莲草、板蓝根、黄芩、薏苡仁、木贼草、夏枯草、牡蛎、柴胡、赤芍、栀子等。

增白祛斑、抑制黑色素：当归、白芷、败酱草、白术、白茯苓、白及、白芍、白附子、人参、夏枯草、蒺藜、银杏叶、芦荟、熟地黄、玉竹、白茅根、天花粉、北五味子、桔梗、金银花、甘草、虎杖、薏苡仁、黄精、淫羊藿、胖大海、辛夷、苍术、桃仁、灵芝、川芎等。

营养肌肤、延缓皮肤衰老、养颜：人参、党参、菊花、赤小豆、当归、红枣、女贞子、墨旱莲、黑桑葚、黄芪、山药、茯苓、熟地黄、山茱萸、益母草、麦冬、灵芝、薏苡仁、冬虫夏草、枸杞子、火麻仁、三七、砂仁等。

皱纹：菊花、当归、何首乌、黑芝麻、枸杞子、人参。

痤疮：金银花、赤小豆、薏苡仁、败酱草、火麻仁、当归、麦冬、牛蒡子、荆芥、蒲公英、薄荷、海藻、昆布、夏枯草、茯苓、川芎、栀子等。

湿疹：赤小豆、薏苡仁、陈皮、茯苓。

脂溢性皮炎：茯苓、败酱草。

酒渣鼻：茯苓、败酱草。

生发：何首乌、黑芝麻、当归、熟地黄。

四、药膳与美容

中医美容融合中药、食物、药膳饮食、针灸、外用等为一体，既注重外用药滋养皮肤，又注重从内气血调养、补益肝肾功能。调理心脏促使面色红润，药膳可选用大枣、五味子、桂圆、莲子等添加至汤、粥中食用，能够达到益气补血、润肤红颜的功效；调节肝脏润肤祛斑，药膳方选择玫瑰花、枸杞子、女贞子以及菊花等泡茶饮用，以此疏肝解郁、调节情志；调节脾脏促进肌肤恢复弹性，药膳方选择山楂、薏苡仁、大枣以及山药等与汤、粥等共同煮食，可健脾养胃，促使皮肤更加细腻、红润有光泽、富有弹性；调理肾脏，预防衰老、去皱，药膳选择有海带、黑豆、紫菜以及核桃等，能够使人体皮肤更加红润有光泽，同时促使人体发质更加丰润，有利于头发生长，以此抑制衰老、去皱；调理肺脏，保湿肌肤，药膳方选择杏仁、麦冬、百合、白萝卜等，适量食用可以起到生津润肺的功效，促使皮肤毛孔更为细致。明代医学著作《医学入门》记载的三白汤，白芍、白术、白茯苓各5g，甘草2.5g，水煎，温服，这个方子最初治疗伤寒虚烦，后来发现可以补气益血、美白润肤，遂在民间流传开来。此方配伍当归、白芍、白术和白茯苓是传统的润泽皮肤、美白的药，它们与甘草一起还可以延缓衰老，适于气血虚寒导致的皮肤粗糙、萎黄、黄褐斑、色素沉着等。慈禧太后的驻颜方：枸杞根100g，生地黄30g，久服颜如童子。

具有特定功效的美容养颜药膳配方举例如下。

1. 用于气血不足

红豆薏米粥（红枣25枚，薏米50g，粳米50g）；莲子芡实羹（莲子30g，芡实30g，薏米50g，龙眼肉8g，蜂蜜适量）；养颜不老方（生姜5000g，大枣500g，白盐60g，甘草90g，丁香、沉香各15g，茴香120g）；神仙驻颜延年方（熟地黄、干地黄、干菊花、天冬各500g）；补益气血药肉粥（羊肉1斤，当归15g，白芍15g，生、熟地黄各15g，黄芪15g，生姜3g，粳米150g）；养血养颜羹（当归6g，黄芪4g，川芎3g，红花2g，粳米100g，鸡汤、葱花、精盐、生姜各适量）；白果奶茶（白果30g，白菊花4朵，雪梨4个，牛奶200ml）；参归炖猪腰（猪腰子1个，人参、当归各10g，山药30g，枸杞子15g，麻油、酱油、葱、生姜、盐各适量）；参归花生卤猪蹄（人参10g，当归15g，花生200g，猪蹄2只，盐适量）；参枣肉皮粥（人参6g，红枣10g，山药30g，猪皮、粳米适量）。

2. 用于肝肾精血不足、瘀血内阻

枸杞鸡（母鸡一只，枸杞子、当归各20g，生姜、料酒、胡椒粉、精盐各适量，大葱一根）；桑葚葡萄粥（桑葚、白糖各30g，葡萄干10g，薏苡仁20g，粳米50g）；银耳归杞羹（银耳15g，枸杞子25g，当归10g，蜂蜜适量）；杞菊羊肝粥（干菊花15g，枸杞子15g，羊肝50g，粳米100g，盐）；乌鸡乌发方（何首乌90g，黑豆30g，黑芝麻30g，桑葚30g，桃核仁30g，陈皮15g，乌鸡1000g，精盐、葱、姜、花椒适量）。

3. 阴虚、湿热内阻

茯苓贝梨（茯苓15g，川贝母10g，梨1个，冰糖适量）；薏仁海带双仁粥（薏苡仁、枸杞子、桃仁各15g，海带、甜杏仁各10g，绿豆20g，粳米50g）；银耳红枣羹（银耳10g，红枣100g，冰糖50g）；莲子羹（莲子30g，芡实50g，薏苡仁50g，龙眼肉10g，蜂蜜适量）。

4. 肺肾虚

黄精冰雪丸（生黄精6000g，生地黄2500g，白蜜2800g）；红颜酒［胡桃仁（泡去皮）200g，小红枣200g，白蜜200g，酥油100g，杏仁（泡去皮尖，晒干）50g，白酒2500g］。

附录

药食同源名单统计

2002年卫生部公布的《既是食品又是药品的物品名单》（药食同源名单）	丁香、八角茴香、刀豆、小茴香、小蓟、山药、山楂、马齿苋、乌梢蛇、乌梅、木瓜、火麻仁、代代花、玉竹、甘草、白芷、白果、白扁豆、白扁豆花、龙眼肉（桂圆）、决明子、百合、肉豆蔻、肉桂、余甘子、佛手、杏仁、沙棘、牡蛎、芡实、花椒、赤小豆、阿胶、鸡内金、麦芽、昆布、枣（大枣、黑枣、酸枣）、罗汉果、郁李仁、金银花、青果、鱼腥草、姜（生姜、干姜）、枳椇子、枸杞子、栀子、砂仁、胖大海、茯苓、香橼、香薷、桃仁、桑叶、桑葚、橘红、桔梗、益智仁、荷叶、莱菔子、莲子、高良姜、淡竹叶、淡豆豉、菊花、菊苣、黄芥子、黄精、紫苏、紫苏籽、葛根、黑芝麻、黑胡椒、槐米、槐花、蒲公英、蜂蜜、榧子、酸枣仁、鲜白茅根、鲜芦根、蝮蛇、橘皮、薄荷、薏苡仁、薤白、覆盆子、藿香
2014年，卫计委发布了关于征求《按照传统既是食品又是中药材物质目录（征求意见稿）》，新增15种中药材物质名单	人参、山银花、芫荽、玫瑰花、松花粉、粉葛、布渣叶、夏枯草、当归、山奈、西红花、草果、姜黄、荜茇，在限定使用范围和剂量内作为药食两用
2020年1月，国家卫生健康委员会发布《关于对党参等9种物质开展按照传统既是食品又是中药材物质管理试点工作的通知》	拟将党参、肉苁蓉、铁皮石斛、西洋参、黄芪、灵芝、天麻、山茱萸、杜仲叶等9种物质按照食药物质管理

参考文献

[1] 范文昌，梅全喜，葛虹. 中医药膳食疗. 北京：化学工业出版社，2017.

[2] 范文昌. 中华精品药膳制作. 北京：化学工业出版社，2019.

[3] 范文昌，梅全喜，李楚源. 广东地产清热解毒药物大全. 北京：中医古籍出版社，2011.

[4] 范文昌. 封丘金银花. 北京：中医古籍出版社，2014.

[5] 王尔茂，苏新国. 食品营养与健康. 北京：科学出版社，2017.

[6] 中国营养学会. 中国居民膳食指南2016. 北京：人民卫生出版社，2016.

[7] 中华人民共和国国家卫生和计划生育委员会. WS/T 556—2017. 老年人膳食指导.

[8] 中华人民共和国国家卫生和计划生育委员会. WS/T 558—2017. 脑卒中患者膳食指导.

[9] 中华人民共和国国家卫生和计划生育委员会. WS/T 559—2017. 恶性肿瘤患者膳食指导.

[10] 中华人民共和国国家卫生和计划生育委员会. WS/T 560—2017. 高尿酸血症与痛风患者膳食指导.

[11] 中华人民共和国国家卫生和计划生育委员会. WS/T 554—2017. 学生餐营养指南.

[12] 中华人民共和国国家卫生和计划生育委员会. WS/T 578. 2—2018. 中国居民膳食营养素参考摄入量第2部分：常量元素.

[13] 中华人民共和国国家卫生和计划生育委员会. WS/T 578. 3—2017. 中国居民膳食营养素参考摄入量第3部分：微量元素.

[14] 中华人民共和国国家卫生和计划生育委员会. WS/T 578. 1—2017. 中国居民膳食营养素参考摄入量第1部分：宏量营养素.

[15] 中华人民共和国国家卫生和计划生育委员会. WS/T 578. 5—2018. 中国居民膳食营养素参考摄入量第5部分：水溶性维生素.

[16] 中华人民共和国国家卫生和计划生育委员会. WS/T 578. 4—2018. 中国居民膳食营养素参考摄入量第4部分：脂溶性维生素.

[17] 中华人民共和国国家卫生和计划生育委员会. WS/T 430—2013. 高血压患者膳食指导.

[18] 中华人民共和国国家卫生和计划生育委员会. WS/T 429—2013. 成人糖尿病患者膳食指导.

[19] 中华人民共和国卫生部. GB 7718—2011. 食品安全国家标准 预包装食品标签通则.

[20] 中华人民共和国卫生部. GB 28050—2011. 预包装食品营养标签通则.

[21] 中华人民共和国国家卫生和计划生育委员会. GB 16740—2014. 食品安全国家标准保健食品.

[22] 杨月欣，苏宜香，汪之顼，等. 中国学龄前儿童膳食指南（2016）. 中国儿童保健杂志，2017，25（4）：217.

[23] 中国营养学会膳食指南专家委员会妇幼人群指南修订专家工作组. 6月龄内婴儿母乳喂养膳食指南. 临床儿科杂志，2016，34（4）：287.

[24] 中国营养学会膳食指南专家委员会妇幼人群指南修订专家工作组. 7~24月龄婴幼儿喂养指南. 临床儿科杂志，2016，34（5）：381.

[25] 中国营养学会膳食指南专家委员会妇幼人群指南修订专家工作组. 备孕妇女膳食指南. 临床儿科杂志，2016，34（10）：798.

[26] 中国营养学会膳食指南专家委员会妇幼人群指南修订专家工作组. 哺乳期妇女膳食指南. 临床儿科杂志，2016，34（12）：958.

[27] 中国营养学会膳食指南专家委员会妇幼人群指南修订专家工作组. 孕期妇女膳食指南. 临床儿科杂志，2016，34（11）：877.

［28］中华人民共和国国家卫生和计划生育委员会. WS/T476—2015. 营养名词术语.

［29］梅全喜. 中药学综合知识与技能. 北京：人民卫生出版社，2015.

［30］韦丽萍. 中医药膳制作. 广东：广东南大职业培训学院，2011.

［31］晏志勇. 美容营养学. 北京：人民卫生出版社，2016.

［32］张廷模，梅全喜. 中药学专业知识（二）. 北京：人民卫生出版社，2015.

［33］国家中医药管理局（《中华本草》）编委会. 中华本草. 上海：上海科学技术出版社，1999.

［34］中国居民膳食指南科学研究报告（2021）编委会. 中国居民膳食指南科学研究报告（2021）. 中国营养学会，2021.

［35］杰西. 3味中药美容又美食. 医药保健杂志，2009，（05）：46-47.

［36］周莉江，肖隆祥. 初探中药在美容化妆品中的应用. 海峡药学，2018，30（8）：25.

［37］张玉苹. 传统中药食疗美容法. 今日中国（中文版），2004，（01）：72-73.

［38］魏华，黄倩. 简谈中药美容. 海峡药学，2008，20（4）：131.

［39］苗凌娜. 美容中药概述. 医药论坛杂志，2004，25（24）：60.

［40］孙清廉. 美容中药与中医美容常识. 家庭医学，2019，（09）：46.

［41］王敏. 药膳在中医美容中的作用. 中西医结合心血管病电子杂志，2020，（26）：152.